"十二五"职业教育国家规划教材
经全国职业教育教材审定委员会审定
全国卫生高等职业教育规划教材辅导教材

供临床医学、护理类及相关专业用

人体解剖学学习指导

—— • 第 4 版 • ——

主　编　于恩华　张卫光

副主编　吴金英　郭新庆　倪秀芹　段德金　周　速

编　委　（按姓名汉语拼音排序）

段德金　（保山中医药高等专科学校）　　石献忠　（北京大学医学部）

郭新庆　（菏泽医学专科学校）　　　　　史树堂　（河北大学医学部）

贺继平　（山西医科大学汾阳学院）　　　宋宇宏　（广州医科大学卫生职业技术学院）

季晓君　（内蒙古医科大学）　　　　　　田荆华　（菏泽医学专科学校）

孔　丽　（山西医科大学）　　　　　　　田顺亮　（桂林医学院）

孔祥照　（首都医科大学燕京医学院）　　吴金英　（首都医科大学燕京医学院）

李筱贺　（内蒙古医科大学）　　　　　　闫军浩　（北京大学医学部）

李英平　（承德医学院）　　　　　　　　于恩华　（北京大学医学部）

林桂军　（哈尔滨医科大学大庆校区）　　张国徽　（河北北方学院）

倪秀芹　（哈尔滨医科大学大庆校区）　　张卫光　（北京大学医学部）

秦丽华　（北京大学医学部）　　　　　　周　速　（遵义医药高等专科学校）

主编助理　闫军浩（北京大学医学部）

北京大学医学出版社

图书在版编目（CIP）数据

人体解剖学学习指导/于恩华，张卫光主编. —4 版.
—北京：北京大学医学出版社，2014.10（2020.6 重印）
ISBN 978-7-5659-0967-2

Ⅰ. ①人…　Ⅱ. ①于…　②张…　Ⅲ. ①人体解剖学－
医药院校－教学参考资料　Ⅳ. ①R322

中国版本图书馆 CIP 数据核字（2014）第 242729 号

人体解剖学学习指导（第 4 版）

主　　编：于恩华　张卫光
出版发行：北京大学医学出版社
地　　址：（100191）北京市海淀区学院路 38 号　北京大学医学部院内
电　　话：发行部 010-82802230；图书邮购 010-82802495
网　　址：http：//www.pumpress.com.cn
E－mail：booksale@bjmu.edu.cn
印　　刷：中煤（北京）印务有限公司
经　　销：新华书店
责任编辑：许　立　法振鹏　责任校对：金彤文　责任印制：罗德刚
开　　本：787mm×1092mm　1/16　印张：14.25　字数：356 千字
版　　次：1998 年 6 月第 1 版　2014 年 10 月第 4 版　2020 年 6 月第 4 次印刷
书　　号：ISBN 978-7-5659-0967-2
定　　价：29.00 元

全国卫生高等职业教育规划教材辅导教材编写说明

本套学习指导是全国卫生高等职业教育规划教材的配套辅导教材。编写目的是便于学生理解和掌握主教材知识，提高实训实践能力，可作为相应课程的学习辅助用书、专升本考试复习资料、国家执业助理医师及护士执业资格考试的备考用书。

学习指导按照相应主教材章节顺序编排，每章（节）均包含测试题、参考答案。其中测试题涵盖教材主要知识点，同时紧扣执业助理医师、护士执业资格考试大纲，力求贴近执业资格考试的题型及试题比例。参考答案提供答题要点及思路，旨在提高学生的自主学习和自查自测能力。

书后附两套模拟试卷及参考答案。试题兼顾各章重点内容，题型覆盖日常考查、考试的常见题型，以及专升本考试、执业资格考试题型，便于学生自我检验学习效果，熟悉考试题型，明确考核的具体要求。

第4版前言

《人体解剖学学习指导》是《人体解剖学》的配套辅导教材。与主教材相呼应，至今已经是第4次改版。十多年来，在医学高等职业教育人体解剖学的教学实践中，本书在帮助学生更好地理解、掌握所学知识，培养独立思考、综合分析能力，以及自我考察学习效果等方面都取得了良好效果，得到了师生们的好评和赞誉。

考虑到第4版《人体解剖学》教材在编排形式上增加了"学习目标"栏目，在内容上充实扩展了"知识链接"等，本次改版的《人体解剖学学习指导》做了较大幅度的修改，"内容提要"部分将第3版的文字叙述改为列表归纳方式，不仅大大减少了文字篇幅，而且使重点内容更加简明突出，必将更加方便学生阅读和记忆。"测试题"部分则对题型和内容进行了调整。主要是适当减少了第3版的部分"A"型题，同时相应增加了部分"B"型题。从而使第4版《人体解剖学学习指导》在保持原有传统优势的同时，又以较为新颖的面貌呈现在广大师生面前。

由于近年来医学高等教育教学改革发展较快，各地区、各院校教学计划和内容安排常有较大变化；尽管我们努力收集、吸收了许多使用第3版教材的反馈意见，但在内容取舍、编排等方面仍然不尽人意；加之编者水平所限，或有偏颇不当甚至错误之处，敬请广大教师和读者批评指正。

于恩华　张卫光

使用说明

一、本书的"内容提要"旨在帮助学生复习各章节的主要内容，在保持所学知识系统性的前提下突出重点内容，便于学生复习掌握。

二、学生通过书中各类测试题的练习，加深对教材内容的理解，特别是强化对重点内容的理解、记忆和掌握，也有助于培养正确的学习思路和方法以及综合分析和灵活应用的能力。

三、测试题用法说明

1. 本书选择题有 A、B 型两类。

A 型题：从 5 个备选答案中选出一个最佳答案。

B 型题：各题从列出的 5 个备选答案中选出最合适的一个，每项备选答案可被选一次、多次或不选。

2. 名词解释和问答题的参考答案，为了帮助学生理解，回答内容一般都较详尽，学生回答时，只要表达出主要内容，含义正确即可。

四、本书最后附有两份主要面向卫生高等职业教育层次学生的模拟试卷。通过对模拟试卷的练习，学生可检验自己对人体解剖学知识掌握的程度。模拟试卷的题量略大于卫生高等职业教育层次学生通常考试的题量，并增加了部分 X 型题，目的在于拓宽学生视野，适当拓展模拟试卷的适用范围，强化对卫生高等职业教育层次院校学生的答题训练，提高学生的应试能力。

目录

人体解剖学绪论 ·························· 1

内容提要 ·························· 1

运动系统

第一章　骨学 ·························· 2

    内容提要 ·························· 2

    测试题 ·························· 4

    参考答案 ·························· 9

第二章　关节学 ·························· 13

    内容提要 ·························· 13

    测试题 ·························· 15

    参考答案 ·························· 21

第三章　肌学 ·························· 26

    内容提要 ·························· 26

    测试题 ·························· 28

    参考答案 ·························· 34

内脏学

第四章　消化系统 ·························· 39

    内容提要 ·························· 39

    测试题 ·························· 42

    参考答案 ·························· 48

第五章　呼吸系统 ·························· 53

    内容提要 ·························· 53

    测试题 ·························· 54

    参考答案 ·························· 58

第六章　泌尿系统 ·························· 62

    内容提要 ·························· 62

    测试题 ·························· 63

    参考答案 ·························· 65

第七章　生殖系统 ·························· 67

    内容提要 ·························· 67

    第一节　男性生殖系统 ·························· 67

    第二节　女性生殖系统及会阴 ·········· 68

    测试题 ·························· 69

    参考答案 ·························· 74

第八章　腹膜 ·························· 78

    内容提要 ·························· 78

    测试题 ·························· 79

    参考答案 ·························· 81

脉管系统

第九章　心血管系统 ·························· 84

    第一节　心血管系统总论和心 ······ 84

内容提要 ················· 84
测试题 ················· 85
参考答案 ················· 89
第二节　动脉 ················· 93
内容提要 ················· 93
测试题 ················· 95
参考答案 ················· 100
第三节　静脉 ················· 102

内容提要 ················· 102
测试题 ················· 103
参考答案 ················· 106

第十章　淋巴系统 ················· 109
内容提要 ················· 109
测试题 ················· 111
参考答案 ················· 114

感觉器

第十一章　视器 ················· 116
内容提要 ················· 116
测试题 ················· 117
参考答案 ················· 122

第十二章　前庭蜗器 ················· 124
内容提要 ················· 124
测试题 ················· 125
参考答案 ················· 127

神经系统

第十三章　神经系统总论 ················· 129
内容提要 ················· 129
测试题 ················· 130
参考答案 ················· 132

第十四章　周围神经系统 ················· 134
第一节　脊神经 ················· 134
内容提要 ················· 134
测试题 ················· 135
参考答案 ················· 140
第二节　脑神经 ················· 142
内容提要 ················· 142
测试题 ················· 144
参考答案 ················· 148
第三节　内脏神经 ················· 150
内容提要 ················· 150
测试题 ················· 151
参考答案 ················· 153

第十五章　中枢神经系统 ················· 156

第一节　脊髓 ················· 156
内容提要 ················· 156
测试题 ················· 157
参考答案 ················· 159
第二节　脑干 ················· 161
内容提要 ················· 161
测试题 ················· 163
参考答案 ················· 167
第三节　小脑和间脑 ················· 169
内容提要 ················· 169
测试题 ················· 170
参考答案 ················· 173
第四节　端脑 ················· 174
内容提要 ················· 174
测试题 ················· 175
参考答案 ················· 178

第十六章　神经系统的传导通路 ········ 180
内容提要 ················· 180
测试题 ················· 181

参考答案 ·························· 184

第十七章 脑和脊髓的被膜、血管和

　　　脑脊液循环 ·············· 186

　　内容提要 ····················· 186

　　测试题 ······················· 187

　　参考答案 ····················· 191

第十八章 内分泌器官 ··········· 193

　　内容提要 ····················· 193

测试题 ·························· 193

参考答案 ······················ 196

模拟试卷（A卷） ················ 198

　　参考答案 ····················· 203

模拟试卷（B卷） ················ 206

　　参考答案 ····················· 211

人体解剖学绪论

内容提要

一、解剖学姿势

人体直立，两眼向正前方正视，两臂自然下垂，手掌向前，两足并立，足尖向前。

二、常用方位术语

1. 上和下：近头者为上，近足者为下。

2. 前和后：近腹者为前，也称腹侧；近背者为后，也称背侧。

3. 内和外：近内腔者为内，远离内腔者为外。

4. 内侧和外侧：近正中面者为内侧，远离正中面者为外侧。前臂的内侧和外侧又称尺侧和桡侧，小腿的内侧和外侧又称胫侧和腓侧。

5. 浅和深：近皮肤者为浅；远者为深。

6. 近侧和远侧：四肢连接躯干的一端为近侧；远离者为远侧。

三、轴和面

1. 轴
(1) 矢状轴：自前向后与身体的长轴垂直的轴。
(2) 冠状轴：为左右方向的水平轴，与矢状轴呈直角交叉，又称额状轴。
(3) 垂直轴：与地平面垂直的轴。

2. 面
(1) 矢状面：按矢状轴方向，将人体纵切为左右两部分的断面。其中将人体分成左右二等分的，称为正中矢状面。
(2) 冠状面：按冠状轴方向，将人体分为前后两部分的断面，也称额状面。
(3) 水平面：与上述两面垂直并与地面平行的断面，将人体横断为上下两部分，又称横切面。

（于恩华）

运 动 系 统

第 一 章 骨 学

内容提要

一、骨学概述

1. 骨的分类　成人 206 块骨。

（1）按部位分类：颅骨、躯干骨、附肢骨。

（2）按形态分类：长骨、短骨、扁骨、不规则骨（含气骨）。

＊＊长骨可分一体（骨干）两端（骺、关节面），其内有空腔（骨髓腔）。

2. 骨的构造　骨质（骨密质和骨松质）及其分布、骨膜、骨髓（红、黄骨髓）。

＊＊红骨髓：胎儿及幼儿的骨髓均为具有造血功能的红骨髓，扁骨、不规则骨和长骨的骨松质内终生为红骨髓。

3. 骨的化学成分和物理性质

二、躯干骨

1. 椎骨

（1）椎骨的一般形态

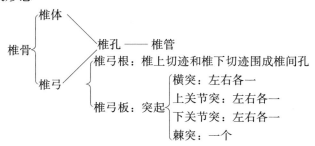

（2）各部椎骨的主要特征

椎骨		数量（块）	结构特点
颈椎	C	7	椎体较小,横突孔,棘突的末端分叉
胸椎	T	12	椎体肋凹,横突肋凹,棘突长、伸向后下、呈叠瓦状排列
腰椎	L	5	锥体大,棘突呈宽板状、水平向后、棘突间隙大
骶骨	S	1	5 块骶椎融合而成,倒三角形,岬、骶管、骶管裂孔、骶角、耳状面等
尾骨	Co	1	退化的 4 块尾椎融合而成

2. 肋：可分为真肋（1～7 对）、假肋（8～12 对）。

肋头、肋结节、肋沟。

3. 胸骨：可分为胸骨柄、胸骨体、剑突三部分。

胸骨角、颈静脉切迹。

三、颅骨

1. 组成

颅骨	块	成对	单一
脑颅骨	8	顶骨、颞骨	额骨、枕骨、蝶骨、筛骨
面颅骨	15	鼻骨、泪骨、上颌骨、颧骨、腭骨、下鼻甲	犁骨、下颌骨、舌骨
听小骨	6	锤骨、砧骨、镫骨	

2. 颅的整体观

（1）颅的顶面观：冠状缝、矢状缝、人字缝、顶结节。

（2）颅底的内面观：颅前、中、后窝。

	重要结构
颅前窝	鸡冠、筛板、筛孔（嗅神经通行）
颅中窝	视神经管（视神经）、前/后床突、鞍结节、鞍背、颈动脉沟（颈内动脉）、垂体窝、眶上裂（动眼神经、滑车神经、展神经、眼神经）、三叉神经切迹、破裂孔、圆孔（上颌神经）、卵圆孔（下颌神经）、棘孔（脑膜中动脉）、鼓室盖
颅后窝	枕骨大孔（椎动脉）、内耳门（面神经、前庭蜗神经）、鼓室盖、颈静脉孔（颈内静脉、舌咽神经、迷走神经、副神经）、舌下神经管（舌下神经）、乙状窦沟（乙状窦）、斜坡

（3）颅底外面观：关节结节、下颌窝、颈动脉管外口、乳突、茎突、茎乳孔（面神经）、腭大孔、鼻后孔。

（4）颅的侧面观：颞窝、颞下窝、翼腭窝。

1）翼点：颞窝内侧壁前部有额、顶、颞、蝶四骨相交形成"H"形的骨缝，为颅腔侧壁的薄弱处，其内面有脑膜中动脉的前支经过，此处骨折极易损伤该动脉。

2）翼腭窝的交通：① 向前经眶下裂通眶；

②向后经圆孔通颅中窝，经翼管通颅底外面；

③ 向外经翼上颌裂通颞下窝；

④ 向内经蝶腭孔通鼻腔；

⑤ 向下经翼腭管、腭大孔通口腔。

（5）颅的前面观：眶、骨性鼻腔、骨性口腔。

1）眶的交通：① 向下经鼻泪管通鼻腔；

② 向后经视神经管和眶上裂通颅中窝；

③ 向前下经眶下管和眶下孔通外界；

④ 向后下经眶下裂通颞下窝和翼腭窝。

2）骨性鼻腔：

骨鼻中隔；鼻孔：梨状孔、鼻后孔；鼻甲和鼻道：上、中、下。

3）鼻旁窦及其开口：

	中鼻道	上鼻道	蝶筛隐窝
鼻旁窦开口	上颌窦，额窦，筛窦前、中群	筛窦后群	蝶窦

4）骨性鼻腔的交通：① 向前经梨状孔通外界；
② 向后经鼻后孔通咽；
③ 向上经筛孔通颅前窝，经鼻泪管通眶；
④ 向下经切牙孔通口腔；
⑤ 与四种鼻旁窦相交通。

3. 新生儿颅的特征和生后变化

＊＊颅囟：前囟（额囟）、后囟（枕囟）、蝶囟、乳突囟。

四、附肢骨

1. 上肢骨

（1）上肢带骨：锁骨、肩胛骨。

＊＊肩胛骨：

"两面"	前面:肩胛下窝;后面:肩胛冈、肩峰、冈上窝、冈下窝
"三缘"	上缘:肩胛切迹、喙突;内侧缘:脊柱缘;外侧缘:腋缘
"三角"	上角:平第二肋;下角:平第七肋或第七肋间隙;外侧角:关节盂、盂上结节、盂下结节

（2）自由上肢骨：肱、桡、尺骨、手骨（腕、掌、指骨）。

＊＊肱骨：肱骨头、解剖颈、外科颈、大/小结节、大/小结节嵴、三角肌粗隆、桡/尺神经沟、肱骨小头、肱骨滑车、内/外上髁、桡窝、冠突窝、鹰嘴窝。

2. 下肢骨

（1）下肢带骨：髋骨（髂骨、耻骨、坐骨）——闭孔，髋臼。

髂骨	髂骨翼,髂嵴(T$_4$棘突),髂前、后上棘,髂结节,髂窝、弓状线、耳状面
耻骨	耻骨体,耻骨梳,耻骨上、下支,耻骨结节,耻骨联合面
坐骨	坐骨体,坐骨支,坐骨结节,坐骨棘,坐骨大/小切迹

（2）自由下肢骨：股、髌、胫、腓、足骨（跗、跖、趾骨）。

＊＊股骨：股骨头、股骨颈、股骨头凹、大/小转子、转子间嵴/线、粗线、臀肌粗隆、内/外侧髁、髁间窝、内/外上髁、收肌结节。

（张卫光）

测 试 题

一、名词解释

1. 解剖学姿势　2. 冠状轴　3. 正中矢状面　4. 骶管裂孔　5. 人字缝　6. 颅囟　7. 翼

点 8.肋弓 9.椎间孔 10.含气骨 11.椎管 12.骶岬 13.筛骨迷路 14.胸骨角 15.板障 16.内踝

二、填空题

1. 解剖学方位术语中，以身体正中矢状面为准，距身体正中矢状面近者为_____；就空腔脏器而言，近内腔者为_____。

2. 运动系统是由_____、_____和_____三部分组成，对人体起_____、_____和_____作用。

3. 骨按其形态可分为_____、_____、_____和_____四类。

4. 骨的构造主要由_____、_____和_____三部分组成；其中，_____由大量相互交错的骨小梁构成；_____含有丰富的神经、血管和淋巴管；胎儿和婴幼儿的骨髓都是_____。

5. 躯干骨包括_____、_____和_____。

6. 一般的椎骨由位于前方的_____和位于后方的_____两部分构成。两者间围成_____。

7. 椎弓分为前方的_____和后方的_____两部分。相邻椎骨的上、下切迹围成的孔叫_____，主要有_____通过。

8. 自椎弓上发出的突起有_____个，其中成对的是_____、_____、_____，不成对的是_____。

9. 骶管下端的裂孔称_____，临床骶管麻醉常以_____作为骨性标志。

10. 真肋是指_____，浮肋是指_____。肋骨体的内面接近下缘处有_____，_____和_____沿此沟走行。

11. 胸骨可分为_____、_____和_____三部分。

12. 面颅骨共有_____块，其中不成对的面颅骨包括_____、_____。成对的包括_____、_____、_____、_____、_____、_____。

13. 脑颅骨共有_____块，其中不成对的脑颅骨包括_____、_____、_____和_____。成对的包括_____、_____。

14. 颞骨以外耳门为中心分为三部：其前上方的为_____；围成外耳道壁的为_____；伸向前内方的为_____。

15. 蝶骨体发出三对突起：前上方一对为_____；两侧一对为_____；向下的为_____。

16. 筛骨呈"巾"字形，水平位的为_____，正中矢状位的为_____，两侧部为_____。

17. 下颌骨体的下缘称_____，下颌支后缘与下颌底相交处，称_____。

18. 颞骨岩部前面近尖端处有一浅凹，称_____。在颞骨岩部后面有一孔，称_____。

19. 鼻旁窦由_____、_____、_____和_____组成。

20. 骨性鼻中隔由_____和_____构成。

21. 泪囊窝向下经_____通_____。

22. 骨性鼻腔被_____分为左右两部分，前方经_____通外界，后方经_____通_____。

23. 额囟位于_____缝和_____缝的相交处。枕囟位于_____缝和_____缝的相交处。

24. 肩胛骨上缘外侧部的屈指状突起称_____；肩胛骨上、下角分别平对第_____和_____肋。

25. 肩胛骨前面的浅窝，称为_____；后面有一横置的骨嵴，叫_____，该结构将肩胛骨的背面分成上方的_____和下方的_____。

26. 位于肱骨体的后面，自内上斜向外下的沟叫做_____，沟内通过的神经是_____；位于肱骨内上髁的后下方的浅沟叫_____，沟内通过的神经是_____。

27. 桡骨头周围有_____与尺骨的桡切迹相关节。桡骨的下端，外侧有向下的突起称_____；桡骨下端的下面有凹陷的_____。

28. 尺骨上端粗大，前面有一半月形的深凹叫做_____，该结构的后上方、前下方的突起分别叫做_____、_____，后者的下方有一粗糙的隆起叫做_____。

29. 近侧列腕骨由桡侧向尺侧依次为：_____、_____、_____和_____。

30. 髋骨由_____、_____和_____构成。髋骨外侧面上述三骨的骨体融合处的深窝叫做_____。

31. 髂窝的下界有圆钝的骨嵴为_____。髂窝的后下方有粗糙的_____，与骶骨相关节。

32. 坐骨体下部的粗大隆起，称_____。体的后缘有锐棘，称_____，后者的下方有_____。

33. 耻骨上支的上缘为一锐嵴，称_____，其前端终于_____。

34. 股骨颈与股骨体交界处向外上方突出的粗糙隆起叫做_____；股骨体后面纵行骨嵴上端向外延续的粗糙隆起叫做_____。

35. 胫骨的内侧髁和外侧髁上面两个关节面之间的突起叫_____；腓骨上端膨大部分叫做_____。

36. 人体最大的籽骨是_____。人体最粗最长的骨是_____。

37. 前列跗骨由内侧向外侧，依次为_____、_____、_____和_____。

三、选择题

A 型题

1. 关于解剖学方位术语的叙述，错误的是
   A. 近皮肤者为浅
   B. 在四肢，近连接躯干的一端为近侧
   C. 近空腔脏器内腔者为内侧
   D. 冠状面将人体分为前后两部分
   E. 前臂的内侧又称尺侧

2. 关于骨的构造的叙述，错误的是

A. 成人骨的骨骺内是红骨髓

B. 骨的表面全部被覆有骨膜

C. 骨膜由纤维结缔组织构成

D. 骨松质呈海绵状，由骨小梁交织而成

E. 成人长骨的骨干内是黄骨髓

3. 属于短骨的是

A. 掌骨

B. 趾骨

C. 骶骨

D. 跗骨

E. 跖骨

4. 参与形成肋弓的是

A. 第 1～7 对肋软骨前端

B. 第 7～10 对肋软骨前端

C. 第 8～10 对肋软骨前端

D. 第 8～12 对肋软骨前端

E. 第 11～12 对肋软骨前端

5. 胸骨角两侧

A. 与第 2 肋骨相接

B. 与第 3 肋软骨相接

C. 与第 2 肋软骨相接

D. 平对第 2 肋间隙

E. 参与构成胸锁关节

6. 颈静脉切迹位于

A. 颅底骨

B. 胸骨

C. 锁骨

D. 颈椎

E. 第 1 肋骨

7. 泪腺窝位于

A. 眶内侧壁的前下部

B. 眶内侧壁的前上部

C. 眶上壁前内侧部

D. 眶上壁前外侧部

E. 眶外侧壁前部

8. 关于下颌骨的叙述，错误的是

A. 下颌支上端前方有髁突，后方有冠突

B. 髁突上端膨大为下颌头

C. 下颌支上端前方有冠突，后方有髁突

D. 下颌头与颞骨间形成关节

E. 下颌支内面中央有下颌孔

9. 新生儿颅

A. 脑颅比面颅大

B. 新生儿颅盖骨之间留有明显的间隙，被软骨所封闭

C. 前囟呈菱形，生后不久即闭合

D. 枕囟生后 1～2 岁期间闭合

E. 枕囟呈三角形，位于矢状缝与冠状缝相交处

10. 蝶筛隐窝位于

A. 上鼻甲下方

B. 中鼻甲的后上方

C. 鼻腔顶壁

D. 上鼻甲的后上方

E. 中鼻道前部

11. 不能在体表扪到的结构是

A. 腓骨头

B. 髌骨

C. 髂前上棘

D. 股骨大转子

E. 坐骨棘

12. 关于锁骨的叙述，错误的是

A. 呈"～"形，内侧 1/3 凸向前

B. 呈"～"形，外侧 1/3 凸向后

C. 位于胸廓前上部，全长于体表均可扪及

D. 属上肢带骨

E. 内侧端有关节面与胸骨相关节

13. 有关肩胛骨的描述，错误的是

A. 介于第 2～7 肋骨的背面

B. 肩峰为肩胛冈最向外突出的部分

C. 喙突与肩胛冈的外侧端相延续

D. 为三角形的扁骨

E. 肩胛冈、喙突均可在体表扪到

14. 在直立姿势下，最不易引流的鼻旁窦是

A. 上颌窦

B. 额窦

C. 蝶窦

D. 筛窦前、中群

E. 筛窦后群

15. 两侧髂嵴最高点连线约平
   A. 第 3 腰椎棘突
   B. 第 4 腰椎棘突
   C. 第 4 腰椎间盘
   D. 第 5 腰椎棘突
   E. 第 5 腰椎间盘

16. 属于颅中窝的结构是
   A. 颈静脉孔
   B. 视神经管
   C. 内耳门
   D. 筛孔
   E. 舌下神经管内口

17. 髋骨
   A. 髂嵴、髂结节、坐骨棘均可在体表扪及
   B. 由髂骨、坐骨、耻骨构成
   C. 髂骨、坐骨、耻骨三骨的体融合在一起，共同围成闭孔
   D. 髂结节位于髂前上棘的后内侧
   E. 耻骨结节位于耻骨梳后面

18. 椎骨
   A. 腰椎棘突细长，水平伸向正后方
   B. 所有颈椎均有横突孔
   C. 隆椎有齿突
   D. 胸椎棘突呈板状，水平伸向后下方
   E. 腰椎关节突几乎呈冠状位

19. 属于成对颅骨的是
   A. 犁骨
   B. 舌骨
   C. 蝶骨
   D. 上颌骨
   E. 筛骨

20. 没有开口于中鼻道的鼻旁窦是
   A. 额窦
   B. 上颌窦
   C. 筛窦前群

D. 筛窦中群

E. 筛窦后群

B 型题

   A. 肋凹
   B. 棘突长，末端不分叉
   C. 棘突直伸向后
   D. 前弓和后弓
   E. 齿突

1. 隆椎的特点是

2. 胸椎的特点是有

3. 枢椎的特点是有
   A. 较短且末端分叉的棘突
   B. 较小的椎体
   C. 侧块
   D. 耳状面
   E. 细长且伸向后下方的棘突

4. 骶骨有

5. 寰椎有

6. 髂骨有
   A. 破裂孔
   B. 横窦沟
   C. 颈动脉管
   D. 颏孔
   E. 垂直板

7. 属于枕骨的结构是

8. 属于颞骨的结构是

9. 属于下颌骨的结构是
   A. 腭骨
   B. 蝶骨
   C. 额骨
   D. 上鼻甲
   E. 筛骨

10. 构成鼻腔顶的是

11. 形成垂体窝的是
   A. 内耳门
   B. 枕髁
   C. 翼突
   D. 眶上裂
   E. 眶下裂

12. 在颅后窝能见到的是

13. 在颅中窝能见到的是

四、问答题

1. 全身的骨按形态可分为哪四类？试述各类骨的形态特点和分布概况，并举例说明。
2. 简述构成骨的各主要结构及其功能。
3. 颈、胸、腰椎各有何主要形态特点？
4. 在活体上，能摸到躯干骨的哪些重要的体表标志？
5. 颅底有哪些重要的孔、裂、窝和沟？各通过哪些主要结构？
6. 简述眶腔的交通。
7. 骨性鼻腔内侧壁是什么？有什么构成？骨性鼻腔外侧壁上有哪些重要结构？
8. 鼻旁窦有哪些？分别写出它们的位置和开口。人体直立时，最不容易引流的鼻旁窦是什么？
9. 在活体上，能摸到颅骨的哪些重要的骨性标志？
10. 简述上肢骨的组成及排列位置。
11. 肱骨下端和尺骨上端的形态各有哪些重要的结构？
12. 在活体上，能摸到上肢骨的哪些重要的骨性标志？
13. 简述下肢骨的组成及排列位置。
14. 股骨下端和胫骨上端的形态各有哪些重要的结构？
15. 在活体上，能摸到下肢骨的哪些重要的骨性标志？
16. 肱骨中段骨折，易损伤哪条神经？为什么？

参考答案

一、名词解释

1. 为学习和叙述人体各结构的位置关系所采取的一种标准姿势：人体直立，两眼向正前方平视，两臂自然下垂，手掌向前，两足并立，足尖向前。
2. 又称额状轴，为左右方向的水平轴，与矢状轴呈直角交叉。
3. 为按矢状轴方向将人体分成左右两等份的纵切面。
4. 骶管纵贯骶骨中央，下端的裂孔称骶管裂孔，临床上常在此做骶管麻醉。
5. 为位于两顶骨与枕骨之间的骨缝。
6. 尚未发育完全的新生儿颅骨的颅盖骨之间留有较明显的间隙，被结缔组织膜所封闭，总称为颅囟，其中较大的颅囟有额囟（前囟）和枕囟（后囟）。
7. 在颞窝，由额、颞、顶、蝶四骨会合处，常构成 H 形的缝，称为翼点。因此处骨质薄弱，内面紧邻脑膜中动脉，若发生骨折，易损伤该动脉，出现硬脑膜外血肿。
8. 第 8～10 对肋前端借肋软骨与上位肋软骨连接，形成肋弓。
9. 相邻椎骨的椎上、下切迹共同围成椎间孔，有脊神经和血管通过。
10. 是指骨内有含气的腔的不规则骨，如上颌骨、额骨、蝶骨等。
11. 椎体与椎弓围成椎孔，各椎骨的椎孔连成椎管，容纳脊髓、血管、神经根等。
12. 是指骶骨底前缘向前的隆凸。

13. 是指筛骨的两个侧部，因其由菲薄的骨片围成许多相互交通的含气小腔，故名之为迷路。

14. 胸骨柄与胸骨体连接处，形成微向前突的横嵴，称胸骨角。两侧与第 2 对肋软骨相接，为临床上记数肋的标志。

15. 颅盖骨内、外表层为骨密质，分别称为内板和外板，内、外板之间夹的骨松质称板障。

16. 是指胫骨下端内侧伸向下方的扁突。

二、填空题

1. 内侧　内

2. 骨　骨连结　骨骼肌　支持　保护　运动

3. 长骨　短骨　扁骨　不规则骨

4. 骨质　骨膜　骨髓　骨松质　骨膜　红骨髓

5. 椎骨　肋　胸骨

6. 椎体　椎弓　椎孔

7. 椎弓根　椎弓板　椎间孔　脊神经

8. 7　横突　上关节突　下关节突　棘突

9. 骶管裂孔　骶角

10. 第1～7肋　第11～12肋　肋沟　肋间神经　肋间血管

11. 胸骨柄　胸骨体　剑突

12. 15　下颌骨　犁骨　舌骨　上颌骨　腭骨　鼻骨　颧骨　泪骨　下鼻甲

13. 8　额骨　枕骨　蝶骨　筛骨　顶骨　颞骨

14. 鳞部　鼓部　岩部（椎体部）

15. 蝶骨小翼　蝶骨大翼　翼突

16. 筛板　垂直板　筛骨迷路

17. 下颌底　下颌角

18. 三叉神经压迹　内耳门

19. 额窦　上颌窦　蝶窦　筛窦

20. 筛骨垂直板　犁骨

21. 鼻泪管　鼻腔（下鼻道）

22. 骨性鼻中隔　梨状孔　鼻后孔　咽腔

23. 矢状　冠状　矢状　人字

24. 喙突　2　7

25. 肩胛下窝　肩胛冈　冈上窝　冈下窝

26. 桡神经沟　桡神经　尺神经沟　尺神经

27. 环状关节面　茎突　腕关节面

28. 滑车切迹　鹰嘴　冠突　尺骨粗隆

29. 手舟骨　月骨　三角骨　豌豆骨

30. 髂骨　坐骨　耻骨　髋臼

31. 弓状线　耳状面

32. 坐骨结节　坐骨棘　坐骨小切迹

33. 耻骨梳　耻骨结节

34. 股骨大转子　臀肌粗隆

35. 髁间隆起　腓骨头

36. 髌骨　股骨

37. 内侧楔骨　中间楔骨　外侧楔骨　骰骨

三、选择题

A 型题

1. C　2. B　3. D　4. C　5. C　6. B　7. D　8. A　9. A　10. D　11. E　12. A
13. C　14. A　15. B　16. B　17. B　18. B　19. D　20. E

B 型题

1. B　2. A　3. E　4. D　5. C　6. D　7. B　8. C　9. D　10. E　11. B　12. A
13. D

四、问答题

1. ①长骨：呈管状，中间为骨干，两端膨大为骺，其表面有关节面，面上有关节软骨。多分布于四肢。如肱骨、股骨、胫骨等。②短骨：一般呈立方形，分布于运动复杂又承受压力较大的部位。如手舟骨、大多角骨、跟骨等。③扁骨：呈板状，常构成颅、胸、盆腔的壁。如肋骨、胸骨、顶骨等。④不规则骨：形状不规则，主要分布于面部、颅底和躯干。如椎骨、蝶骨、上颌骨等。有些不规则骨内有含气的腔，此类骨称含气骨。如上颌骨、额骨、蝶骨、筛骨、颞骨的乳突等。

2. 骨由骨质、骨膜、骨髓以及血管、神经、淋巴管构成。骨密质具有较大的耐压性；骨松质由骨小梁组成，因骨小梁按所承受的压力和张力方向排列，因而能承受较大的重量。骨膜含有丰富的血管、神经、淋巴管以及成骨细胞和破骨细胞，因而对骨的营养、生长、发育、改建、修复、感觉等起重要的作用；红骨髓具有造血功能。

3. ①颈椎：椎体小，椎孔大，有横突孔；第 2~6 颈椎的棘突较短，末端分叉。第 7 颈椎（隆椎）棘突长，末端不分叉，体表易触及；第 1 颈椎（寰椎），没有椎体、棘突和关节突，由前弓、后弓和侧块构成；第 2 颈椎（枢椎）椎体上有齿突。②胸椎：有肋凹和横突肋凹；棘突细长，伸向后下方；关节突的关节面几乎呈冠状位。③腰椎：椎体粗壮；棘突短呈板状，水平伸向后方；关节突的关节面几乎呈矢状位。

4. 躯干骨的骨性标志主要有：第 7 颈椎棘突、颈静脉切迹、胸骨角、剑突、肋弓、骶骨的岬和骶角。

5. ①颅前窝：筛孔（嗅丝）。②颅中窝：垂体窝（脑垂体）、视神经管（视神经，眼动脉）、眶上裂（动眼神经、滑车神经、展神经、眼静脉、眼上静脉、眼神经）、圆孔（上颌神经）、卵圆孔（下颌神经）、棘孔（脑膜中动脉）、破裂孔（颈内动脉、导静脉）。③颅后窝：枕骨大孔（延髓、椎动脉）、舌下神经管内口（舌下神经）、横窦沟（横窦）、乙状窦沟（乙状窦）、颈静脉孔（颈内静脉、舌咽神经、迷走神经、副神经）、内耳门（面神经、前庭蜗神经）。

6. 经视神经管向后内通颅中窝；经眶上孔（切迹）、眶下沟和眶下孔通面部；经泪囊窝、鼻泪管向下通下鼻道；经眶上裂向后通颅中窝；通过眶下裂与颞下窝和翼腭窝交通。

7. 骨性鼻腔内侧壁是骨性鼻中隔，由筛骨垂直板和犁骨构成。骨性鼻腔外侧壁上自上而下有 3 个卷曲的骨片，依次为上、中、下鼻甲，各鼻甲下方的腔隙分别形成上、中、下鼻道。上鼻甲后上方有蝶筛隐窝。各鼻道内还有鼻旁窦和鼻泪管的开口。

8. 鼻旁窦有额窦、上颌窦、筛窦和蝶窦，它们分别位于同名骨内。上颌窦、额窦和筛窦的前、中群开口于中鼻道；筛窦后群开口于上鼻道；蝶窦开口于蝶筛隐窝。人体直立时，最不容易引流的鼻旁窦是上颌窦。

9. 颅骨的骨性标志主要有：枕外隆凸、乳突、颧弓、下颌角、眶上缘、眶上切迹、眶下缘、眉弓、额结节、顶结节。

10. 上肢骨包括位于胸廓前上部的锁骨、胸廓后部外上方的肩胛骨、臂部的肱骨、前臂的桡骨（外侧）和尺骨（内侧）以及手骨。手骨共 27 块，包括 8 块腕骨（从桡侧向尺侧排列，近侧列为手舟骨、月骨、三角骨和豌豆骨；远侧列为大多角骨、小多角骨、头状骨和钩骨）、5 块掌骨和 14 块指骨（拇指 2 节，其他均为 3 节，分别为近、中、远节指骨）。

11. ①肱骨下端：外侧部为肱骨小头；内侧部为肱骨滑车。滑车后上方有鹰嘴窝。下端的内外侧有内、外上髁，内上髁后下方有尺神经沟。②尺骨上端：前面凹成滑车切迹，其后上和前下方的突起分别为鹰嘴和冠突。冠突的外侧有桡切迹；前下方有尺骨粗隆。

12. 上肢骨的骨性标志主要有：锁骨、喙突、肩胛冈、肩峰、肩胛骨下角、肱骨大结节、肱骨内、外上髁、鹰嘴、尺骨头、尺骨茎突、桡骨头、桡骨茎突、豌豆骨。

13. 下肢骨包括参与构成骨盆的髋骨、位于股部的股骨、小腿的胫骨（内侧）和腓骨（外侧）以及足骨。足骨共 26 块，从近侧向远侧包括 7 块跗骨（后列上方为距骨，下方为跟骨；中列为足舟骨，位偏内侧；远列由内侧向外侧为内侧、中间、外侧楔骨和骰骨）、5 块跖骨和 14 块趾骨（每趾趾节数和名称类同于指骨）。

14. ①股骨下端：向两侧膨大形成内、外侧髁，两髁的前、下和后方都有关节面。内、外侧髁的内、外侧面上有内、外上髁。②胫骨上端：向两侧突出形成内、外侧髁，两髁上面各有关节面，两个关节面之间有髁间隆起。胫骨前缘上端有胫骨粗隆。

15. 下肢骨的骨性标志主要有：髂嵴、髂前上棘、髂后上棘、髂结节、耻骨结节、坐骨结节、大转子、股骨内、外上髁、胫骨粗隆、胫骨前缘、内踝、腓骨头、外踝。

16. 肱骨中段骨折易损伤桡神经。因为桡神经走行于桡神经沟内，紧贴骨面，若骨折后形成的锐缘易损伤桡神经。

（李英平）

第二章 关节学

内容提要

一、骨连结概述

骨与骨之间借纤维结缔组织、软骨或骨相连，形成骨连结。根据连结的方式不同，可分为直接连结和间接连结。

1. 直接连结：纤维连结、软骨连结和骨性结合。

2. 间接连结：又称关节。

（1）关节的结构

1）关节的基本结构：包括关节面、关节囊、关节腔。

2）关节的辅助结构：包括韧带、关节盘、关节唇、滑膜襞和滑膜囊。

＊＊韧带包括囊外韧带、囊内韧带（髋关节中的股骨头韧带，膝关节中的前、后交叉韧带）。

＊＊关节盘：出现在胸锁关节、桡腕关节、颞下颌关节等。

（2）关节的运动：屈伸、内收外展、旋内旋外（旋前旋后）、环转运动。

（3）关节的分类：单关节（肩关节）与复关节（肘关节）、联合关节（颞下颌关节）、微动关节（关节突关节）。

二、躯干骨的连结

1. 椎骨的连结

（1）椎体间的连结：相邻的椎体间借椎间盘、前纵韧带、后纵韧带连结。

＊＊椎间盘：髓核、纤维环。

（2）椎弓间的连结：椎弓间的连结包括韧带和关节突关节，其中韧带包括黄韧带、横突间韧带、棘间韧带、棘上韧带。

（3）脊柱：4 个生理弯曲：颈曲、胸曲、腰曲、骶曲。

2. 肋的连结

（1）肋与椎骨的连结：包括肋头关节、肋横突关节。

（2）肋与胸骨的连结：胸肋关节（第 2～7 肋软骨）。

3. 胸廓

（1）胸廓的组成：12 个胸椎、12 对肋、胸骨。

（2）胸廓上口：第 1 胸椎体、第 1 对肋、胸骨柄的上缘。

（3）胸廓下口：第 12 胸椎体、第 11 和 12 对肋、肋弓、剑突。

三、颅的连结

颞下颌关节

组成	下颌头、颞骨的下颌窝和关节结节
特点	关节囊松弛,前部薄弱,外侧有外侧韧带加强;关节腔内因有关节盘而分成上、下两部分
运动	属联合关节,可作张口(下降下颌骨)与闭口(上提下颌骨:咬肌、颞肌、翼内肌)、前伸(翼外肌)与后退(颞肌的后部纤维)、侧方运动(一侧的翼外肌)。咀嚼肌由三叉神经的下颌神经支配

四、附肢骨的连结

1. 上肢骨的连结
(1) 上肢带骨的连结
肩关节

组成	肱骨头、肩胛骨的关节盂
特点	"头大、盂小",并有盂唇;关节囊薄而松弛,其下壁无韧带和肌腱加强,最为薄弱,易形成脱臼;关节囊内有肱二头肌长头肌腱通过
运动	可作各种运动(屈、伸、收、展、旋内、旋外和环转运动)

(2) 自由上肢骨的连结:<u>肘关节</u>、桡腕关节。
肘关节

组成	肱骨下端、桡骨和尺骨的上端组成,为复关节,包括肱尺关节(肱骨滑车、尺骨滑车切迹)、肱桡关节(肱骨小头、桡骨头关节凹)、桡尺近侧关节(桡骨的环状关节面、尺骨的桡切迹)
特点	三关节共囊,关节囊前后壁薄弱,两侧有侧副韧带加强;桡骨环状韧带
运动	屈伸、旋前旋后

桡腕关节

组成	桡骨腕关节面、尺骨头下方的关节盘、舟、月、三角骨
特点	关节囊薄而松弛
运动	各种运动

2. 下肢骨的连结
(1) 下肢带骨的连结
骨盆:组成　骶骨、尾骨、髋骨借耻骨联合、骶髂关节、韧带(骶结节韧带、骶棘韧带等)连结而成。
小骨盆上口:骶骨岬、弓状线、耻骨梳、耻骨结节、耻骨联合的上缘围成的界线。
小骨盆下口:尾骨尖、骶结节韧带、坐骨结节、坐骨支、耻骨下支、耻骨联合下缘。
坐骨大/小孔盆腔、耻骨弓、耻骨下角。

骨盆的性别差异

	男 性	女 性
骨盆外形	窄而长	宽而短
髂骨翼	较垂直	较水平
骨盆上口	心形	近似圆形
耻骨下角	70°～75°	80°～100°
骨盆腔	漏斗形	圆桶形
骶骨	长而曲度大,骶岬明显突出	短而垂直,骶岬突出较小
骨盆下口	较狭小	较宽大

髋关节

组成	髋臼、股骨头
特点	"头小、臼深",并有髋臼唇；关节囊紧张、坚韧,其后下方较薄弱；关节囊内有股骨头韧带。股骨颈骨折有囊内和囊外之分
运动	各种运动,但运动幅度小

（2）自由下肢骨的连结
膝关节

组成	股骨的内、外侧髁,胫骨的内、外侧髁和髌骨
特点	关节囊宽阔松弛,周围有韧带加强(前:股四头肌腱、髌骨、髌韧带;内外侧:胫、腓侧副韧带;后:腘斜韧带;囊内:前、后交叉韧带);内侧、外侧半月板("内大C、外小O");滑膜襞—翼状襞,滑膜囊—髌上囊
运动	屈伸,半屈曲位时的旋内旋外

距小腿关节（踝关节）

组成	胫、腓骨的下端,距骨
特点	关节囊前后壁薄而松弛,两侧有韧带加强
运动	屈(跖屈)伸(背屈)、内翻外翻

（张卫光）

测 试 题

一、名词解释

1.滑膜关节　2.囊内韧带　3.关节盘　4.环转运动　5.联动关节　6.椎间盘　7.胸廓　8.界线　9.半月板　10.足弓

二、填空题

1.骨连结是指骨与骨之间借纤维结缔组织、＿＿＿＿＿＿或＿＿＿＿＿＿彼此相

15

连。骨连结形式可分为_____和_____两大类。

2. 滑膜关节的基本结构包括_____、_____和_____。

3. 关节囊可分为内、外两层：外层为_____，由_____构成；内层为_____，由_____构成。

4. 由于椎间盘的纤维环_____，所以髓核易向_____方脱出，产生神经压迫症状。

5. 黄韧带由_____构成，连接于相邻的_____之间。

6. 寰枕关节由_____和_____构成，功能上属_____。

7. 连结椎骨的长韧带有_____、_____、_____。

8. 胸廓上口由_____、_____和_____围成。

9. 肋后端以_____关节和_____关节与胸椎相连。

10. 胸廓下口由_____、_____、_____和_____围成。

11. 胸骨下角是由两侧_____所形成的夹角。夹角处有_____。

12. 颞下颌关节由_____、_____及_____构成。

13. 颞下颌关节内有由纤维软骨构成的_____，下颌关节易向_____脱位。

14. 胸锁关节是上肢与躯干连结的唯一关节，它可使锁骨外侧端及整个肩部做_____、_____、_____以及环转运动。

15. 肩关节由_____与_____构成，其关节囊的_____壁最为薄弱。

16. 在肩关节盂的周缘附有由纤维软骨构成的_____，它的功能是_____。

17. 防止肩关节向上方脱位的结构有_____和_____。

18. 肩关节在_____（运动）轴上可作内收运动；在_____轴上可作旋外运动；在_____轴上可作后伸运动。

19. 肘关节包括三个关节，即_____、_____和_____。

20. 前臂骨间的连接包括有_____、_____和_____。

21. 桡骨环状韧带位于_____，其作用是_____。

22. 在肘关节作屈伸运动时，其_____关节和_____关节参与运动。

23. 桡尺近侧关节由_____与_____构成。它参与前臂的_____和_____运动。

24. 桡腕关节是由_____和_____组成的关节窝与_____形成的关节头共同构成的。

25. 拇指腕掌关节是由_____与_____共同构成。

26. 拇指腕掌关节可作屈、伸、_____、_____、_____和_____运动。

27. 掌指关节由_____和_____组成。可作屈、伸、_____和_____运动。

28. 骶髂关节由_____与_____构成，其活动度_____。

29. 骶结节韧带连于_____与_____之间，并参与构成_____

和_____。

30. 界线是_____与_____的分界线。

31. 髋关节囊的纤维层在前方尤其增厚，形成_____韧带，可防止髋关节_____。

32. 髋关节由_____和_____构成，其关节囊的_____（部位）比较薄弱。

33. 髋关节的关节囊在前方包裹了股骨颈的_____；在后方包裹了股骨颈的_____。

34. 膝关节由_____、_____和_____构成。

35. 膝关节囊的前壁有_____、_____和_____加强。

36. 膝关节的囊内韧带是_____和_____。髋关节的囊内韧带是_____。它们的表面都有_____包裹。

37. 膝关节半月板分为较大的_____和较小的_____，其中较易损伤的是_____。

38. 胫腓骨间的连结包括有位于上端的_____，位于下端的_____和骨干间的_____。

39. 踝关节又称_____，是由_____和_____构成。

40. 跗横关节是指_____和_____的总称，临床常于此处行足断离术。

41. 踝关节由_____与_____构成，可使足作_____和_____运动。

42. 足弓由_____、_____和_____连接而成。

三、选择题

A 型题

1. 滑膜关节
   A. 关节面是指光滑的关节软骨的表面
   B. 关节囊的滑膜层和关节软骨共同围成关节腔
   C. 关节囊的纤维层由疏松结缔组织构成
   D. 关节囊的纤维层和滑膜层是互相连续的
   E. 关节腔内为负压，有利于关节的灵活性

2. 位于关节腔内的结构是
   A. 囊内韧带
   B. 滑膜皱襞
   C. 肱二头肌长头腱

   D. 股骨头韧带
   E. 少量滑液

3. 关于椎间盘的描述错误的是
   A. 连于相邻两椎骨的椎体之间
   B. 是纤维软骨构成的关节盘
   C. 其纤维环前厚后薄
   D. 腰部的椎间盘最厚
   E. 髓核为富有弹性的胶状物质

4. 脊柱
   A. 中央的椎管内容纳脊髓和脊神经
   B. 前屈时，椎间盘前份增厚
   C. 前屈时，髓核向后移动
   D. 前屈时，后纵韧带松弛
   E. 前屈时黄韧带松弛

5. 脊柱的生理弯曲是
   A. 颈曲凸向前，胸曲凸向后

B. 颈曲凸向后，胸曲凸向前

C. 腰曲凸向后，骶曲凸向前

D. 腰曲凸向前，胸曲凸向前

E. 胸曲凸向前，骶曲凸向前

6. 位于椎管前壁的韧带是

   A. 前纵韧带

   B. 后纵韧带

   C. 弓间韧带

   D. 骶棘韧带

   E. 棘上韧带

7. 脊柱后伸时紧张的韧带是

   A. 前纵韧带

   B. 后纵韧带

   D. 棘间韧带

   C. 棘上韧带

   E. 黄韧带

8. 有关节盘的关节是

   A. 寰枕关节

   B. 颞下颌关节

   C. 肩关节

   D. 桡尺近侧关节

   E. 髋关节

9. 有囊内韧带的关节是

   A. 寰枢关节

   B. 颞下颌关节

   C. 肘关节

   D. 髋关节

   E. 桡腕关节

10. 寰枢关节

   A. 是复关节

   B. 可使头作环转运动

   C. 位于寰椎前弓与枢椎齿突之间

   D. 位于寰椎的两侧块的下关节面与枢椎的上关节面之间

   E. 是联合关节

11. 肋弓

   A. 是第 2～7 肋软骨构成的弓状结构

   B. 由下 8 对肋软骨依次附于上位肋软骨而形成

   C. 参与构成胸廓下口

D. 由第 8～12 对肋软骨依此附于上位肋软骨连接而成

E. 肋弓前端与胸骨形成关节

12. 胸廓

   A. 胸廓上口小而呈水平位

   B. 整个胸廓呈圆筒形

   C. 吸气时肋前端上提、胸骨向前上移动

   D. 剑突与肋弓之间形成胸骨下角

   E. 前壁长，后壁短

13. 颞下颌关节

   A. 关节囊松弛，外侧有韧带加强

   B. 由下颌骨的下颌头和颞骨的下颌窝构成

   C. 内有纤维软骨构成的关节盘，附着于关节窝的周缘

   D. 关节囊前部薄，内侧有韧带加强

   E. 容易向后脱位

14. 胸锁关节

   A. 是上肢与躯干连结的关节之一

   B. 由胸骨、锁骨和第 1 肋骨构成

   C. 由锁骨与胸骨体构成

   D. 由锁骨胸骨端与胸骨的锁切迹构成

   E. 关节囊松弛

15. 肩关节

   A. 关节盂较深

   B. 关节囊前壁薄弱

   C. 关节囊各壁均有韧带加强

   D. 内有关节盘

   E. 关节窝周缘附有关节盂唇

16. 与关节盂构成关节的是

   A. 锁骨肩峰端

   B. 肱骨头

   C. 肩胛冈

   D. 肋头

   E. 股骨头

17. 通过肩关节囊内的肌腱是

   A. 冈上肌

   B. 冈下肌

C. 肱二头肌短头

D. 肱三头肌长头

E. 肱二头肌长头

18. 肘关节
   A. 由肱骨和尺骨构成
   B. 由肱骨下端和桡骨上端构成
   C. 关节囊前、后薄弱，两侧有韧带加强
   D. 可作屈、伸、收、展和环转运动
   E. 有囊内韧带

19. 与肱骨滑车相关节的结构是
   A. 桡骨头
   B. 尺骨头
   C. 滑车切迹
   D. 桡切迹
   E. 尺切迹

20. 桡尺远侧关节
   A. 与桡腕关节相交通
   B. 关节腔内有关节盘
   C. 与桡腕关节是联合关节
   D. 由桡骨的尺切迹与尺骨头和尺骨头下面的关节盘共同构成
   E. 可作屈、伸和旋前、旋后运动

21. 桡腕关节
   A. 桡、尺骨下端构成其关节窝
   B. 近侧列腕骨构成其关节头
   C. 可作屈、伸、收、展和旋转运动
   D. 关节囊松弛，周围有韧带加强
   E. 与桡尺远侧关节在功能上是联合关节

22. 骨盆
   A. 由两侧髂骨和骶骨连接而成
   B. 由两侧髋骨和骶骨连结而成
   C. 女性骨盆耻骨下角比男性的大
   D. 男性骨盆较短宽
   E. 两侧耻骨下支构成耻骨弓

23. 髋关节
   A. 其结构特点是关节头大、关节窝小
   B. 关节囊包裹全部股骨颈

C. 关节囊前方有韧带加强

D. 关节囊广阔而松弛

E. 关节囊内有肌腱穿过

24. 髋关节的关节囊最薄弱的部位在其
   A. 后上部
   B. 后下部
   C. 前上部
   D. 前下部
   E. 前部

25. 股骨颈骨折有囊内、囊外和混合型三种，因为
   A. 关节囊只包裹了股骨颈的内侧1/3
   B. 关节囊只包裹了股骨颈的内侧半
   C. 关节囊只包裹了股骨颈的内侧2/3
   D. 与关节囊的包裹无关系
   E. 关节囊后面仅包裹股骨颈的内侧2/3

26. 关于膝关节的叙述错误的是
   A. 髌上囊与膝关节腔相通
   B. 翼状襞由滑膜和脂肪组织构成
   C. 关节囊宽阔而松弛
   D. 主要作屈、伸运动，在半屈膝位时，小腿还可作轻微的内收和外展运动
   E. 半月板由纤维软骨构成

27. 前、后交叉韧带
   A. 是囊外韧带
   B. 连于股骨的内、外侧髁和胫骨的内、外侧髁之间
   C. 可防止膝关节向两侧移动
   D. 位于膝关节腔内
   E. 表面包有滑膜

28. 半月板
   A. 内侧呈"C"形，外侧呈"O"形
   B. 内侧小，外侧大
   C. 两侧均与副韧带相连
   D. 附着在胫骨关节面的周缘
   E. 上面平坦，下面凹陷

29. 踝关节
  A. 位于胫骨与距骨之间
  B. 位于胫骨、腓骨与距骨之间
  C. 位于胫骨、腓骨与跟骨之间
  D. 能使足作背屈、跖屈及内翻足心和外翻足心的运动
  E. 仅关节囊内侧有韧带加强

30. 关于关节脱位方面的描述正确的是
  A. 肩关节容易向前方脱位
  B. 肘关节容易向后方脱位
  C. 髋关节容易向内侧脱位
  D. 颞下颌关节在做侧方运动时容易脱位
  E. 胸锁关节易向内侧脱位

31. 足弓
  A. 由跗骨借韧带相连而成
  B. 由跖骨借韧带连结而成
  C. 是一前后方向的纵弓
  D. 为一内外方向的横弓
  E. 以跟骨结节、第1跖骨头和第5跖骨头着地

B型题
  A. 胸骨柄上缘
  B. 锁骨上缘
  C. 胸肋关节
  D. 肩锁关节
  E. 肋椎关节

1. 参与构成胸廓上口的是
2. 连于上肢带骨之间的是
3. 位于第2~7肋前端的是
4. 与胸椎相连的是
  A. 寰枕关节
  B. 颞下颌关节
  C. 肩锁关节
  D. 肋椎关节
  E. 胸肋关节

5. 不属于联合关节的是
6. 有关节盘的关节是
7. 能作环转运动的关节是
8. 由软骨和骨构成的关节是

  A. 黄韧带
  B. 喙肩韧带
  C. 腓侧副韧带
  D. 喙肱韧带
  E. 前臂骨间膜

9. 与关节囊纤维层融合的是
10. 连于两骨干之间的是
  A. 肩关节
  B. 膝关节
  C. 桡腕关节
  D. 拇指腕掌关节
  E. 指骨间关节

11. 既有囊内韧带也有囊外韧带的关节是
12. 只能作屈、伸运动的关节是
13. 有肌腱从囊内穿过的关节是
  A. 髌韧带
  B. 半月板
  C. 后交叉韧带
  D. 翼状襞
  E. 腓侧副韧带

14. 位于膝关节囊前壁的是
15. 独立于关节囊之外的是
16. 可防止胫骨移位的是
  A. 骶结节韧带
  B. 骶棘韧带
  C. 后纵韧带
  D. 髂股韧带
  E. 棘间韧带

17. 参与组成骨盆下口的是
18. 防止髋关节过伸的是
19. 在第3~4腰椎间做穿刺时须经过的是
20. 位置在坐骨大、小孔之间的是
  A. 骶结节韧带
  B. 髂股韧带
  C. 髌韧带
  D. 喙肩韧带
  E. 股骨头韧带

21. 属于囊内韧带的是

22. 由滑膜包裹的是
23. 连于躯干骨和下肢骨之间的是
24. 内含营养血管的是
    A. 尾骨尖
    B. 坐骨结节

C. 骶结节韧带
D. 坐骨支
E. 骶棘韧带

25. 不参与骨盆下口围成的是
26. 参与耻骨弓构成的是

四、问答题

1. 试述直接（骨）连结的概念及类型。
2. 试述滑膜关节的基本结构和辅助结构。
3. 试述椎体间连结结构的名称、位置和作用。
4. 试述椎弓间的连结。
5. 试述寰枢关节的组成和运动。
6. 试述脊柱的组成、生理弯曲和运动。
7. 试述肘关节的组成、形态特点和运动。
8. 试述肩关节基本结构的形态特点及运动。
9. 试述膝关节的辅助结构及功能。
10. 试述骨盆的围成及功能意义。

参考答案

一、名词解释

1. 滑膜关节通常简称关节，是骨连结的最高分化形式，属间接连结，其特点是相关节的相对骨面互相分离，骨面光滑，形成关节面（表面覆有关节软骨），面的周围借结缔组织相连，在肌的牵动下可产生运动。每个关节都必须具备有关节面、关节囊和关节腔三个基本结构。

2. 囊内韧带为关节辅助结构的一种，由致密结缔组织构成，位于关节囊内，连于两骨之间，表面有滑膜包裹。囊内韧带的作用可增加关节稳固性，限制关节的过度运动。

3. 关节盘是指位于两骨关节面之间的纤维软骨，其周缘附于关节囊，将关节腔分为两部，关节盘使两关节面更为适应，增加了关节的稳固性和运动的多样性。

4. 环转运动是关节运动的一种形式，同时具有冠状和矢状两个运动轴的关节，方可完成此运动。运动时骨的近端在原位转动，骨的远端作圆周运动，此时即为屈、展、伸、收的依次连续的复合运动，全骨的运动轨迹可描绘成一圆锥形。

5. 联动关节（也称联合关节）是指两个或两个以上结构完全独立的关节，在运动时却必须同时进行，这种关节被称为联动关节，如下颌关节。

6. 椎间盘是连于相邻两椎体间的纤维软骨盘，有内、外两部分构成。外部为纤维环，由多层纤维软骨呈同心圆排列而成，富有弹性。内部为髓核，由柔软而富有弹性的胶状物构成。椎间盘不仅将相邻椎体紧密连接在一起，而且还可承受压力、吸收震荡、保护脑和内脏器官，此外还使脊柱具有一定的运动功能。

7. 胸廓是胸部的骨性支架，由12块胸椎、12对肋和胸骨借骨连结相连而成。它呈上窄下宽，前后略扁的圆锥形，其前壁较短，侧壁和后壁较长，有上、下两口。胸廓容纳和保护心、肺、肝、脾等胸腹腔脏器，并参与呼吸运动。

8. 界线围成骨盆的上口，为由骶骨的岬、两侧的弓状线、耻骨梳、耻骨嵴和耻骨联合上缘构成的环形线。

9. 半月板特指位于膝关节内的内、外侧两个关节盘，由纤维软骨构成。内侧半月板较大，呈"C"形；外侧半月板较小，呈"O"形。两半月板均为周缘厚，内缘薄，下面平坦，上面凹陷。半月板的存在使股骨内、外侧髁与胫骨内、外侧髁的关节面更为适应，既增加了关节的稳固性，又增加了关节运动的灵活性。

10. 跗骨和跖骨连成的凸向上的弓称为足弓。足弓分为前后方向上的内、外侧纵弓和内外方向上的横弓。横弓由骰骨、三块楔骨和跖骨构成。足弓可增加稳固性和减小震荡，还可保护足底的血管、神经免受压迫。

二、填空题

1. 软骨　骨　直接连结　间接连结

2. 关节面　关节囊　关节腔

3. 纤维层　致密结缔组织　滑膜层　薄而光滑的疏松结缔组织

4. 前厚后薄　后方或后外

5. 弹力纤维　椎弓板

6. 寰椎的上关节凹　枕髁　联合关节

7. 前纵韧带　后纵韧带　棘上韧带

8. 第 1 胸椎体　第 1 对肋　胸骨柄上缘

9. 肋头　肋横突

10. 第 12 胸椎体　第 11、12 对肋　肋弓　剑突

11. 肋弓　剑突

12. 下颌头　颞骨的下颌窝　关节结节

13. 关节盘　前

14. 上　下　前　后

15. 肱骨头　肩胛骨的关节盂　下

16. 盂唇　使关节窝略有加深

17. 喙肱韧带　喙肩韧带

18. 矢状　垂直　冠状

19. 肱桡关节　肱尺关节　桡尺近侧关节

20. 桡尺近侧关节　桡尺远侧关节　前臂骨间膜

21. 桡骨环状关节面　周围防止桡骨头滑脱

22. 肱桡　肱尺

23. 桡骨的环状关节面　尺骨的桡切迹　旋前　旋后

24. 桡骨腕关节面　尺骨头下方的关节盘　除豌豆骨以外的近侧列腕骨（或手舟骨、月骨和三角骨）

25. 大多角骨　第 1 掌骨底

26. 收　展　环转　对掌

27. 掌骨头　近节指骨底　收　展　环转
28. 骶骨的耳状面　髂骨的耳状面　极小
29. 骶、尾骨侧缘　坐骨结节　坐骨大孔　坐骨小孔
30. 大骨盆　小骨盆
31. 髂股　过度后伸
32. 髋臼　股骨头　后下方
33. 全部　内侧 2/3
34. 股骨内、外侧髁　胫骨内、外侧髁　髌骨
35. 股四头肌腱　髌骨　髌韧带
36. 前交叉韧带　后交叉韧带　股骨头韧带　滑膜
37. 内侧半月板　外侧半月板　外侧半月板
38. 胫腓关节　韧带连结　小腿骨间膜
39. 距小腿关节　胫、腓骨的下端　距骨滑车
40. 距跟舟关节　跟骰关节
41. 胫、腓骨下端　距骨　背屈（伸）　跖屈（屈）
42. 跗骨　跖骨　大量韧带

二、选择题

A 型题

1. B　2. E　3. B　4. C　5. A　6. B　7. A　8. B　9. D　10. E　11. C　12. C
13. A　14. D　15. E　16. B　17. E　18. C　19. C　20. D　21. D　22. C　23. C
24. B　25. E　26. D　27. E　28. A　29. B　30. B　31. E

B 型题

1. A　2. D　3. C　4. E　5. C　6. B　7. A　8. E　9. D　10. E　11. B　12. E
13. A　14. A　15. E　16. C　17. A　18. D　19. E　20. B　21. E　22. E　23. A
24. E　25. E　26. D

四、问答题

1. 直接连结是指骨与骨之间借一些纤维结缔组织、软骨或骨直接相连，其间无缝隙，不活动或仅有少许活动。直接连结根据其连结组织的不同，可分为：

（1）纤维连结：两骨间借纤维结缔组织相连，连结稳固，其间无活动性，如颅骨间的缝、椎骨间的韧带等。

（2）软骨连结：两骨间借软骨组织相连，活动甚微，如连于椎体间的椎间盘。

（3）骨性结合：两骨间借骨组织相连，多从纤维连结或软骨连结骨化而来，不能活动，如骶椎间的骨性愈合。

2. 滑膜关节的基本结构包括：

（1）关节面：指相关骨的相对面或接触面，每个关节至少包括两个关节面。

（2）关节囊：由结缔组织构成，附着在关节面的周缘及邻近的骨面上，分内、外两层。外层为纤维层；内层为滑膜层，滑膜能分泌少量滑液。

（3）关节腔：为由关节囊滑膜层和关节软骨围成的密闭的腔，腔内为负压，仅有少量

滑液。

滑膜关节的辅助结构包括：

（1）韧带：由致密结缔组织构成，连于两骨之间。位于关节囊外的，称囊外韧带；位于关节囊内的（表面有滑膜包裹），称囊内韧带。

（2）关节唇：为附着在关节窝周缘的纤维软骨环，使关节窝加深，以增加关节的稳固性。

（3）关节盘：为位于两关节面之间的纤维软骨板，周缘附着于关节囊，将关节腔分为两部分。

（4）滑膜襞和滑膜囊：滑膜层向关节腔内突出形成的皱襞为滑膜襞，襞内常含脂肪组织；滑膜囊为滑膜层经纤维层的薄弱处向外伸出的囊袋状突起，位于肌腱与骨面之间。

3. 椎体间借软骨和韧带彼此相连。

（1）椎间盘：连于椎体的相对面之间，因其为纤维软骨盘，具有弹性，除有连结功能外，还可承受压力，缓冲震荡，并允许脊柱有一定的运动。

（2）前纵韧带：位于椎体和椎间盘的前面，可限制脊柱过度后伸。

（3）后纵韧带：位于椎体和椎间盘的后面，可限制脊柱过度前屈。

4. 椎弓间借韧带和关节彼此相连。

椎弓板间借黄韧带彼此相连；在各棘突之间、各棘突上端之间和各横突之间分别有棘间韧带、棘上韧带和横突间韧带。这些韧带都有限制脊柱过度运动的作用。

相邻椎骨上、下关节突间构成关节突关节，仅能作微小运动。

5. 寰枢关节包括三个独立的关节：即位于正中的、由寰椎前弓与枢椎齿突构成的关节，及位于两侧的、由寰椎侧块的下关节面和枢椎的上关节面构成的关节。

三个关节在功能上是联合关节，可使头部作旋转运动。

6. 脊柱由 24 块椎骨、骶骨和尾骨借软骨、韧带和关节连结在一起。

脊柱有四个生理弯曲，颈曲、腰曲凸向前，胸曲和骶曲凸向后。生理弯曲的存在可使脊柱更有弹性，缓冲运动时对脑和内脏器官的冲击和震荡，对维持人体重心的平衡亦有重要作用。

脊柱可作前屈、后伸、侧屈、旋转和环转运动。

7. 肘关节是由肱骨下端与桡、尺骨上端构成的复合关节，它包括三个关节。分别是由肱骨滑车与尺骨滑车切迹构成的肱尺关节；由肱骨小头与桡骨头关节凹构成肱桡关节；由桡骨环状关节面与尺骨桡切迹构成的桡尺近侧关节。

上述三个关节包在同一个关节囊内，囊的前、后壁薄弱，两侧有桡侧副韧带和尺侧副韧带加强。在桡骨环状关节面周围有桡骨环状韧带，其两端附于尺骨桡切迹的前、后缘，与尺骨桡切迹共同构成一个上口大、下口小的骨纤维环容纳桡骨头，防止桡骨头脱出。

肘关节的运动以肱尺关节为主，主要作屈、伸运动。桡尺近侧关节与桡尺远侧关节联合可使前臂旋前和旋后。

8. 肩关节尽管关节盂周缘附有关节盂唇，使关节窝略有加深，但仍只能包裹关节头的一小部分。关节囊薄而松弛，囊的上壁、前壁和后壁均有韧带和肌腱加强，唯有下壁是其薄弱之处，肩关节脱位时，肱骨头易从此脱出。肩关节是人体最灵活、活动范围最大的关节，可作屈、伸、收、展、旋内、旋外和环转运动。

9. 膝关节是人体最复杂的关节，具有除关节唇以外的所有类型的关节辅助结构。

囊外韧带有：髌韧带位于关节囊的前壁，从前方加强关节囊；胫侧副韧带和腓侧副韧带位于膝关节的内、外侧，其中后者独立于关节囊外。这些囊外韧带加强了膝关节的稳固性。

囊内韧带是前、后交叉韧带，连于股骨内、外侧髁的相对面与胫骨髁间隆起之间，可限制胫骨的前后移位，使膝关节更为稳固。

关节盘即内、外侧半月板，位于股骨内、外侧髁和胫骨内、外侧髁的关节面之间，从而使两关节面更为适应，并增加了关节的灵活性。

滑膜襞为一对翼状襞，内含脂肪，充填于膝关节腔内，可增加关节的稳固性。

滑膜囊都在膝关节周围，其中最大的为髌上囊，位于股四头肌腱与股骨之间，可减少二者间运动时的摩擦。

10. 骨盆由骶骨、尾骨和两侧的髋骨借韧带、软骨和关节连结而成。骨盆借界线可分为后上方的大骨盆和前下方的小骨盆，临床所称骨盆即为小骨盆。小骨盆有上、下两口：上口又称骨盆入口，由界线围成，由后向前为骶骨的岬、弓状线、耻骨梳和耻骨联合上缘；下口又称骨盆的出口，由尾骨尖、骶结节韧带、坐骨结节、坐骨支、耻骨下支和耻骨联合下缘围成。上、下口之间的腔为骨盆腔，为一前壁短，侧、后壁长的弯曲的骨性管道。骨盆的主要作用是传导重力，承托、保护脏器。在女性骨盆还是胎儿娩出的产道。

（郭新庆）

第三章　肌　学

内容提要

一、骨骼肌概述

1. 肌的构造和形态
＊＊肌的分类：平滑肌、心肌、骨骼肌（随意肌）。
＊＊骨骼肌的分类：长肌（竖脊肌）、短肌（肋间内肌）、阔肌（腹内斜肌）、轮匝肌。
＊＊骨骼肌的构造：肌腹、肌腱（腱膜）。
2. 肌的辅助装置　筋膜、滑膜囊、腱鞘。
＊＊筋膜：浅筋膜（皮下筋膜）、深筋膜（固有筋膜：肌间隔，血管神经鞘）。
＊＊腱鞘：由纤维层（腱纤维鞘）、滑膜层（腱滑膜鞘：脏层、壁层，滑膜腔，腱系膜）构成。

二、头肌（面肌、咀嚼肌）

1. 咀嚼肌　咬肌、颞肌、翼内肌、翼外肌。
2. 表情肌（面肌）　颅顶肌、眼轮匝肌、口周围肌。

三、躯干肌（背、颈、胸、膈、腹肌）

1. 背肌　浅群（斜方肌、背阔肌）、深群（竖脊肌、胸腰筋膜）。
2. 颈肌　颈浅肌群（颈阔肌、胸锁乳突肌）、舌骨上肌群（二腹肌等）、舌骨下肌群（肩胛舌骨肌等）、颈深肌群（前、中、后斜角肌）。
＊＊斜角肌间隙：前、中斜角肌与第一肋之间的裂隙，有锁骨下动脉、臂丛。
3. 胸肌　胸上肢肌（胸大、小肌、前锯肌）、胸固有肌（肋间内、外肌）。
4. 膈　中心腱，三个裂孔：

裂孔	平对	通行结构
主动脉裂孔	T_{12}	主动脉、胸导管
食管裂孔	T_{10}	食管、迷走神经
腔静脉孔	T_8	下腔静脉

5. 腹肌
前外侧群（腹直肌、腹外/内斜肌、腹横肌）、后群（腰方肌）。
（1）腹股沟韧带：在髂前上棘与耻骨结节之间，腹外斜肌腱膜形成。
（2）腔隙韧带（陷窝韧带）与耻骨梳韧带（Cooper 韧带）：腹外斜肌腱膜的内侧端腱纤

维止于耻骨梳形成。

（3）腹股沟镰（联合腱）：腹内斜肌和腹横肌的下部肌纤维形成，止于耻骨梳的内侧端。

（4）提睾肌：腹内斜肌和腹横肌的下部肌纤维形成，伴精索进入阴囊。

（5）腹直肌鞘：前层：腹外、内（前层）斜肌腱膜；

后层：腹内斜肌（后层）、腹横肌腱膜，弓状线。

（6）白线：脐环。

（7）腹股沟管：

"两口"	深环(腹环,腹横筋膜)；浅环(皮下环,腹外斜肌腱膜)
"四壁"	前壁：腹外斜肌腱膜；后壁：腹横筋膜、腹股沟镰；上壁：腹内斜肌和腹横肌的下缘；下壁：腹股沟韧带
通行结构	男：精索；女：子宫圆韧带
相关神经	髂腹股沟神经、生殖股神经生殖支
相关疾病	腹股沟斜疝、腹股沟直疝

（8）腹股沟三角（海氏三角）：腹股沟韧带、腹直肌外侧缘、腹壁下动脉。

四、上肢肌

1. 上肢带肌　三角肌、冈上肌、冈下肌、小圆肌、大圆肌、肩胛下肌。

2. 臂肌

前群：肱二头肌、喙肱肌、肱肌。

后群：肱三头肌。

3. 前臂肌

前群：肱桡肌等——屈肘、屈腕、屈指、旋前。

后群：桡侧腕长伸肌等——伸肘、伸腕、伸指、旋后。

五、下肢肌

1. 髋肌

前群（髂腰肌、阔筋膜张肌）。

后群（臀大/中/小肌、梨状肌、闭孔内/外肌、上/下孖肌、股方肌）。

2. 大腿肌

前群（缝匠肌、股四头肌）。

内侧群（耻骨肌、长收肌、股薄肌、短收肌、大收肌）。

后群（股二头肌、半腱肌、半膜肌）。

＊＊股三角：腹股沟韧带、缝匠肌的内侧缘、长收肌的内侧缘。

3. 小腿肌

前群（胫骨前肌、长伸肌、趾长伸肌）。

外侧群（腓骨长、短肌）。

后群（浅层：小腿三头肌；深层：趾长屈肌、胫骨后肌、踇长屈肌）。

（张卫光）

测 试 题

一、名词解释

1. 腱鞘　2. 血管神经鞘　3. 皮下环　4. 腹股沟韧带　5. 陷窝韧带　6. 腹股沟镰　7. 弓状线　8. 白线　9. 斜角肌间隙　10. 腕管　11. 鱼际　12. 梨状肌上孔

二、填空题

1. 每块骨骼肌都由＿＿＿＿＿＿和＿＿＿＿＿＿两部分构成,其中＿＿＿＿＿＿具有收缩能力。

2. 背阔肌位于＿＿＿＿＿＿和＿＿＿＿＿＿＿＿的浅层,主要起于＿＿＿＿＿＿,止于＿＿＿＿＿＿。

3. 前锯肌位于＿＿＿＿＿＿,起自＿＿＿＿＿＿,止于＿＿＿＿＿＿,最主要的作用为＿＿＿＿＿＿。

4. 膈为扁薄的阔肌,其肌性部分位于＿＿＿＿＿＿,腱性部分位于＿＿＿＿＿＿,称为＿＿＿＿＿＿。

5. 膈有三个裂孔,分别为＿＿＿＿＿＿,＿＿＿＿＿＿和＿＿＿＿＿＿,其中＿＿＿＿＿＿紧贴脊柱的前方,内有＿＿＿＿＿＿和＿＿＿＿＿＿通过。

6. 膈的主动脉裂孔平＿＿＿＿＿＿(椎骨)高度,食管裂孔平＿＿＿＿＿＿(椎骨)高度,腔静脉孔平＿＿＿＿＿＿(椎骨)高度。

7. 提睾肌由＿＿＿＿＿＿形成,收缩时可＿＿＿＿＿＿。

8. 脐环位于＿＿＿＿＿＿,是腹壁的一个＿＿＿＿＿＿,易在此处形成＿＿＿＿＿＿。

9. 通过腹股沟管的主要结构在男性是＿＿＿＿＿＿;在女性是＿＿＿＿＿＿。

10. 与腹直肌的后面直接相贴的结构是＿＿＿＿＿＿和＿＿＿＿＿＿。在腹股沟管内,位于精索后方的结构是＿＿＿＿＿＿和＿＿＿＿＿＿。

11. 腹股沟管浅环位于＿＿＿＿＿＿,是＿＿＿＿＿＿的裂孔。

12. ＿＿＿＿＿＿肌收缩,可使下颌骨向对侧侧方运动。位于下颌支深方的是＿＿＿＿＿＿肌。

13. 全部或部分起自喙突的臂肌有＿＿＿＿＿＿,全部或部分起自坐骨结节的肌有＿＿＿＿＿＿、＿＿＿＿＿＿和＿＿＿＿＿＿。

14. 止于肱骨大结节的肌有＿＿＿＿＿＿、＿＿＿＿＿＿和＿＿＿＿＿＿。

15. 旋前圆肌起自＿＿＿＿＿＿,止于＿＿＿＿＿＿,它属前臂肌的＿＿＿＿＿＿群的＿＿＿＿＿＿层。

16. 指浅屈肌起于＿＿＿＿＿＿及＿＿＿＿＿＿,肌腹移行为肌腱后,穿经＿＿＿＿＿＿,至手指。

17. 在前臂前群各肌中,起于肱骨内上髁的有＿＿＿＿＿＿、＿＿＿＿＿＿、＿＿＿＿＿＿和＿＿＿＿＿＿。

18. 手肌外侧群称为＿＿＿＿＿＿包括＿＿＿＿＿＿、＿＿＿＿＿＿、＿＿＿＿＿＿、＿＿＿＿＿＿四块骨骼肌。

19. 前臂后群肌浅层由桡侧向尺侧依次为＿＿＿＿＿＿、＿＿＿＿＿＿、＿＿＿＿＿＿、＿＿＿＿＿＿和尺侧腕屈肌。

20. 梨状肌将＿＿＿＿＿＿分为梨状肌上孔和梨状肌下孔，孔中有＿＿＿＿＿＿通过。

21. 股四头肌位于＿＿＿＿＿＿，其中＿＿＿＿＿＿起自髂前下棘，其余三头起自＿＿＿＿＿＿，肌腹移行为＿＿＿＿＿＿（肌腱）。

22. 在大腿内侧肌群中，位于浅层最内侧的是＿＿＿＿＿＿，位于最外侧的是＿＿＿＿＿＿。

23. 伸髋关节，屈膝关节的肌有＿＿＿＿＿＿、＿＿＿＿＿＿和＿＿＿＿＿＿，屈髋关节，伸膝关节的为＿＿＿＿＿＿。

24. 腓骨长肌起自＿＿＿＿＿＿，肌腱经＿＿＿＿＿＿至足底，它的作用是使足＿＿＿＿＿＿和＿＿＿＿＿＿。

25. 小腿前群肌由胫侧向腓侧依次是＿＿＿＿＿＿、＿＿＿＿＿＿和＿＿＿＿＿＿。

三、选择题

A 型题

1. 关于骨骼肌构造的描述，错误的是
   A. 均由中间的一个肌腹和两端的两个肌腱构成
   B. 肌腹主要由骨骼肌纤维组成
   C. 躯干深层肌多为短肌
   D. 肌腱无收缩功能
   E. 肌外膜包裹于整块肌的表面

2. 在下列关于肌的起止、运动的描述中错误的是
   A. 四肢肌的起点多相对较靠近肢体的近端
   B. 躯干肌的止点多数相对较远离身体的正中线
   C. 一块肌的起止点间可跨过多个关节
   D. 肌运动时，多以起点为动点
   E. 肌的起止点是相对的，可以互换

3. 斜方肌
   A. 起于自枕外隆凸直至上部胸椎的棘突
   B. 止于肩胛骨的肩峰
   C. 收缩时使肩胛骨外展
   D. 两侧同时收缩，使肩胛骨向中线靠拢
   E. 止于锁骨内侧 1/3

4. 背阔肌
   A. 起自全部胸椎的棘突

   B. 可使肩关节旋外
   C. 止于肱骨大结节
   D. 可使肩关节后伸、内收和旋内
   E. 可屈肩关节

5. 竖脊肌
   A. 是背部强大的屈肌
   B. 位于背部的浅层
   C. 收缩时使脊柱后伸和仰头
   D. 为全身最大的阔肌
   E. 仅位于胸腰部

6. 前锯肌收缩时
   A. 可内收肩关节
   B. 使肩胛骨紧贴胸廓
   C. 使肩胛骨下角旋内
   D. 使肩关节后伸
   E. 使肩胛骨向脊柱靠近

7. 关于膈的描述，错误的是
   A. 中心部为腱性结构
   B. 有三个裂孔
   C. 迷走神经通过其食管裂孔
   D. 收缩时，膈穹窿上升，助呼气
   E. 胸导管通过其主动脉裂孔

8. 腹直肌
   A. 起于剑突及其附近的肋软骨
   B. 腱划与腹直肌鞘后层紧密相连
   C. 前、后面全部被腹直肌鞘包裹

D. 为长带状肌，其中间无腱性结构

E. 在脐下 4～5cm 以下，腹直肌后面直接与腹横筋膜相贴

9. 腹外斜肌

A. 位于腹后外侧壁

B. 腱膜参与构成腹直肌鞘前、后层

C. 腱膜与腹内斜肌腱膜共同形成联合腱

D. 纤维由外上方斜向内下方

E. 与半环线的形成有关

10. 腹股沟韧带

A. 位于两侧髂前上棘之间

B. 由腹内斜肌腱膜构成

C. 为腹股沟管的前壁

D. 由腹外斜肌腱膜构成

E. 由腹壁下部深筋膜构成

11. 腹内斜肌

A. 下部肌束构成腹股沟管前壁

B. 腱膜全部构成腹直肌鞘前层

C. 腱膜参与构成联合腱

D. 下部腱膜内侧端形成陷窝韧带

E. 与提睾肌的形成无关

12. 腹直肌鞘

A. 前层与腹直肌疏松相贴

B. 由腹横肌和腹内斜肌的腱膜构成

C. 后层与腹直肌紧密相贴

D. 平脐处鞘后层形成半环线

E. 鞘前层与腱划紧密愈着

13. 胸锁乳突肌

A. 起自胸骨

B. 一侧收缩，使脸转向同侧

C. 两侧收缩时头前倾

D. 起于锁骨的内侧端

E. 一侧收缩时头向同侧倾斜

14. 前斜角肌

A. 起自颈椎椎体

B. 止于锁骨

C. 参与围成斜角肌间隙

D. 可使颈侧屈

E. 止于第 2 肋

15. 位于下颌骨外面的肌是

A. 颞肌

B. 咬肌

C. 颊肌

D. 翼外肌

E. 翼内肌

16. 位于颞下窝的肌是

A. 颞肌

B. 翼内肌

C. 颊肌

D. 翼外肌

E. 二腹肌

17. 牵拉肩胛骨向前的肌是

A. 胸大肌

B. 前锯肌

C. 肩胛下肌

D. 斜方肌

E. 小圆肌

18. 三角肌

A. 位于臂部

B. 使肩关节外展

C. 只起于肩胛骨

D. 止于肱骨大结节

E. 止于肱骨小结节

19. 外展肩关节的肌是

A. 小圆肌

B. 大圆肌

C. 冈上肌

D. 冈下肌

E. 斜方肌

20. 在肩关节外展中，比较重要的一对肌

A. 三角肌和冈上肌

B. 三角肌和冈下肌

C. 冈下肌和胸大肌

D. 冈上肌和大圆肌

E. 冈上肌和小圆肌

21. 使肩关节内收的肌是

A. 胸小肌

B. 胸大肌

C. 前锯肌

D. 冈上肌

E. 三角肌

22. 不参加肩关节旋内的肌是

A. 胸大肌

B. 背阔肌

C. 大圆肌

D. 小圆肌

E. 肩胛下肌

23. 使肩关节旋外的肌是

A. 三角肌前部纤维

B. 大圆肌

C. 小圆肌

D. 肩胛下肌

E. 背阔肌

24. 止于肱骨小结节的肌是

A. 冈上肌

B. 冈下肌

C. 肩胛下肌

D. 小圆肌

E. 大圆肌

25. 肱二头肌

A. 长头起于喙突

B. 使已旋前的前臂旋后

C. 使已屈的前臂旋前

D. 止于肱骨的前面

E. 止于尺骨粗隆

26. 臂前群肌

A. 只包括肱二头肌和喙肱肌

B. 只包括肱二头肌和肱肌

C. 作用均能屈肘关节

D. 全部起于肩胛骨

E. 肱二头肌可屈肩关节

27. 屈肘关节的肌是

A. 三角肌

B. 肱肌

C. 肱三头肌

D. 喙肱肌

E. 旋后肌

28. 肱三头肌

A. 仅作用于肘关节

B. 属臂肌后群的浅层

C. 其腱止于尺骨的冠突

D. 长头可助臂后伸和外展

E. 长头起于肩胛骨关节盂的下方

29. 指浅屈肌

A. 位于前臂前面的深层

B. 肌腱止于第 2～5 指末节指骨底

C. 肌腱经腕管的浅方入手掌

D. 不能屈手指远节指骨

E. 只能屈第 2～5 指近侧指骨间关节

30. 指深屈肌

A. 止于所有各指末节指骨底

B. 肌腱远端分叉，止于中节指骨体的两侧

C. 远端穿过指浅屈肌腱，止于各指中节指骨底

D. 在其 4 个指肌腱的桡侧有 4 块蚓状肌附着

E. 位于前臂前面深层的桡侧

31. 肱桡肌

A. 起自肱骨外上髁的上方

B. 可屈桡腕关节

C. 可伸肘关节

D. 止于腕骨

E. 可伸桡腕关节

32. 旋前圆肌

A. 位于前臂前面的最内侧

B. 其桡侧为桡侧腕屈肌

C. 止于尺骨

D. 除可旋前外，还可屈桡腕关节

E. 起于肱骨内上髁

33. 拇长屈肌

A. 起于肱骨内上髁

B. 止于拇指近节指骨底

C. 位于指深屈肌的尺侧

D. 可屈拇指远节指骨

E. 起于肱骨外上髁

34. 旋后肌

A. 起于内上髁

B. 收缩时可使桡骨远端围绕尺骨头

旋转

    C. 可屈肘关节

    D. 止于桡骨上段的后面

    E. 位于前臂伸肌浅层

35. 桡侧腕长伸肌

    A. 起于肱骨内上髁

    B. 止于腕骨的背面

    C. 位于前臂后群浅层肌的最外侧

    D. 起于桡、尺骨的后面

    E. 其深面覆盖着小指伸肌

36. 指伸肌

    A. 起于桡、尺骨的背面

    B. 以 4 个腱分别止于第 2～5 指中节指骨

    C. 位于前臂后面的深层

    D. 作用除能伸指外，还能伸桡腕关节

    E. 不能伸末节指骨

37. 蚓状肌的作用是对第 2～5 指

    A. 屈手指指骨间关节，伸掌指关节

    B. 屈手指指骨间关节，屈掌指关节

    C. 屈远侧指骨间关节，伸近侧指骨间关节

    D. 屈掌指关节，伸指骨间关节

    E. 伸指骨间关节，伸掌指关节

38. 屈手指远侧指骨间关节的肌是

    A. 指深屈肌

    B. 指浅屈肌

    C. 蚓状肌

    D. 指深屈肌和指浅屈肌

    E. 掌长肌

39. 关于臀大肌描述，错误的是

    A. 可使髋关节后伸

    B. 经髋关节后方

    C. 主要止于股骨的大转子

    D. 起自髂骨翼外面和骶骨的背面

    E. 纤维行向外下方

40. 既可屈髋关节又可屈膝关节的肌是

    A. 股二头肌

    B. 缝匠肌

    C. 股直肌

    D. 髂腰肌

    E. 半腱肌

41. 不能屈髋关节的肌是

    A. 股外侧肌和股内侧肌

    B. 髂腰肌和股直肌

    C. 髂腰肌和耻骨肌

    D. 股直肌和股薄肌

    E. 股直肌和耻骨肌

42. 可伸髋关节、屈膝关节的肌是

    A. 股薄肌

    B. 缝匠肌

    C. 股四头肌

    D. 股二头肌

    E. 阔筋膜张肌

43. 可使髋关节旋内的肌是

    A. 长收肌

    B. 臀大肌

    C. 臀中肌

    D. 梨状肌

    E. 大收肌

44. 可使髋关节旋外的肌是

    A. 股二头肌

    B. 臀小肌

    C. 阔筋膜张肌

    D. 半腱肌

    E. 半膜肌

45. 股四头肌

    A. 可伸髋关节，屈膝关节

    B. 止腱延续为髌韧带

    C. 全部起于股骨前面

    D. 止于胫、腓骨的上端

    E. 股直肌的作用只能伸膝关节

46. 关于大腿内侧群肌的描述，错误的是

    A. 包括耻骨肌

    B. 共分三层

    C. 大部分止于股骨的后面

    D. 可使髋关节内收

    E. 可使髋关节旋内

47. 参与屈膝关节的肌是

    A. 股四头肌

B. 比目鱼肌

C. 胫骨后肌

D. 腓肠肌

E. 趾长屈肌

48. 使膝关节屈和旋内的肌是

A. 半腱肌

B. 股二头肌

C. 股四头肌

D. 比目鱼肌

E. 阔筋膜张肌

B 型题

A. 腹前、外侧肌群

B. 竖脊肌

C. 背阔肌

D. 斜方肌

E. 胸锁乳突肌

1. 使脊柱前屈的是

2. 使脊柱后伸的是

3. 使脊柱旋转的是

4. 一侧收缩时使头倾向同侧、脸转向对侧的是

A. 颞肌

B. 咬肌

C. 翼外肌

D. 下颌舌骨肌

E. 胸骨舌骨肌

5. 仅使下颌骨上提的是

6. 可拉下颌骨向后的是

7. 使下颌骨向对侧侧方运动的是

8. 拉下颌骨向下的是

A. 胸大肌

B. 背阔肌

C. 冈上肌

D. 三角肌

E. 大圆肌

9. 使肩关节外展并可使其伸或屈的是

10. 主要仅使肩关节内收和旋内的是

11. 使肩关节内收、旋内和前屈的是

12. 使肩关节内收、旋内和后伸的是

A. 肱二头肌

B. 肱三头肌

C. 喙肱肌

D. 肱肌

E. 桡侧腕屈肌

13. 可屈肩关节、屈肘关节并使前臂旋后的是

14. 可伸肩关节、内收肩关节并伸肘关节的是

15. 可屈肩关节、内收肩关节的是

16. 只能屈肘关节的是

A. 拇长屈肌

B. 拇短屈肌

C. 蚓状肌

D. 骨间背侧肌

E. 拇收肌

17. 屈拇指指骨间关节的是

18. 屈第 2～5 指掌指关节、伸指骨间关节的是

19. 使第 2、4 指外展的是

20. 使拇指内收的是

A. 股四头肌

B. 缝匠肌

C. 股二头肌

D. 腓肠肌

E. 半膜肌

21. 屈髋关节、伸膝关节的是

22. 伸髋关节、屈膝关节和外旋膝关节的是

23. 屈髋关节、屈膝关节的是

24. 伸髋关节、屈膝关节的和内旋膝关节的是

A. 腓肠肌

B. 胫骨前肌

C. 胫骨后肌

D. 腓骨长肌

E. 比目鱼肌

25. 屈膝关节、屈踝关节的是

26. 使足跖屈和外翻的是

27. 使足背屈和内翻的是

28. 使足跖屈和内翻的是

四、问答题

1. 试述骨骼肌的形态分类及各类肌的作用特点和分布。
2. 肌的辅助装置有哪些？各位于何处、有何结构特点和作用？
3. 试述斜方肌的位置、起止和作用。
4. 竖脊肌位于何处？其作用如何？
5. 试述胸大肌的位置、起止和作用。
6. 参与呼吸的肌有哪些？各有什么作用？
7. 试述膈的位置和形态。
8. 试述腹前、外侧壁肌的位置、层次及形态结构。
9. 试述腹直肌鞘的构成。
10. 试述腹股沟管的位置、四壁和两个口。
11. 试述胸锁乳突肌的位置、起止和作用。
12. 试述三角肌的位置、起止及作用。
13. 试述肱二头肌的位置、起止和作用。
14. 参加肩关节屈、伸运动的肌各有哪些？
15. 使肘关节屈、伸和前臂旋前、旋后的肌各有哪些？
16. 试述臀大肌的位置、起止和作用。
17. 运动髋关节的肌有哪些？
18. 试述小腿三头肌的位置、起止和作用。
19. 使膝关节屈、伸、旋内和旋外的肌各有哪些？
20. 运动踝关节和能使足内翻、外翻的肌各有哪些？

参考答案

一、名词解释

1. 腱鞘多位于活动较多的肌腱周围，由纤维层和滑膜层构成，对肌腱起约束、固定及减少肌腱与周围组织摩擦系数的作用。

2. 血管神经鞘深筋膜包裹血管、神经形成血管神经鞘，对血管、神经起保护及固定的作用。

3. 皮下环即腹股沟浅环，位于耻骨结节外上方，为腹外斜肌腱膜的薄弱区，有精索或子宫圆韧带走行。

4. 腹股沟韧带为连于髂前上棘与耻骨结节之间的腱性结构，由腹外斜肌腱膜下缘卷曲增厚形成，构成腹股沟管的下壁。该韧带常作为腹部与股部前面的分界。

5. 陷窝韧带也即腔隙韧带，它是由腹股沟韧带内侧端部分腱纤维转向后下，止于耻骨梳而形成的。此韧带呈外侧缘微向内侧凹陷的三角形。

6. 腹股沟镰由腹内斜肌下部的腱膜和腹横肌腱膜的下部共同融合而成，又称联合腱，止于耻骨梳的内侧端，构成腹股沟管后壁的内侧部。

7. 腹直肌鞘后层在脐下 4～5cm 处以下缺如，其凹向下的游离下缘称为弓状线，又名半环线，此线以下腹直肌后面直接与腹横筋膜相贴。

8. 白线位于腹前壁正中线上，由两侧腹直肌鞘的纤维互相交织而成，上方起自剑突，下方止于耻骨联合，上宽下窄，坚韧而少血管。在白线中部在脐周围有圆形的腱环，称脐环，是腹前壁的薄弱点。

9. 斜角肌间隙位于颈根部，由前斜角肌、中斜角肌和第 1 肋围成，间隙中有锁骨下动脉和臂丛通过。

10. 腕管位于腕部掌面，由腕骨沟及架于其上的韧带构成，内有指浅屈肌、指深屈肌及正中神经通过。

11. 鱼际为手掌拇指侧的肌性隆起，由 4 块小手肌（浅层的拇短展肌、拇短屈肌和深层的拇对掌肌和拇收肌）形成。

12. 梨状肌上孔位于臀部，由于梨状肌起于骶骨的前面，水平向外出坐骨大孔至臀部，将坐骨大孔分为两部分，其中位于梨状肌上缘以上的部分为梨状肌上孔，孔中有神经、血管通过。

二、填空题

1. 肌腹　肌腱　肌腹
2. 背的下部　胸的后外侧　下 6 个胸椎及全部腰椎的棘突、骶骨背面、中线和髂嵴的后部　肱骨小结节下方
3. 胸侧壁　上位 8 个肋骨外面　肩胛骨内侧缘和下角　拉肩胛骨向前
4. 周围　中央　中心腱
5. 主动脉裂孔　食管裂孔　腔静脉孔　主动脉裂孔　降主动脉　胸导管
6. 第 12 胸椎　第 10 胸椎　第 8 胸椎
7. 腹内斜肌和腹横肌的下部纤维　上提睾丸
8. 白线中部　薄弱点　脐疝
9. 精索　子宫圆韧带
10. 腹直肌鞘的后层　腹横筋膜　腹横筋膜　腹股沟镰（联合腱）
11. 耻骨结节外上方　腹外斜肌腱膜
12. 一侧的翼外　翼内
13. 肱二头肌和喙肱肌　半腱肌　半膜肌　股二头肌
14. 冈上肌　冈下肌　小圆肌
15. 肱骨内上髁　桡骨中部外侧面　前　浅（第一）
16. 肱骨内上髁桡　尺骨前面　腕管
17. 旋前圆肌　桡侧腕屈肌　掌长肌　尺侧腕屈肌
18. 鱼际　拇短屈肌　拇短展肌　拇对掌肌　拇收肌
19. 桡侧腕长伸肌　桡侧腕短伸肌　指伸肌　小指伸肌
20. 坐骨大孔　神经、血管
21. 股骨前面　股直肌　股骨体的后面和前面　股四头肌腱
22. 股薄肌　耻骨肌
23. 半腱肌　半膜肌　股二头肌　股四头肌
24. 腓骨外侧面　外踝后方　跖屈　外翻足底

25. 胫骨前肌　蹈长伸肌　趾长伸肌

三、选择题

A 型题

1. A　2. D　3. D　4. D　5. C　6. B　7. D　8. E　9. D　10. D　11. C　12. E
13. E　14. C　15. B　16. D　17. B　18. B　19. C　20. A　21. B　22. D　23. C
24. C　25. B　26. E　27. B　28. E　29. D　30. D　31. A　32. E　33. D　34. B
35. C　36. D　37. D　38. A　39. C　40. B　41. A　42. D　43. C　44. B　45. B
46. E　47. D　48. A

B 型题

1. A　2. B　3. A　4. E　5. B　6. A　7. C　8. D　9. D　10. E　11. A　12. E
13. A　14. B　15. C　16. D　17. A　18. E　19. D　20. E　21. A　22. C　23. B
24. E　25. A　26. D　27. B　28. C

四、问答题

1. 骨骼肌根据其形态可分为长肌、短肌、阔肌和轮匝肌四类。其中：长肌肌纤维长且与肌的长轴平行，收缩时可产生大幅度的运动，多分布于身体的四肢。短肌肌纤维短小，收缩时产生的运动幅度小，多分布于躯干的深层。阔肌形状扁宽，除运动外，还参与体壁的构成，多位于躯干的浅层。轮匝肌肌纤维呈环形，收缩时可关闭孔裂，多位于一些孔、裂的周围。

2. 肌的辅助装置包括有浅筋膜、深筋膜、滑膜囊、腱鞘等。浅筋膜位于皮下，包裹全身，由疏松结缔组织构成，内含脂肪组织，浅血管、皮神经和浅淋巴管。浅筋膜有保护深部结构的作用。深筋膜位于浅筋膜的深方，由致密结缔组织构成，不仅包被全身，还深入肌和肌群之间。在四肢，深筋膜插入肌群间并附着于骨，形成肌间隔。深筋膜和肌间隔分割包绕肌或肌群，使它们可单独运动。深筋膜还包裹血管、神经束形成血管神经鞘，具有一定的保护作用。在深筋膜的不同层次间常形成筋膜间隙，疏松、易分离，常常成为感染的扩散途径。滑膜囊为扁平的结缔组织小囊，内含少量滑液，多位于肌腱与骨面之间，可在运动时减少两者之间的摩擦。滑膜囊可单独存在或与关节腔交通。腱鞘是包裹在一些长肌腱表面的鞘管，多位于活动较大的部位，由纤维层（腱纤维鞘）和滑膜层（腱滑膜鞘）两部分构成。纤维层在外，由增厚的深筋膜附着于骨面构成，呈管状，对肌腱起约束作用。滑膜层位于纤维层内，呈双层套筒状，外层紧贴纤维层的内面，称为壁层；内层包裹在肌腱表面，又称脏层，两层互相移行，形成一密闭的滑膜腔，内含滑液，在肌腱运动时可减少其与骨面的摩擦。腱滑膜鞘脏、壁两层的移行处形成腱系膜，有营养腱的血管出入。

3. 斜方肌位于项部和背上部的浅层，起于自枕外隆凸至第 12 胸椎棘突的背部中线处，止于锁骨外侧段、肩峰和肩胛冈。上部肌束收缩可使肩胛骨上提，下部肌束收缩可使肩胛骨下降，中部或全部肌束收缩可使两侧肩胛骨向脊柱靠近。

4. 竖脊肌位于背部深层、脊柱两侧的沟中，是背肌中最长最大的肌，对维持人体直立十分重要。一侧竖脊肌收缩时，可使脊柱向同侧侧屈，两侧同时收缩可使脊柱后伸及头后仰。

5. 胸大肌位于胸前壁的上部，起于锁骨内侧半、胸骨和上部肋软骨，止于肱骨大结节下方。收缩时可使肩关节内收、旋内和前屈。当上肢上举固定时，还可引体向上，并可提肋助吸气。

6. 呼吸肌主要包括有肋间外肌、肋间内肌和膈。其中肋间外肌可提肋助吸气，肋间内肌可降肋助呼气。膈是最重要的呼吸肌，收缩时膈穹窿下降，增大胸腔容积助吸气；松弛时膈穹窿上升，恢复原位，胸腔容积减小可助呼气。

7. 膈位于胸、腹腔之间，构成胸腔的底和腹腔的顶。膈为凸向上方穹窿形的扁肌，周围为肌性部，中央为腱性部，称中心腱。膈有三个裂孔：主动脉裂孔紧贴脊柱的前方，内有主动脉和胸导管通过；主动脉裂孔的左前方有食管裂孔，内有食管和迷走神经通过；食管裂孔的右前方有腔静脉孔，内有下腔静脉通过。

8. （1）腹前壁肌：主要是一块腹直肌，它位于腹前壁正中线的两侧，有3～4个腱划，肌表面被腹直肌鞘包裹。（2）腹外侧壁肌：包括有腹外斜肌、腹内斜肌和腹横肌。腹外斜肌位于腹外侧壁的浅层，肌纤维由外上方斜向内下方，大部分移行为腱膜。腱膜向内参与腹直肌鞘前层的组成，下缘卷曲增厚，连于髂前上棘和耻骨结节间形成腹股沟韧带，此韧带内侧端部分腱纤维转向后下，形成陷窝韧带。在耻骨结节外上方，腱膜形成一裂孔，称为腹股沟管皮下环。腹内斜肌位于腹外斜肌深方，大部分纤维由外下方行向内上方并移行为腱膜，在腹直肌外缘腱膜分为两层，分别参与腹直肌鞘前、后层的构成。腹横肌位于腹内斜肌的深方，肌纤维横行向内，移行为腱膜，参与腹直肌鞘后层的组成。腹内斜肌腱膜的下内侧部与腹横肌腱膜的下部会合，共同形成腹股沟镰，又称联合腱。腹内斜肌及腹横肌的下缘少量肌纤维包绕精索入阴囊，形成提睾肌。

9. 腹直肌鞘由腹外侧壁的三层阔肌的腱膜构成，分前、后两层：前层由腹外斜肌腱膜与腹内斜肌腱膜的前层构成；后层由腹内斜肌腱膜后层与腹横肌腱膜构成，前、后两层向内，在腹正中线处愈合，构成鞘状结构，包裹腹直肌。在脐下4～5cm处以下，鞘的后层全部转至腹直肌的前方，后层缺如。后层下部的游离缘被称为弓状线或半环线，此线以下腹直肌直接与腹横筋膜相贴。

10. 腹股沟管位于腹沟韧带内侧半的上方，为腹前壁下部肌和腱膜之间的一潜在性裂隙，全长4～5cm。管有四个壁和两个口；上壁为腹内斜肌和腹横肌的弓状下缘；下壁为腹股沟韧带；前壁是腹外斜肌腱膜；后壁则为腹横筋膜和腹股沟镰；内口又称腹股沟管腹环或深环，为腹横筋膜向外的突口，约在腹股沟韧带中点上方1.5cm处；外口称腹股沟管皮下环或浅环，为腹外斜肌腱膜的裂孔，位于耻骨结节的外上方。

11. 胸锁乳突肌位于颈侧部，起自胸骨柄和锁骨内侧端，止于颞骨乳突。一侧肌收缩可使头倾向同侧，脸转向对侧；两侧肌同时收缩可使头后仰。

12. 三角肌位于肩部，起于锁骨外侧段、肩峰和肩胛冈，止于肱骨的三角肌粗隆。三角肌的主要作用是使肩关节外展，其中前部纤维收缩还可使肩关节前屈和旋内，后部纤维收缩可使肩关节后伸和旋外。

13. 肱二头肌位于臂肌前群的浅层，起端有两个头，长头起自肩胛骨关节盂的上方，短头起自肩胛骨的喙突，两头合并成肌腹，经肘关节前方下行，止于桡骨粗隆。收缩时可屈肘关节、屈肩关节，当前臂旋前时，可使其旋后。

14. 屈肩关节的肌有：胸大肌、三角肌前部肌束、肱二头肌、喙肱肌。伸肩关节的肌有：背阔肌、三角肌后部肌束、大圆肌和肱三头肌长头。

15. 屈肘关节的肌有：肱二头肌、肱肌、肱桡肌。伸肘关节的肌：主要是肱三头肌。使前臂旋前的肌有：旋前圆肌、旋前方肌。使前臂旋后的肌有：旋后肌和肱二头肌。

16. 臀大肌位于臀部浅层，起自髂骨翼的外面和骶骨的背面，经髋关节的后方，主要止于股骨的臀肌粗隆，收缩时可使髋关节后伸和旋外。

17. 屈髋关节的肌有：髂腰肌、阔筋膜张肌、缝匠肌、股直肌。伸髋关节的肌有：臀大肌、股二头肌、半腱肌、半膜肌。外展髋关节的肌有：臀中肌、臀小肌。内收髋关节的肌有：长收肌、短收肌、大收肌、耻骨肌、股薄肌。使髋关节旋内的肌有：臀中肌和臀小肌（前部肌束）。使髋关节旋外的肌有：髂腰肌、臀大肌、臀中肌和臀小肌（后部肌束）、梨状肌、股内侧肌群。

18. 小腿三头肌位于小腿的后面，包括浅层的腓肠肌和深层的比目鱼肌。腓肠肌以两个头分别起自股骨的内、外侧髁，比目鱼肌起自胫、腓骨上端的后面，三头会合后，移行为跟腱，止于跟骨结节。收缩时可使踝关节跖屈，腓肠肌还可屈膝关节。

19. 屈膝关节的肌有：股二头肌、半腱肌、半膜肌、缝匠肌和腓肠肌。伸膝关节的肌有：股四头肌。使膝关节旋外的肌有：股二头肌。使膝关节旋内的肌有：半腱肌、半膜肌。

20. 使踝关节背屈的肌有：胫骨前肌、长伸肌、趾长伸肌。使踝关节跖屈的肌有：腓肠肌、比目鱼肌、胫骨后肌、跨长屈肌、趾长屈肌、腓骨长肌、腓骨短肌。使足内翻的肌有：胫骨前肌、胫骨后肌。使足外翻的肌有：腓骨长肌、腓骨短肌。

（张国徽）

内 脏 学

第四章　消化系统

内容提要

消化系统由消化管和消化腺组成，上、下消化道的分界：十二指肠。

一、消化管

（1）口腔

1）口腔的分部：口腔前庭、固有口腔。

2）口腔各壁的形态结构和口内器官：口唇、颊、腭、舌、牙、唾液腺。

＊＊咽峡（口咽峡）：腭垂、腭帆的游离缘、两侧的腭舌弓和舌根共同围成咽峡，为口腔和咽的分界。

＊＊舌乳头：丝状乳头、菌状乳头（味蕾）、叶状乳头（味蕾）、轮廓乳头（味蕾）。

＊＊颏舌肌

＊＊牙及牙式：牙冠、牙颈、牙根；牙釉质、牙本质、牙骨质；牙龈、牙槽骨、牙周膜、牙髓。

乳牙	I		II		III		IV		V	
	乳中切牙		乳侧切牙		乳尖牙		第一乳磨牙		第二乳磨牙	
恒牙	1	2	3	4	5	6	7	8		
	中切牙	侧切牙	尖牙	第一前磨牙	第二前磨牙	第一磨牙	第二磨牙	第三磨牙		

＊＊大唾液腺排泄管的开口及神经支配

	开口	神经支配
腮腺	平对上颌第二磨牙的颊粘膜上	舌咽神经
下颌下腺	舌下阜	面神经
舌下腺	舌下阜及舌下襞	面神经

（2）咽

1）咽的位置和形态：上起颅底，下至第六颈椎的下缘。分鼻咽部、口咽部和喉咽部。

2）咽的分部和交通：以软腭和会厌上缘平面。

分部	重要结构	交通
鼻咽部	咽鼓管咽口、咽鼓管圆枕、咽隐窝、咽扁桃体	向前经鼻后孔通鼻腔
口咽部	腭扁桃体、扁桃体窝、咽淋巴环	向前经口咽峡通口腔
喉咽部	梨状隐窝	向前经喉口通喉腔

（3）食管：分颈部、胸部和腹部。

食管的三个狭窄：1）起始处（距中切牙15cm）；

2）与左主气管交叉处（距中切牙25cm）；

3）穿膈处（距中切牙40cm）。

（4）胃

1）胃的形态和分部：分贲门部、胃底、胃体、幽门部（幽门窦、幽门管），胃贲门/幽门、胃大/小弯，角切迹，胃窦（易发溃疡）。

2）胃的位置和毗邻：

（5）小肠

1）十二指肠：分上部（十二指肠球，易发溃疡）、降部、水平部和升部。

＊＊十二指肠大乳头：在十二指肠降部的内侧壁上有一纵行皱襞（十二指肠纵襞），其下端的突起称十二指肠大乳头，为胆总管和胰管的共同开口处。

2）空肠和回肠：

	空 肠	回 肠
长度	约占系膜小肠的2/5	约占系膜小肠的3/5
管径	较粗大	较细小
管壁	较厚	较薄
内容物	尸体的肠管多空虚	尸体的肠管多有内容物
颜色	淡红色,较为红润	淡红色,略为苍白
血管	较丰富	较少
小肠襻	多呈横位排列	多呈纵位排列
环状襞	高而密	低而稀疏
绒毛	密集而高大	稀疏而细小
孤立淋巴滤泡	较少	较多
集合淋巴滤泡	无或偶尔发现	较多,分布于游离缘
Meckel憩室	不发生	可以发生

• Meckel's Diverticulum 憩室：

约有2%的个体，在距回盲瓣1m附近，有一长约5cm的囊袋状突起，管径与回肠近似，其盲性末端借纤维性条带连于腹壁或小肠的其他部位，为胚胎早期卵黄囊管未完全消失而形成。

（6）大肠

大肠的特征性结构：结肠带、结肠袋、肠脂垂。

1）盲肠和阑尾：

＊＊回盲瓣：回肠末端突入盲肠形成的上、下两个唇状皱襞。

＊＊阑尾根部的体表投影：脐与右髂前上棘连线的中、外 1/3 交界处。阑尾的位置变异见右图。

2）结肠：分升结肠、横结肠、降结肠和乙状结肠；结肠左/右曲。

3）直肠：其矢状面上的两个弯曲：骶曲、会阴曲；直肠横襞。

4）肛管（直肠肛门部）。

＊＊齿状线：肛柱的下缘和肛瓣的边缘共同围成的锯齿状的环行线，为内痔与外痔、黏膜与皮肤的分界线。

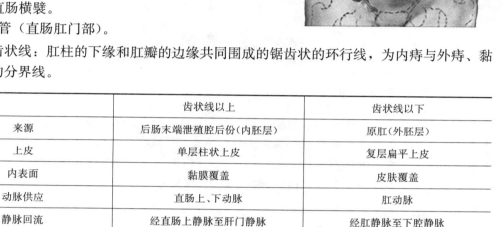

McBurney's point

	齿状线以上	齿状线以下
来源	后肠末端泄殖腔后份（内胚层）	原肛（外胚层）
上皮	单层柱状上皮	复层扁平上皮
内表面	黏膜覆盖	皮肤覆盖
动脉供应	直肠上、下动脉	肛动脉
静脉回流	经直肠上静脉至肝门静脉	经肛静脉至下腔静脉
淋巴回流	至腰淋巴结和髂内淋巴结	至腹股沟淋巴结
神经支配	内脏神经（痛觉不敏感）	躯体神经（痛觉敏感）

＊＊白线：痔环（肛梳）下缘的一环行线，为肛门内、外括约肌的分界处。

＊＊肛梳：齿状线下方宽约 1cm 的环行光滑区。

二、消化腺

（1）肝

1）肝的形态和分叶：

① 膈面：以镰状韧带分肝右叶和左叶。

② 脏面：以右侧纵沟（腔静脉沟和胆囊窝）、横沟（肝门）、左侧纵沟（静脉韧带裂、肝圆韧带裂）分肝右叶、左叶、尾状叶、方叶。

2）肝的位置和毗邻：

3）肝内管道及肝段：

（2）肝外胆道

1）胆囊：

① 分部：胆囊底、体、颈、管 4 部。

② 胆囊底的体表投影：右锁骨中线与肋弓的交界处。

③ 胆囊三角：由胆囊管、肝总管、肝脏面围成。

2）输胆管道及胆汁的排泄途径：

肝细胞分泌胆汁──→胆小管──→小叶间胆管──→肝左、右管

──→肝总管───→胆总管──→肝胰壶腹──→开口于十二指肠大乳头

胆囊←──→胆囊管*

（＊未进食时）

（3）胰

位置及分部（胰头、胰颈、胰体、胰尾）

钩突，胰管、副胰管；十二指肠大/小乳头

（张卫光）

测 试 题

一、名词解释

1. 咽峡 2. 锁骨中线 3. 上消化道 4. 下消化道 5. 悬雍垂 6. 腭舌弓 7. 界沟 8. 牙髓 9. 牙式 10. 鼻咽 11. 扁桃体窝 12. 梨状隐窝 13. 角切迹 14. 十二指肠大乳头 15. 十二指肠悬韧带 16. 结肠带 17. 回盲瓣 18. 麦氏点 19. 肛瓣 20. 齿状线 21. 直肠壶腹 22. 肝门 23. 肝胰壶腹 24. 胆囊切迹

二、填空题

1. 内脏包括_____系统，它们的主要功能是_____和_____。

2. 内脏的中空性器官一般可分为四层结构，由内向外依次为_____、_____、_____和_____。

3. 胸部的标志线中，锁骨中线大致相当于通过_____所作的垂线；腋中线为通过_____所作的垂线。

4. 藉以进行腹部分区的上、下两个水平面分别通过_____和_____；左、右两个矢状面通过_____。

5. 消化系统由_____和_____两部分组成。

6. 口腔的构成中，其前壁为_____；侧壁为_____；上壁为_____；下壁为_____。

7. 口腔被上、下牙弓分为_____和_____两部分。当上、下牙弓咬合时，两部分之间可通过_____彼此相通。

8. 舌的形态可分为_____和_____两部分。界沟位于_____，呈_____形。

9. 舌_____和_____的黏膜上有许多舌乳头，包括_____，其中最大的是_____，它排列于_____的前方。其中_____乳头上没有味蕾。

10. 舌的下面有_____连于口腔底。舌下阜位于_____。舌下襞位于_____。

11. 颏舌肌起于_____，止于_____。当一侧颏舌肌瘫痪，伸舌时舌尖偏向_____。

12. 每个牙按其形态均可分为_____、_____和_____三部分，其中外面包有牙龈的是_____。

13. 乳牙在上、下颌左右各有_____个，具体的牙名及个数依次为_____。通常所称的

智牙是指_____。

14. 腮腺（导）管开口于_____颊黏膜上。下颌下腺开口于_____，舌下腺开口于_____。

15. 咽的前壁不完整，经_____通_____，经_____通_____，经_____通_____，经_____通_____，经_____通_____。

16. 咽淋巴环由_____、_____、_____和_____共同围成，它们分别位于_____、_____、_____和_____。

17. 食管分为_____、_____和_____三部分。

18. 胃的入口称_____；出口称_____，胃小弯的最低点称为_____。

19. 胃大部分位于_____，小部分位于_____可分为_____、_____、_____和_____四部。

20. 消化管中，食物消化、吸收的最主要部位是_____，它上起_____、下接_____，包括的脏器的具体名称依次为_____。

21. 十二指肠呈"C"字形，包绕_____，它依次可分为_____、_____、_____和_____四部，其中第二部沿第_____腰椎的右侧走行，它的上、下端折转处分别形成_____和_____。

22. 十二指肠的_____又称下部，它的位置在_____。

23. 十二指肠末端与空肠头端的折转处，形成_____，它借_____悬吊于腹后壁。

24. 十二指肠上部的起始段，黏膜面光滑，称_____。在十二指肠的_____部的_____壁黏膜面有一纵行的皱襞，皱襞下端有_____。

25. 从外观上看，空肠比回肠管腔口径_____，管壁_____，血供_____，活体颜色_____。

26. 大肠是消化管的末端，起自_____，止于_____，它包括的肠管各部的具体名称依次为_____。

27. 回肠末端突入盲肠形成_____。回肠以_____开口于盲肠。

28. 结肠在_____形成结肠右曲；在_____形成结肠左曲。结肠分为_____、_____、_____和_____四部分。

29. 直肠在矢状切面上有两个弯曲：凸向后的弯曲称_____；凸向前的弯曲称_____。

30. 直肠下段的肠腔明显扩大，称_____，此处黏膜和平滑肌形成2～3个_____，防止粪便过快下移的作用。

31. 肛管是指_____（部位）的消化管，其下端终于_____。

32. 齿状线是肛管内_____与_____的分界处。

33. 肛门内括约肌由_____形成，有_____的作用。肛门外括约肌由_____构成，功能是_____。

34. 肝的上面又称_____面，可借矢状位的_____分为_____。肝的下面又称_____。

35. 肝的脏面借"H"形的沟分为_____、_____、_____和_____四部分。

36. 肝主要位于_____，小部分可达_____。肝只有_____（部位）直接与腹前壁相接触。

37. 肝的上界，在右锁骨中线平第_____肋，前正中线平_____，左锁骨中线平_____。

38. _____汇合成胆总管。胆总管在_____内下降，经_____的后方斜向右下在_____与胰管汇合。

39. 在输胆管道中，在_____处管腔扩大称_____，它的周围有_____包绕，后者又名_____。

40. 胰的位置较深，相当于_____水平，横卧于腹后壁。胰头后方有_____；胰体的前方与_____相邻，胰尾伸向左上方，直抵_____。

三、选择题

A 型题

1. 不属于内脏系统的是
   A. 消化系统
   B. 脉管系统
   C. 呼吸系统
   D. 泌尿系统
   E. 生殖系统

2. 上消化道包括
   A. 口腔、咽和食管
   B. 口腔、咽、食管和胃
   C. 口腔、咽、食管、胃和十二指肠
   D. 口腔、咽、食管、胃和小肠
   E. 空肠及其以上的消化管

3. 不含味蕾的舌乳头是
   A. 丝状乳头
   B. 菌状乳头
   C. 轮廓乳头
   D. 叶状乳头
   E. 舌两侧缘后部的舌乳头

4. ⌐3 表示
   A. 左上颌尖牙
   B. 右上颌尖牙
   C. 左下颌尖牙
   D. 右下颌尖牙
   E. 右下颌第一前磨牙

5. 有三个牙根的牙是
   A. 切牙
   B. 尖牙
   C. 前磨牙
   D. 上颌磨牙
   E. 下颌磨牙

6. 腮腺（导）管开口于
   A. 平对上颌第 2 前磨牙的颊黏膜
   B. 平对上颌第 2 磨牙的颊黏膜
   C. 平对下颌第 2 前磨牙的颊黏膜
   D. 平对下颌第 2 磨牙的颊黏膜
   E. 平对上颌第 3 磨牙的颊黏膜

7. 咽扁桃体位于
   A. 鼻咽侧壁的黏膜内
   B. 鼻咽后上壁的黏膜内
   C. 鼻咽紧邻上鼻甲后方处
   D. 扁桃体窝内
   E. 咽鼓管咽口附近的黏膜内

8. 食管的第三狭窄位于
   A. 食管的起始处
   B. 食管与左主支气管相交处
   C. 膈的食管裂口处
   D. 食管接胃处
   E. 距中切牙 15cm 处

9. 咽鼓管咽口位于
   A. 鼻咽部
   B. 口咽部
   C. 喉咽部
   D. 咽峡两侧
   E. 喉口两侧

10. 胃
    A. 胃大部分位于腹上区
    B. 胃前壁右侧部与腹前壁直接相贴
    C. 胃后壁左侧部与脾相贴
    D. 胃的幽门部包括右侧的幽门窦和左侧的幽门管两部分
    E. 角切迹是胃小弯的最低处

11. 十二指肠溃疡好发部位
    A. 十二指肠球
    B. 十二指肠降部
    C. 十二指肠水平部
    D. 十二指肠升部
    E. 十二指肠空肠曲

12. 胆总管和胰管共同开口于
    A. 十二指肠球部
    B. 十二指肠上部
    C. 十二指肠大乳头
    D. 十二指肠小乳头
    E. 十二指肠空肠曲

13. 肝圆韧带是
    A. 静脉导管结构闭锁的遗迹
    B. 脐动脉结构闭锁的遗迹
    C. 脐静脉结构闭锁的遗迹
    D. 动脉导管结构闭锁的遗迹
    E. 脐切迹结构闭锁的遗迹

14. 肝脏面左纵沟后半通过的结构是
    A. 肝圆韧带
    B. 静脉韧带
    C. 胆总管
    D. 胆囊
    E. 下腔静脉

15. 不具有结肠带、结肠袋和肠脂垂的是
    A. 盲肠
    B. 升结肠
    C. 横结肠
    D. 乙状结肠
    E. 直肠

16. 阑尾的位置最多见的是
    A. 回肠前位
    B. 回肠后位
    C. 盲肠下位
    D. 盲肠内位
    E. 盆位

17. 盲肠
    A. 位于小骨盆腔内
    B. 阑尾开口的上方有回盲瓣

C. 没有结肠带
    D. 阑尾开口于盲肠的后下壁
    E. 右接回肠

18. 直肠与乙状结肠相接的平面是
    A. 第 5 腰椎
    B. 第 1 骶椎
    C. 第 2 骶椎
    D. 第 3 骶椎
    E. 第 4 骶椎

19. 不属于内脏器官的是
    A. 心
    B. 肝
    C. 肺
    D. 胰腺
    E. 肾

20. 肛梳位于
    A. 齿状线上方
    B. 齿状线下方
    C. 白线下方
    D. 肛门口
    E. 肛柱上方

21. 肛管内皮肤和黏膜的分界线是
    A. 齿状线
    B. 白线
    C. 肛梳
    D. 肛直肠线
    E. 肛门

22. 肝脏面左侧纵沟的前部有
    A. 肝圆韧带
    B. 静脉韧带
    C. 胆囊
    D. 下腔静脉
    E. 门静脉

23. 肝的上界在右锁骨中线平
    A. 第 5 肋间隙
    B. 第 5 肋
    C. 第 6 肋间隙
    D. 第 6 肋
    E. 第 4 肋间隙

24. 肝的脏面左纵沟的左侧是肝的

A. 尾状叶

B. 方叶

C. 肝左叶

D. 肝右叶

E. 左外叶

25. 胆囊位于

A. 肝脏面右侧纵沟的前部

B. 肝脏面左侧纵沟的前部

C. 肝脏面横沟的前方

D. 肝脏面横沟的后方

E. 肝的裸区内

26. 胆总管是由

A. 肝左管和肝右管汇合形成

B. 胆囊管和肝总管汇合形成

C. 胆囊管和胰管汇合形成

D. 肝总管和胰管汇合形成

E. 肝左管和胆囊管形成

27. 胰的位置相当于

A. 第 12 胸椎水平

B. 第 1～2 腰椎水平

C. 分为颈、胸、腹三部

D. 第三处狭窄位于其末端与胃的贲门相接处

E. 第三处狭窄距切牙约 40cm

28. 关于十二指肠的叙述，错误的是

A. 为小肠的始段

B. 上部起始段黏膜光滑

C. 降部下行至第 2 腰椎水平转向左，折转处形成十二指肠下曲

D. 降部内侧为胰头

E. 十二指肠末端于第 2 腰椎体左侧转向前下，移行于空肠

29. 十二指肠大乳头

A. 位于十二指肠下部的后内侧壁

B. 位于十二指肠上部的后壁

C. 只有胆总管开口

D. 距切牙约 75cm

E. 位于十二指肠降部后内侧壁纵行皱襞

30. 舌

A. 舌表面遍布舌乳头

B. 一侧颏舌肌收缩，舌尖伸向对侧

C. 舌内肌是平滑肌，舌外肌是骨骼肌

D. 两侧颏舌肌同时收缩，拉舌向后

E. 舌下阜位于舌下襞的外侧

31. 关于食管的叙述，错误的是

A. 于脊柱前方、气管后方下行

B. 上端于第 6 颈椎体下缘平面续于咽

C. 分为颈、胸、腹三部

D. 第三处狭窄位于其末端与胃的贲门相接处

E. 第三处狭窄距切牙约 40cm

32. 口腔

A. 固有口腔直接经口裂与外界相通

B. 腭的前 1/3 为硬腭，后 2/3 为软腭

C. 软腭又称腭帆

D. 颊黏膜上有许多舌下腺小排泄管开口

E. 腭舌弓参与咽峡的围成

33. 空肠

A. 是小肠的起始段

B. 占空回肠全长的 3/5

C. 黏膜环状皱襞密而高

D. 黏膜上有集合淋巴滤泡

E. 管壁较回肠薄

34. 关于回肠的叙述，错误的是

A. 是小肠的末段

B. 管壁较薄，血液供应不如空肠丰富

C. 黏膜上只有孤立淋巴滤泡

D. 管腔口径比空肠小

E. 位居腹腔的右下部

35. 关于直肠的叙述，错误的是

A. 直肠上段形成骶曲

B. 穿过盆膈续为肛管

C. 直肠下段肠腔扩大，形成直肠壶腹

D. 有一凸向后的会阴曲

E. 全部位于小骨盆腔内

36. 关于肛管的叙述，错误的是

    A. 是大肠的末段

    B. 肛管上段有若干纵行黏膜皱襞

    C. 在痔环处形成的痔为外痔

    D. 白线相当于肛门内、外括约肌的分界处

    E. 肛门内、外括约肌均为平滑肌

37. 胆总管

    A. 位于肝门静脉的后方

    B. 由肝左、右管汇合而成

    C. 在肝固有动脉的左侧

    D. 经十二指肠上部的后方下行

    E. 在肝胃韧带内下行

38. 胰

    A. 胰头后方有胆总管和肝固有动脉

    B. 胰管沿胰的上缘走行

    C. 胰管与胆总管在十二指肠降部的后方汇合

    D. 胰尾较细，伸向左，抵达肾门

    E. 前面被覆腹膜

39. 消化道和呼吸道的共同结构是

    A. 口

    B. 鼻

    C. 咽

    D. 喉

    E. 气管

40. 人体最大的消化腺是

    A. 腮腺

    B. 舌下腺

    C. 肝

    D. 下颌下腺

    E. 胰腺

B 型题

    A. 菌状乳头

    B. 丝状乳头

    C. 舌下阜

    D. 舌下襞

    E. 舌盲孔

1. 能感受味觉的结构是

2. 下颌下腺开口于

    A. 悬雍垂

    B. 腭舌弓

    C. 腭咽弓

    D. 软腭后缘

    E. 舌根

3. 不参与构成咽峡的结构是

4. 属软腭中线上的结构为

    A. 幽门管

    B. 幽门窦

    C. 幽门部

    D. 胃体

    E. 胃底

5. 临床上称为胃穿的是

6. 临床上称为胃窦的是

7. 与胃体右侧近邻的是

    A. 十二指肠

    B. 空肠

    C. 回肠

    D. 盲肠

    E. 直肠

8. 有集合淋巴滤泡的是

9. 有肠脂垂的是

10. 黏膜环状皱襞疏而低的是

    A. 十二指肠上部

    B. 十二指肠下部

    C. 十二指肠升部

    D. 十二指肠降部

    E. 十二指肠水平部

11. 十二指肠球位于

12. 位于脊柱右侧的是

    A. 肛柱

    B. 肛瓣

    C. 肛梳

    D. 肛管

    E. 肛门

13. 位于白线与齿状线之间的环状部分是

14. 相邻两肛柱下端的半月形粘膜皱襞是

四、问答题

1. 简单说明腹部是如何进行分区的，以及腹部分区有何临床实用价值。
2. 大唾液腺有几对？导管的开口部位。
3. 咽可分哪几部？咽的交通。
4. 食管有几个生理性狭窄？距中切牙的距离分别是多少？有何临床意义？
5. 简述胃的位置和分部。
6. 大肠在形态上有哪些特征性结构？这些结构是怎样形成的？有什么临床意义？
7. 肛管的内面有哪些重要结构？这些结构在临床上有什么意义？
8. 分别简单叙述肝上界、胆囊底和阑尾根部的体表投影。
9. 简述肝脏面的形态结构。
10. 简述阑尾、胆囊的位置以及胆囊的分部。
11. 未进食和进食时胆汁的排出途径。

参考答案

一、名词解释

1. 咽峡：腭垂、腭帆游离缘、两侧的腭舌弓和舌根共同围成咽峡。是口腔和咽的分界线。

2. 锁骨中线：经锁骨中点所做的垂直线。

3. 上消化道：十二指肠以上的消化道称为上消化道。包括口腔、咽、食管、胃、十二指肠五个器官。

4. 下消化道：空肠以下的消化道称为下消化道。包括空肠、回肠、盲肠、阑尾、结肠、直肠、肛管七个器官。

5. 悬雍垂：是自软腭后缘中间部分向下形成的一个突起，也称腭垂。

6. 腭舌弓：是固有口腔后界两侧的一对弓形的粘膜皱襞，它的上端起自软腭后缘的两端，下端连于舌根。

7. 界沟：呈"V"形，位于舌体与舌根之间，顶点向后，顶点上有一盲孔，称舌盲孔，是胚胎时期甲状舌管的遗迹。

8. 牙髓：在牙腔内，牙的神经、血管等经牙根尖端的小孔进入牙腔，与腔内的结缔组织共同构成牙髓。

9. 牙式：是临床上用来记录牙位置的一种记号，常以患者的方位为准，以"十"记号划分为四个区，用来表示上、下颌左右侧牙的牙位。通常用罗马数字代表乳牙；用阿拉伯数字代表恒牙。

10. 鼻咽：为咽的一个分部，位于脊柱颈段的前方和鼻腔的后方，它的上端起自颅底的下面，下界至软腭平面。

11. 扁桃体窝：位于口咽，恰在咽峡后方的两侧，它由前、后两个弓形黏膜皱襞（分别称腭舌弓和腭咽弓）与咽的侧壁共同形成的凹窝，内容腭扁桃体。

12. 梨状隐窝：为位于喉咽侧壁上深陷的凹窝，恰在喉口的两侧，左、右各一，此处是异物容易停留的部位。

13. 角切迹：是胃上缘的一个结构。胃的上缘称为胃小弯，它短而凹向上，在胃小弯的最底处凹成切迹状，即为角切迹。

14. 十二指肠大乳头：是十二指肠降部黏膜面上的一个结构。十二指肠降部后内侧壁上形成一纵行的黏膜皱襞，十二指肠大乳头即位于此纵行皱襞的下端。十二指肠大乳头上有胆总管和胰管而成的肝胰壶腹的开口。

15. 十二指肠悬韧带：位于空肠始端与腹后壁之间。十二指肠末端与空肠起端间折转处形成的十二指肠空肠曲，借十二指肠悬肌（由骨骼肌、结缔组织和平滑肌共同构成）悬吊于腹后壁，其表面有腹膜覆盖，临床上称之为 Treitz 韧带，在外科手术中，是作为识别空肠起端的标志。

16. 结肠带：是结肠和盲肠表面共有的特征性结构之一，共有三条，与肠管的纵轴平行，是由肠壁纵行的平滑肌增厚而形成的。三条结肠带的一端均在阑尾根部集中，沿着结肠带往下追踪，是临床上寻找阑尾的可靠方法。

17. 回盲瓣：是盲肠内侧壁黏膜面上的一个结构。盲肠左接空肠，空肠末端突入盲肠，形成上、下两个唇状的皱襞，即为回盲瓣，有阻止大肠内容物逆流入回肠的作用。

18. 麦氏点：是阑尾根部的体表投影点，位于脐与右髂前上棘连线的中、外 1/3 交点处，急性阑尾炎时该处常有明显压痛。

19. 肛瓣：是肛管上段黏膜面的结构，此处黏膜形成 6～10 条纵行的黏膜皱襞，称肛柱，相邻的两个肛柱的下端间连有半月形的黏膜皱襞，即肛瓣。

20. 齿状线：在肛管内，连接各肛柱下端与各肛瓣边缘的锯齿状的环形线称齿状线。是临床上区分内外痔的分界线。

21. 直肠壶腹：位于直肠的下段，因此处肠腔明显扩张，故名直肠壶腹。

22. 肝门：肝的脏面中部凹陷，是肝固有动脉、肝门静脉、肝管、神经和淋巴管等出入的部位称为肝门。

23. 肝胰壶腹：位于胆总管和胰管的汇合处，因此处管腔扩大，称之为肝胰壶腹，开口于十二指肠大乳头。

24. 胆囊切迹：是肝锐利的前缘上的一个切迹，因此处有胆囊底露出于肝前缘，故名胆囊切迹。

二、填空题

1. 消化系统、呼吸系统、泌尿系统和生殖　进行物质代谢　繁殖后代

2. 黏膜　黏膜下层　肌层　外膜

3. 乳头　腋前线和腋后线之间的中点

4. 两侧肋弓的最低点（第 10 肋最低点）　两侧髂结节　左、右腹股沟韧带的中点

5. 消化管　消化腺

6. 上唇和下唇　颊　腭（前 2/3 为硬腭，后 1/3 为软腭）　口腔底

7. 口腔前庭　固有口腔　第三磨牙的后方

8. 舌体　舌根　舌体与舌根之间 "V"

9. 背面　两侧缘　丝状乳头、菌状乳头、叶状乳头和轮廓乳头　轮廓乳头　界沟　丝状

10. 舌系带　口腔底、舌系带根部两侧的黏膜隆起处　口腔底、舌下阜两侧的长条形黏

膜皱襞处

11. 下颌骨体后面中线两旁的颏棘　舌体中线两侧　瘫痪侧

12. 牙冠　牙颈　牙根　牙颈

13. 5　乳切牙 2 个, 乳尖牙 1 个, 乳磨牙 2 个　成人的第三磨牙

14. 上颌第二磨牙平对的　舌下阜　舌下阜和舌下襞

15. 鼻后孔　鼻腔　咽峡　口腔　喉口　喉腔　食管入口　食管　咽鼓管　中耳鼓室

16. 腭扁桃体　舌扁桃体　咽扁桃体　咽鼓管扁桃体　扁桃体窝　舌根部黏膜内　鼻咽部后上壁黏膜内　咽鼓管咽口附近黏膜内

17. 颈部　胸部　腹部

18. 贲门　幽门　角切迹

19. 左季肋区　腹上曲　贲门部　胃底　胃体　幽门部

20. 小肠　胃的幽门　盲肠　十二指肠、空肠和回肠

21. 胰头　上部　降部　水平部　升部　1～3　十二指肠上曲　十二指肠下曲

22. 水平部　第 3 腰椎前面

23. 十二指肠空肠曲　十二指肠悬肌

24. 十二指肠球　降　后内侧　十二指肠大乳头

25. 大　较厚　较丰富　较红

26. 回肠末端　肛门　盲肠、阑尾、升结肠、横结肠、降结肠、乙状结肠、直肠和肛管

27. 回盲瓣　回盲口

28. 肝右叶的下方　脾的下方　升结肠　横结肠　降结肠　乙状结肠

29. 骶曲　会阴曲

30. 直肠壶腹　直肠横襞

31. 盆膈　肛门

32. 皮肤　黏膜

33. 肛管的环行平滑肌增厚　协助排便　环绕在肛门内括约肌周围的骨骼肌　可随意括约肛门, 控制排便

34. 膈　镰状韧带　右叶和左叶　脏面

35. 肝右叶　肝左叶　尾状叶　方叶

36. 右季肋区和腹上区　左季肋区　在腹上部左、右肋弓之间（剑突下）的部分

37. 5　胸骨体下端　第 5 肋间隙

38. 肝总管与胆囊管　肝十二指肠韧带　十二指肠上部　十二指肠降部和胰头之间

39. 胆总管和胰管的汇合　肝胰壶腹　肝胰壶腹括约肌　Oddi 括约肌

40. 第 1、2 腰椎　胆总管和肝门静脉　胃后壁　脾门

三、选择题

A 型题

1. B　2. C　3. A　4. C　5. D　6. B　7. B　8. C　9. A　10. E　11. A　12. C
13. C　14. B　15. E　16. B　17. B　18. D　19. A　20. B　21. A　22. A　23. B
24. C　25. A　26. B　27. B　28. C　29. D　30. B　31. D　32. E　33. C　34. C
35. D　36. E　37. D　38. E　39. C　40. C

B 型题

1. A 2. C 3. C 4. A 5. E 6. C 7. B 8. C 9. D 10. C 11. A 12. D 13. C 14. B

四、问答题

1. 腹部通常可借助于上、下两个水平面和左、右两个矢状面分成九个区。上一个水平面通过两侧肋弓的最低点（第 10 肋最低点）；下一个水平面通过两侧髂结节；左、右两个矢状面分别通过左、右腹股沟韧带中点。先借助上、下两个水平面把腹部分成腹上部、腹中部和腹下部。再借助左、右两个矢状面将腹上、中、下部各分成三个区：即腹上部分成中间的腹上区和左、右季肋区；腹中部分成中间的脐区和左、右外侧区（腰区）；腹下部分成中间的耻区（腹下区）和左、右腹股沟区（髂区）。腹部分区有助于从体表确定内脏器官的正常位置和体表投影。

2. 大唾液腺有 3 对，即腮腺、下颌下腺和舌下腺。腮腺开口于平对上颌第二磨牙的颊黏膜上。下颌下腺开口于舌下阜。舌下腺大管开口于舌下阜，舌下腺小管有数条开口于舌下襞。

3. 咽可分为三部，即鼻咽、口咽和喉咽。咽经鼻后孔通鼻腔，经咽峡通口腔，经喉口通喉腔，经食管入口通食管，经咽鼓管咽口通中耳鼓室。

4. 食管全长有三处生理性狭窄：第一处狭窄位于食管起始处，距中切牙约 15cm；第二处狭窄位于食管与左主支气管交叉处，距中切牙约 25cm；第三处狭窄位于食管穿膈处，距中切牙约 40cm。这些狭窄处是异物易停留和肿瘤的好发部位。

5. 胃在中等充盈时，大部分位于左季肋区，小部分位于腹上区。胃分为贲门部、幽门部、胃底和胃体四部分。

6. 大肠中除直肠、肛管和阑尾外，盲肠和结肠有三种特征性结构，即结肠带、结肠袋、肠脂垂。结肠带由纵行的平滑肌增厚而成，与肠的纵轴平行，共有三条。结肠袋是由于结肠带较肠管短，因而使肠管形成许多被横沟隔开的囊状突起部。肠脂垂是在结肠带附近由浆膜下局部脂肪聚集形成的突起。这三个特征性结构可作为辨认结肠的标志。此外，三条结肠带的一端均在阑尾根部集中，所以沿着结肠带往下追踪，是寻找阑尾的可靠方法。

7. 肛管内面上段有 6～10 条纵行黏膜皱襞的肛柱。相邻两肛柱的下端有呈半月形黏膜皱襞的肛瓣相连。肛瓣与相邻两个肛柱下端共同形成开口向上的袋状陷窝，称肛窦，当粪便积存窦内，感染后常可引起肛窦炎，甚至进一步发展成肛管周围脓肿或肛瘘。各肛柱下端与各肛瓣边缘共同形成锯齿状的环形线为齿状线。齿状线下方有宽约 1cm 的环形区，光滑略有光泽，称痔环或肛梳。在痔环的皮下组织和肛柱的黏膜下内有丰富的静脉丛，若静脉回流受阻（如妊娠时子宫压迫直肠或肝硬化等）时而发生静脉曲张，形成痔，齿状线是临床上判断内、外痔的重要依据，在齿状线以下形成的痔称外痔；齿状线以上者称内痔；也有跨越齿状线上、下的称混合痔。由于神经分布的不同，一般外痔疼痛剧烈。痔环下缘有一不明显的环状线称白线，它相当于肛门内、外括约肌的分界处，临床上肛门指检时可触知此处有一环行浅沟。

8. 肝上界的体表投影：肝的上界与膈穹一致，右锁骨中线平第 5 肋；正中线平胸骨体下端；左锁骨中线平第 5 肋间隙。胆囊底的体表投影：在右锁骨中线与肋弓交点的稍下方。阑尾根部的体表投影：位于脐与右髂前上棘连线的中、外 1/3 交点处，称 McBurney 点。

9. 肝的脏面即肝的下面，有一近似"H"形的沟，即左侧纵沟、右侧纵沟和横沟。左侧纵沟前部有肝圆韧带；后部容纳静脉韧带。右侧纵沟前部为胆囊窝，容纳胆囊；后部为腔静脉沟，有下腔静脉通过。横沟即为肝门，是肝固有动脉、肝门静脉、肝管、神经和淋巴管等出入之处。肝的脏面借"H"形沟可分为四叶：右侧纵沟右侧为右叶；左侧纵沟左侧为左叶；左、右侧纵沟之间在横沟前方的为方叶；横沟后方的为尾状叶。

10. 阑尾附于盲肠后内侧壁。阑尾除根部位置比较固定外，其他部位位置较不恒定，如可盲肠后位、盲肠下位、回肠前位、回肠后位和伸向小骨盆缘（盆位）等。根据国人统计资料以回肠后位和盲肠后位比较多见。胆囊位于肝下面的胆囊窝内。胆囊可分为四部：前端钝圆称胆囊底；中间的大部分称胆囊体；后端狭细部分称胆囊颈；颈以直角弯向左下，移行为胆囊管。

11. 平时不进食时，肝胰壶腹和胆总管、胰管末端的括约肌保持收缩状态，肝细胞分泌的胆汁经肝左、右管，肝总管和胆囊管进入胆囊贮存和浓缩。进食后，由于食物和消化液的刺激，反射性地引起胆囊收缩，括约肌舒张，使胆汁由胆囊经胆囊管、胆总管、十二指肠大乳头排入十二指肠，对食物进行消化。

（林桂军）

第五章　呼吸系统

内容提要

呼吸系统包括呼吸道和肺，呼吸道以喉为界分上、下呼吸道。

一、呼吸道

1. 鼻　（1）鼻；
　　　　（2）鼻腔：鼻前庭、固有鼻腔；嗅区；
　　　　（3）鼻旁窦（额、筛、蝶、上颌窦）的开口。

2. 咽

3. 喉

＊＊喉的软骨：甲状、会厌、环状、杓状软骨。

＊＊喉的连结：环杓关节、环甲关节、弹性圆锥（环甲膜）、方形膜、甲状舌骨膜。

＊＊喉腔：以前庭襞、声襞分喉腔为喉前庭、喉中间腔及喉室、声门下腔。

喉肌：环甲肌等。

4. 气管和主支气管

（1）气管；

（2）主支气管；

＊＊左、右主支气管的特征及临床意义：左主支气管细长，近水平位；右主支气管粗短，近垂直位；异物易坠入右主支气管。

二、肺

1. 肺的位置和形态　"一尖、一底、两面、三缘、三裂"
2. 肺内支气管和支气管肺段

三、胸膜

1. 胸膜及胸膜腔　脏、壁胸膜在肺根处相互移行形成密闭的胸膜腔。
2. 胸膜的分部　胸膜顶、肋胸膜、纵隔胸膜和膈胸膜4部。
3. 胸膜隐窝　肋膈隐窝。
4. 胸膜与肺的体表投影

＊＊下界

	胸骨旁线	锁骨中线	腋中线	肩胛下线	近后正中线
胸膜	第6肋软骨	第8肋	第10肋	第11肋	第12胸椎棘突
肺	第6肋软骨	第6肋	第8肋	第10肋	第10胸椎棘突

四、纵隔

分部		结　构
上纵隔		胸腺、头臂静脉、上腔静脉、主动脉弓及其分支、膈神经、迷走神经、食管、气管、胸导管、淋巴结等
		胸骨角平面
下纵隔	前纵隔	结缔组织、淋巴结
	中纵隔	心包、心、出入心的大血管根部
	后纵隔	胸主动脉、奇静脉、半奇静脉、副半奇静脉、食管、主支气管、迷走神经、胸交感干、胸导管、淋巴结

（张卫光）

测 试 题

一、名词解释

1. 上呼吸道　2. Little 区　3. 固有鼻腔　4. 喉结　5. 弹性圆锥　6. 肺根　7. 肺韧带　8. 声门裂　9. 肋膈隐窝（肋膈窦）　10. 纵隔

二、填空题

1. 呼吸系统由_____和_____两部分组成，其主要功能是_____，并兼有_____功能。

2. 鼻可分为_____、_____和_____三部分。下呼吸道是指_____。

3. 鼻腔由_____围成，内面衬以_____，被_____分为左、右两腔。

4. 每侧鼻腔可分为位于前部的_____和后部的_____，两者之间可借_____作为分界标志。

5. 鼻中隔由_____、_____和_____等覆以黏膜而成。

6. 呼吸系统中，鼻旁窦是_____衬以黏膜而成，包括有_____，对发音有_____作用，对吸入的空气有_____作用。

7. 喉位于_____，它以_____为基础，借_____、_____和_____连结而成。

8. 甲状软骨由左右两块方形软骨板的前缘，在中线相互融合构成_____。环状软骨形似指环，它的后部称为_____。杓状软骨底有两个突起，其中向前的一个称为_____，有_____附着。

9. 环杓关节可使杓状软骨作_____运动，即能使两侧声带突_____；环甲关节可使甲状软骨作_____运动，即能使甲状软骨前角与杓状软骨声带突之间的距离_____。

10. 声韧带的前端附着于_____；后端附着于_____。声韧带实为_____的游离上缘。

11. 喉口由_____、_____和_____围成，喉腔经此与_____相通。

12. 在喉腔中部两侧壁上有上、下两对前后走向的黏膜皱襞，分别称为_____和_____，前者两侧之间形成_____，后者两侧之间形成_____。

13. 声带由_____、_____和_____共同构成，功能与_____有关。

14. 喉腔可被_____分为上、中、下三部分，分别称为_____、_____和_____。

15. 气管上端起于_____，沿前正中线向下至_____水平分为左、右主支气管，分权处称_____。

16. 颈段气管的前方有_____和_____；后方与_____毗邻。

17. 主支气管是指_____到_____之间的管道，它们在入肺之前分出_____，后者右肺有_____个；左肺有_____个。

18. 肺的形态，可分为一_____、一_____、两面（_____和_____）和前、后、下三缘。

19. 肺尖经_____向上伸入颈根部，可高出锁骨_____。肺底与_____邻贴，又称_____。

20. 肺的内侧面又称_____，其中部有呈长圆形凹陷的_____，后者是_____的出入部位。

21. 肺的分叶，左肺借_____分为_____；右肺借_____分为_____。

22. 壁胸膜按所在的部位不同可分为_____、_____、_____和四部分。壁胸膜与脏胸膜在_____处互相移行，它们共同围成_____。

23. 由于两侧胸膜前界的上、下端相互分开，所以在胸骨后方上、下各形成一个三角区：上方的称_____，内容_____；下方的称_____，其间显露_____。

24. 纵隔通常以_____平面为界，分为上、下两部分，分别称_____，后者又以_____为界分为_____、_____和_____三部分。

三、选择题

A 型题

1. 呼吸系统
   A. 呼吸系统的功能仅是进行气体交换
   B. 各级支气管称为下呼吸道
   C. 呼吸道的壁内均以骨作为支架
   D. 肺由肺泡组成
   E. 肺不属于呼吸道

2. 鼻腔
   A. 鼻中隔是两侧鼻腔共同的内侧壁，都位居鼻腔的正中
   B. 鼻腔向后借梨状孔与鼻咽相通
   C. 鼻前庭与嗅觉无关
   D. 鼻腔顶壁由鼻骨构成

E. 下鼻道位于下鼻甲上方

3. 含有嗅细胞的结构是
   A. 上鼻甲内侧面的黏膜
   B. 中鼻甲内侧面的黏膜
   C. 下鼻甲内侧面的黏膜
   D. 鼻中隔前下部的黏膜
   E. 鼻腔底部的黏膜

4. 鼻中隔
   A. 由犁骨被覆黏膜而成
   B. 由筛骨正中板和犁骨被覆黏膜而构成
   C. 由鼻中隔软骨被覆黏膜而成
   D. 上部与嗅觉有关

E. 由鼻骨、犁骨和鼻中隔软骨被覆黏膜而成

5. 鼻出血的好发部位在
   A. 鼻中隔上部
   B. 鼻中隔前下部
   C. 鼻腔顶部
   D. 鼻腔外侧壁下部
   E. 鼻中隔后部

6. 成年人喉的位置平对
   A. 第3～5颈椎体
   B. 第4～6颈椎体
   C. 第2～4颈椎体
   D. 第6颈椎体
   E. 第6～7颈椎体

7. 喉的软骨
   A. 甲状软骨的上角借舌骨下肌群与其上方的舌骨相连
   B. 甲状软骨前角中部向前突出形成喉结
   C. 环状软骨形似指环,前部较宽高,后部较底窄
   D. 会厌软骨与喉口的形成有关
   E. 杓状软骨与环状软骨弓形成关节

8. 喉肌
   A. 全是细小的平滑肌
   B. 杓斜肌位于杓状软骨的两侧
   C. 声带肌属甲杓肌的一部分
   D. 声带肌也即声带
   E. 环甲肌使声带松弛

9. 喉腔最狭窄的部位在
   A. 前庭裂
   B. 声门裂
   C. 喉室
   D. 喉口
   E. 梨状隐窝

10. 喉腔炎症时,易发生水肿的部位在
    A. 喉前庭
    B. 喉中间腔
    C. 喉室
    D. 声门下腔

E. 喉口

11. 甲状腺峡跨过气管前方的部位是
    A. 第1～2气管软骨环
    B. 第2～4气管软骨环
    C. 第3～5气管软骨环
    D. 第4～5气管软骨环
    E. 第5～6气管软骨环

12. 气管
    A. 有完整的环行气管软骨作支架,以保持其开张状态
    B. 上端起于甲状软骨下缘
    C. 沿颈前正中线下行,至第2肋软骨前端水平处分为左右主支气管
    D. 位于前纵隔内
    E. 只位于颈部

13. 临床气管切开的部位常选在
    A. 第1～3气管软骨环前正中线处
    B. 第2～4气管软骨环前正中线处
    C. 第3～5气管软骨环前正中线处
    D. 第4～6气管软骨环前正中线处
    E. 第5～7气管软骨环

14. 对右主支气管的叙述,下列错误的是
    A. 不如左主支气管垂直
    B. 比左主支气管短
    C. 管径比左主支气管宽
    D. 构造与气管类似
    E. 在肺门处分成三个叶支气管

15. 肺
    A. 肺位于胸膜腔内、纵隔的两侧
    B. 肺尖位置高达胸廓上口
    C. 深吸气时肺下缘可深入到肋膈隐窝内
    D. 肺的内侧面上部有呈椭圆形凹陷的肺门
    E. 肺小舌在左肺上

16. 呼吸道中完整的软骨环是
    A. 气管软骨环
    B. 甲状软骨
    C. 环状软骨
    D. 会厌软骨

E. 杓状软骨

17. 肺段
   A. 右肺有三个肺段，左肺有两个肺段
   B. 一般左、右肺各有 10 个肺段
   C. 肺段支气管主干末端与肺泡相连
   D. 按支气管、肺动脉、肺静脉在肺内的分支分布把肺分成若干肺段
   E. 肺段支气管由左、右主支气管在肺门处直接分出

18. 胸膜下界在近后正中线处
   A. 与第 10 肋的后端相交
   B. 达第 10 胸椎棘突的高度
   C. 与第 11 肋的后端相交
   D. 达第 12 胸椎棘突的高度
   E. 与第 12 肋的后端相交

19. 肺的下界在锁骨中线处
   A. 与第 6 肋相交
   B. 与第 8 肋相交
   C. 与第 10 肋相交
   D. 与第 11 肋相交
   E. 与第 12 肋相交

20. 关于纵隔的叙述，下列错误的是
   A. 位于两侧纵隔胸膜之间
   B. 位于膈的上方
   C. 前界是心包、心及与其相连大血管根部
   D. 可分为四部
   E. 食管经过上纵隔和后纵隔

B 型题
   A. 额窦
   B. 蝶窦
   C. 上颌窦
   D. 前、中筛窦
   E. 后筛窦

1. 窦口离窦底最高，炎症时脓液引流最不通畅的是
2. 开口于上鼻道的是
3. 开口于上鼻甲后上方的是
   A. 环甲关节

B. 环杓关节
C. 弹性圆锥
D. 甲状舌骨膜
E. 会厌

4. 与声带的构成有关的结构是
5. 可使声门开大或缩小的结构是
6. 参与构成喉腔上口的是
7. 能使甲状软骨前角与杓状软骨声带突之间的距离增加的结构是
   A. 喉前庭
   B. 喉中间腔
   C. 声门下腔
   D. 喉口
   E. 杓状会厌襞

8. 位于前庭裂平面与喉口之间的是
9. 喉室位于
10. 喉腔通入咽腔需经过
11. 黏膜下组织较疏松的是
   A. 环杓后肌
   B. 环杓侧肌
   C. 甲杓肌
   D. 环甲肌
   E. 杓横肌

12. 能开大声门的是
13. 能紧张声带的是
14. 功能与松弛声带有关的是
15. 与声带构成有关的是
   A. 右肺上叶
   B. 右肺中叶
   C. 右肺下叶
   D. 左肺上叶
   E. 左肺下叶

16. 心切迹位于
17. 参与构成左肺前缘的是
18. 肺小舌位于
   A. 脏胸膜
   B. 纵隔胸膜
   C. 膈胸膜
   D. 心包膜
   E. 肺韧带

19. 与胸膜顶的构成有关的是
20. 与肋膈隐窝的构成有关的是
21. 位于纵隔内部的是
22. 连接肺和纵隔的是
    A. 肋胸膜
    B. 斜裂
    C. 水平裂
    D. 肺小舌
    E. 膈胸膜
23. 只有左肺才有的结构是
24. 只有右肺才有的结构是

25. 左、右肺都有的结构是
    A. 上纵隔
    B. 下纵隔
    C. 前纵隔
    D. 中纵隔
    E. 后纵隔
26. 升主动脉起始部位于
27. 胸主动脉位于
28. 胸腺主要位于
29. 心包位于

四、问答题

1. 写出上颌窦的位置、开口部位和功能。上颌窦炎症时，为何易积脓？临床上一般在何处进行上颌窦穿刺？
2. 试述与发声有关的各结构的名称、构成（或位置）和在发声中的作用。
3. 气管和主支气管共同的结构特点是什么？若气管内有异物，容易坠入哪一侧主支气管？为什么？
4. 试述左肺的形态结构及其体表投影。
5. 肋膈隐窝是如何形成的？它位于何处（包括相当的体表位置）？有何临床意义？
6. 试述与鼻腔相通的结构及在鼻腔开口的位置。

参考答案

一、名词解释

1. 上呼吸道：通常把喉以上的呼吸道称为上呼吸道，它包括鼻、咽和喉。临床上的上呼吸道感染即是指此部呼吸道的一种疾患。
2. Little 区：鼻中隔的前下部黏膜内含有丰富的毛细血管，该处是鼻出血的好发部位，称为易出血区（Little 区）。
3. 固有鼻腔：是指位于鼻阈后方的鼻腔大部，通常简称为鼻腔，由骨和软骨覆以黏膜而成，它的顶壁为薄层筛板；底壁即口腔顶；内侧壁为鼻中隔；外侧壁上有上、中、下鼻甲及它们下方的上、中、下鼻道，上鼻甲后上方与顶壁间有凹陷的蝶筛隐窝，下鼻道前部有鼻泪管的开口，中、上鼻道和蝶筛隐窝有鼻旁窦的开口。
4. 喉结：构成甲状软骨的左、右两块方形软骨板的前缘，在中线处相互融合形成凸向前的前角，前角的上端向前突出，此处即为喉结，是颈部的重要体表标志，成年男性特别明显。
5. 弹性圆锥：又称环甲膜，为张于环状软骨上缘、甲状软骨前角的后面和杓状软骨声带突之间的膜状结构，主要由弹性纤维构成，而且整体形态呈上窄下宽的圆锥状，故名弹性圆锥。其游离的上缘部分特称为声韧带。

6. 肺根：是与肺门相连的结构，肺门是主支气管、肺动静脉、淋巴管和神经出入肺的部位，这些结构被结缔组织包绕在一起，统称为肺根，把肺连于纵隔。肺根内的结构排列自前向后为肺静脉、肺动脉、主支气管。

7. 肺韧带：在肺根下方，壁胸膜和脏胸膜互相移行，形成前后两层重叠的胸膜皱襞，称肺韧带，对肺有牵制固定作用。

8. 声门裂：喉腔中部的两侧壁上有上、下两对黏膜皱襞，呈前后走向，下方的一对称声襞，声襞内含有声韧带和声带肌，左、右声襞之间的裂隙称声门裂，是喉腔中最狭窄的部位。

9. 肋膈隐窝（肋膈窦）：是最大的胸膜隐窝，属胸膜腔的一部分。它是由肋胸膜和膈胸膜相互移行转折而形成的半环形的胸膜间隙，左、右各一，当深吸气时肺的下缘也不能伸入其内。是胸膜腔最低的部位，当胸膜发生炎症时，渗出液首先积聚于此处，也易引起继发感染，临床上把此处作为胸膜腔穿刺抽液的部位。此处也是炎症后容易发生粘连的部位。

10. 纵隔：是左、右纵隔胸膜之间全部器官、结构和结缔组织的总称。其前界为胸骨；后界为脊柱胸段；两侧界为纵隔胸膜；上界为胸廓上口；下界为膈。

二、填空题

1. 呼吸道　肺　进行气体交换　嗅觉和发音

2. 外鼻　鼻腔　鼻旁窦　气管和各级支气管

3. 骨和软骨　黏膜和皮肤　鼻中隔

4. 鼻前庭　固有鼻腔　鼻阈

5. 犁骨　筛骨垂直板　鼻中隔软骨

6. 骨性鼻旁窦　额窦，上颌窦，前、中、后筛窦和蝶窦　共鸣　温暖和湿润的

7. 颈前部中份，舌骨的下方　喉软骨　喉的连接　喉肌　喉黏膜

8. 前角　环状软骨板　声带突　声韧带

9. 旋转　接近或分开　前倾和复位　增大或恢复原位

10. 甲状软骨前角的后面　杓状软骨的声带突　弹性圆锥

11. 会厌的上缘　杓状会厌襞　杓间切迹　喉咽

12. 前庭襞　声襞　前庭裂　声门裂

13. 声韧带　声带肌　覆盖于前两者的喉黏膜　发声

14. 前庭裂和声门裂　喉前庭　喉中间腔　声门下腔

15. 环状软骨的下缘　胸骨角　气管杈

16. 舌骨下肌群　甲状腺峡　食管

17. 气管杈　肺门　叶支气管　3　2

18. 尖　底　肋面　内侧面

19. 胸廓上口　内侧1/3上方2～3cm　膈　膈面

20. 纵隔面　肺门　主支气管、肺动静脉、淋巴管和神经

21. 斜裂　上叶和下叶　斜裂和水平裂　上叶、中叶和下叶

22. 胸膜顶　肋胸膜　纵隔胸膜　膈胸膜　肺根　胸膜腔

23. 胸腺区　胸腺　心包区　心包及心

24. 胸骨角　上纵隔和下纵隔　心包　前纵隔　中纵隔　后纵隔

三、选择题

A 型题

1. E 2. C 3. A 4. D 5. B 6. B 7. D 8. C 9. B 10. D 11. B 12. C 13. C 14. A 15. E 16. C 17. B 18. D 19. A 20. C

B 型题

1. C 2. E 3. B 4. C 5. B 6. E 7. A 8. A 9. B 10. D 11. C 12. A 13. D 14. C 15. C 16. C 17. D 18. D 19. B 20. C 21. D 22. E 23. D 24. C 25. B 26. D 27. E 28. A 29. D

四、问答题

1. 位置：上颌窦在上颌骨（体）内，它是由位于同名骨内的骨性上颌窦衬以黏膜而成的。

开口部位：上颌窦通过覆以黏膜的上颌窦口开口于固有鼻腔的中鼻道。

功能：由于上颌窦位于鼻腔的两旁，又与鼻腔相通，所以可对发声起共鸣作用。另外，上颌窦的黏膜与鼻腔的黏膜相互延续，故与鼻腔黏膜一样，也对吸入的空气有加温和湿润的作用，不过鼻腔炎症时，也容易蔓延引起上颌窦炎。

上颌窦因其开口位置远高于窦底，故当其炎症化脓时，引流常不通畅，容易引起积脓，所以鼻窦炎中，上颌窦炎最常见且不易治愈。临床常经下鼻道前份穿通骨质较薄的上颌窦内侧壁进行上颌窦穿刺。

2. 发声时声门裂闭合成一窄隙，呼出的气流通过此处，震动声带，发出声音，同时调节声带的紧张度，则发出高低不同的声调。所以与发声有关的结构主要有环杓关节、环甲关节、声带和大部分喉肌。

（1）环杓关节：由杓状软骨底与环状软骨板上缘的关节面构成，在发声中能使两侧声带突接近，以闭合声门裂。

（2）环甲关节：由甲状软骨的下角与环状软骨两侧的关节面构成，在发声中能拉长声带使之紧张。

（3）声带由喉黏膜覆盖声韧带和声带肌而构成。声韧带是弹性圆锥的游离上缘，它是声带的结构基础。声带肌紧贴声韧带。在发声中声带肌收缩能使声带松弛。

（4）喉肌：除声带肌外，与发声有关的肌还有位于环状软骨两侧的环杓侧肌和位于两侧杓状软骨后面的杓横肌和杓斜肌，它们能缩小声门；此外还有环甲肌，它起自环状软骨弓前外侧面，止于甲状软骨的下缘和下角，收缩时能使甲状软骨前倾而致声带紧张。

3. 气管和主支气管共同的结构特点是：均以"C"形的气管软骨作为支架，以保持管腔的开张状态，其缺口向后，并由平滑肌和结缔组织构成的膜壁封闭。相邻的软骨之间以环韧带彼此连接在一起。若气管内有异物，容易坠入右侧主支气管，这是因为右主支气管比左主支气管较短而粗，且走行较垂直，而且气管杈内面向上凸的气管隆嵴的位置偏左侧的缘故。

4. 左肺外形近似圆锥形，比右肺长而窄。肺尖圆钝，位置经胸廓上口可高达颈根部，故此处可作为肺尖部的听诊部位。肺尖是肺结核的好发部位；肺底与膈邻贴，向上凹陷，又称膈面；肋面圆凸，与胸壁内面贴近；内侧面与纵隔毗邻，又称纵隔面，此面中部有供支气管、肺血管、淋巴管、神经出入的肺门；前缘下部有明显凹陷的心切迹，切迹下方的肺形成伸向前内方的肺小舌；后缘厚而圆钝，贴于脊柱侧方；下缘较薄锐，伸入胸壁与膈的间隙内。左肺的体表投影：①肺尖：高出左侧锁骨内侧 1/3 上方 2～3cm。②前界：自肺尖向内向下经左侧胸锁关节后方，至左侧第 2 胸肋关节水平向中线靠拢并沿中线垂直下行，在左侧第 4 胸肋关节处急转向外，沿第 4 肋软骨下缘水平行走，于胸骨外侧缘与锁骨中线之间的中点附近转向下，至第 6 肋软骨中点移行于下界。③下界：自锁骨中点处与第 6 肋相交；在腋中线处与第 8 肋相交；在肩胛线与第 10 肋相交；在近后正中线处，达第 10 胸椎棘突的高度。

5.肋膈隐窝也称肋膈窦，是最大的胸膜隐窝，属胸膜腔的一部分。它是由肋胸膜和膈胸膜相互移行转折而形成的，由于呈锐角转折，此处肋胸膜与膈胸膜彼此贴近并留有间隙，当深吸气时肺的下缘也不能伸入其内，形成了呈半月形的胸膜间隙，左、右各一，此即肋膈隐窝。肋膈隐窝位于胸膜腔的最低处，即肋胸膜与膈胸膜的移行转折处，实际上它们的返折线也就是胸膜的下界，所以肋膈隐窝的最低界线相当的体表位置应是：在锁骨中线处与第 8 肋相交；在腋中线处与第 10 肋相交，在肩胛线处与第 11 肋相交，在近后正中线处，达第 12 胸椎棘突的高度。由于肋膈隐窝是胸膜腔最低的部位，故当胸膜发生炎症时，渗出液首先积聚于此处，也易引起继发感染，临床上把此处作为胸腔穿刺抽液的部位。此处也是炎症后容易发生粘连的部位。

6.

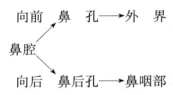

结构名称	额窦	上颌窦	筛 窦		蝶 窦	鼻泪管
			前群 中群	后 群		
开口部位	中 鼻 道			上鼻道	蝶筛隐窝	下鼻道

（秦丽华）

第六章 泌尿系统

内容提要

一、泌尿系统的组成

肾、输尿管、膀胱、尿道。

二、肾

（1）肾的形态：

＊＊肾门：肾内侧缘凹陷，有肾动脉、肾静脉、肾盂等结构出入。

＊＊肾蒂：从前向后为肾静脉、肾动脉、肾盂；由上到下为肾动脉、肾静脉、肾盂。

（2）肾的位置：

	上端	下端
左肾	平对第 12 胸椎上缘	平对第 3 腰椎上缘
右肾	平对第 12 胸椎下缘	平对第 3 腰椎下缘

肾区：临床上常将竖脊肌的外侧缘与第 12 肋的夹角处称为肾区。

（3）肾的被膜：纤维囊、脂肪囊、肾筋膜。

（4）肾的结构：肾实质可分为肾皮质、肾髓质两部分。

肾的冠状断面上可见：肾皮质、髓质、肾窦、肾柱、肾锥体、肾乳头、肾小盏、肾大盏、肾盂。

三、输尿管

（1）输尿管分三个部分：腹段、盆段（与输精管、子宫动脉的关系）、壁内段。

（2）输尿管的三个狭窄：

1）肾盂与输尿管的移行处；

2）跨越小骨盆的入口（髂血管）处；

3）斜穿膀胱壁处。

四、膀胱

（1）膀胱的形态：膀胱尖、底、体、颈、尿道内口、输尿管间襞。

（2）膀胱三角：膀胱底的内侧面，左、右输尿管口与尿道内口间的三角形区域，缺少黏膜下层组织，无黏膜皱襞，为膀胱肿瘤和结石的好发部位。

（3）膀胱的位置和毗邻：成人的膀胱位于盆腔的前部，耻骨联合的后方。

62

膀胱的后方男性有精囊、输精管壶腹和直肠；女性有子宫和阴道。

膀胱的下方男性邻接前列腺；女性邻接尿生殖膈。

（张卫光）

测试题

一、名词解释

1. 肾窦　2. 肾门　3. 肾蒂　4. 膀胱三角

二、填空题

1. 泌尿系统由_____四部分组成，它的主要功能是_____。

2. 肾形如蚕豆，可分为_____两端，_____两面和_____两缘。

3. 肾位于_____的两旁，在_____的后方紧贴腹后壁的上部。

4. 肾蒂主要结构的位置排列关系，自上而下为_____、_____和_____。

5. 左肾的位置略____于右肾。左肾的上端平_____，下端平_____，第12肋斜过左肾后面的_____部。

6. 肾有疾患时，叩击或触压____区常引起疼痛，此区的位置在_____与_____之间的夹角处。

7. 肾的表面有三层被膜，由内向外依次为_____，后者包裹_____、_____及_____。

8. 肾的实质可分为_____和_____两部分。肾血管出入的部位称为_____，后者位于肾的_____缘。

9. 肾窦内，包绕肾乳头的是_____；结石较易滞留的部位是_____。

10. 输尿管按其行程可分为_____、_____和_____三部分。输尿管最后以_____开口于膀胱内面。

11. 膀胱的形态可分为_____、_____、_____和_____四部分。

12. 膀胱三角位于_____，其两侧角为_____；下角为_____，此三角的结构特点是_____。

13. 女性尿道起自_____，穿过_____，以_____开口于_____。

三、选择题

A型题

1. 下列叙述中错误的是
   A. 泌尿系统各器官的功能只是生成尿并输送和排出尿
   B. 左侧肾蒂较右侧者长
   C. 两肾上端比下端较靠近脊柱
   D. 肾的上端较下端宽而薄
   E. 肾的上端内侧附有肾上腺

2. 肾门约平
   A. 第12胸椎
   B. 第1腰椎
   C. 第2腰椎
   D. 第3腰椎
   E. 第4腰椎

3. 肾蒂内主要结构的位置排列关系，由前向后依次为

A. 肾动脉、肾静脉、肾盂

B. 肾盂、肾静脉、肾动脉

C. 肾盂、肾动脉、肾静脉

D. 肾静脉、肾动脉、肾盂

E. 肾动脉、肾盂、肾静脉

4. 右侧第 12 肋斜过

    A. 右肾的上方

    B. 右肾后面的上部

    C. 右肾后面的中部

    D. 右肾后面的下部

    E. 右肾的下方

5. 肾筋膜

    A. 前后两层间只包裹肾和脂肪囊

    B. 前后两层在上方和内、外侧相互融合

    C. 肾筋膜前层的前方覆盖有脏腹膜

    D. 肾筋膜后层与竖脊肌的筋膜相融合

    E. 是由腹膜外组织移行而来的纤维膜

6. 关于肾的描述中错误的是

    A. 每 2～3 个肾小盏合成一个肾大盏

    B. 肾盂是由肾大盏汇合而成的

    C. 肾盂和输尿管的始段位于肾窦内

    D. 包绕在肾乳头周围的是肾小盏

    E. 肾柱位于肾的髓质内

7. 输尿管

    A. 输尿管可分为腹段和盆段两部

    B. 腹段和盆段均走行于腹膜的后方

    C. 盆段有子宫动脉越过其后方

    D. 膀胱输尿管口是输尿管第三个狭窄处

    E. 输尿管腔大壁薄，只有较薄的平滑肌层，可使尿液不断地流入膀胱

8. 膀胱

    A. 膀胱底朝向前下方

    B. 膀胱三角区内，有许多黏膜皱襞

    C. 膀胱三角两个侧角间有横行黏膜皱襞

    D. 膀胱三角的上角为尿道内口

    E. 膀胱空虚时前壁直接与腹前壁接触

9. 不与膀胱后方相毗邻的结构是

A. 精囊

B. 直肠

C. 前列腺

D. 阴道

E. 输精管壶腹

10. 关于女性尿道的叙述错误的是

    A. 较男性尿道短而窄

    B. 直而无弯曲

    C. 只有排尿功能

    D. 起自尿道内口

    E. 开口于阴道前庭

B 型题

    A. 肾柱

    B. 肾小盏

    C. 肾锥体

    D. 肾纤维囊

    E. 肾门

1. 属肾髓质的结构是

2. 位于肾窦内的结构是

3. 属肾皮质的结构是

4. 与肾乳头形成有关的结构是

    A. 肾筋膜前层

    B. 肾筋膜后层

    C. 肾纤维囊

    D. 肾脂肪囊

    E. 脏腹膜

5. 临床常注入药物进行封闭治疗的是

6. 包绕于肾和肾上腺周围的是

7. 紧贴于肾实质表面的是

8. 肾的被膜中紧邻壁腹膜的是

    A. 膀胱尖

    B. 膀胱颈

    C. 膀胱底

    D. 膀胱三角

    E. 输尿管间襞

9. 与前列腺底相邻的是

10. 膀胱镜检查时，寻认输尿管口的标志是

11. 膀胱肿瘤和结核的好发部位是

12. 当膀胱充盈时，高出耻骨联合之上的是

四、问答题

1. 在肾的冠状切面上，可观察到哪些重要结构？
2. 输尿管有几个生理性狭窄？各位于何处？这些狭窄有什么临床意义？
3. 简述膀胱的位置和毗邻。

参考答案

一、名词解释

1. 肾窦：为自肾门向肾的实质内凹入的腔隙。肾窦内含有肾动脉的分支、肾静脉的属支、肾小盏、肾大盏、肾盂、神经、淋巴管和脂肪组织等结构。

2. 肾门：是肾内侧缘中部凹陷，为肾动脉、肾静脉、肾盂、神经和淋巴管等结构出入肾的部位。

3. 肾蒂：连于肾门的一个结构，出入肾门的肾动脉、肾静脉、肾盂、神经和淋巴管等结构被结缔组织包裹在一起，总称为肾蒂。右侧肾蒂较左侧者短。

4. 膀胱三角：为位于膀胱底内面两个输尿管口和尿道内口之间的三角区，此区缺少黏膜下组织，其黏膜平滑无皱襞，是肿瘤、结核和炎症的好发部位。

二、填空题

1. 肾、输尿管、膀胱、尿道　排出机体内溶于水的代谢产物
2. 上、下　前、后　内侧、外侧
3. 脊柱腰段　腹膜
4. 肾动脉　肾静脉　肾盂
5. 高　第11胸椎体的下缘　第2腰椎体的下缘　中
6. 肾　躯干背面竖脊肌的外侧缘　第12肋
7. 纤维囊、脂肪囊、肾筋膜　肾　肾上腺　它们周围的脂肪囊
8. 肾皮质　肾髓质　肾门　内侧
9. 肾小盏　肾盂
10. 腹段　盆段　壁内段　输尿管口
11. 膀胱尖　膀胱体　膀胱底　膀胱颈
12. 膀胱底的内面　输尿管口　尿道内口　缺少黏膜下组织，其黏膜平滑无皱襞
13. 尿道内口　尿生殖膈　尿道外口　阴道前庭

三、选择题

A 型题

1. A　2. B　3. D　4. B　5. E　6. C　7. B　8. C　9. C　10. A

B 型题

1. C　2. B　3. A　4. C　5. D　6. D　7. C　8. A　9. B　10. E　11. D　12. A

四、问答题

1. 在肾的冠状切面上可观察到的重要结构如下：

位于肾实质浅层的为肾皮质，新鲜标本上呈红褐色（富含血管），肉眼观察可见密布的细小颗粒。肾皮质表面紧贴有一层致密结缔组织形成的薄膜，即为肾的纤维膜。

在肾皮质的深部可见肾髓质，色淡红（血管较少），致密而有条纹，它由 15～20 个肾锥体（基底朝向皮质，尖端伸向肾窦）组成，肾锥体之间被肾柱（为肾皮质伸入到肾髓质的部分）分隔。肾锥体尖端圆钝，2～3 个肾锥体的尖端合成一个肾乳头，肾乳头顶端有许多小孔，肾形成的尿液由此流入肾小盏内。

在肾窦内可见肾小盏（共 7～8 个）包绕于肾乳头的周围，以收集从肾乳头排出的尿液。每 2～3 个肾小盏汇合成一个肾大盏。肾大盏再汇合成前后扁平漏斗状的肾盂，出肾门后逐渐变细，移行于输尿管。在肾窦内还可见肾的血管、淋巴管、神经和脂肪组织。

2. 输尿管全长有三处生理性狭窄：

① 在输尿管的起始处，即肾盂与输尿管移行的部位。

② 输尿管跨越小骨盆入口处（跨越髂血管的前方处）。

③ 输尿管斜穿膀胱壁处。

临床上，尿路结石常可被阻塞在输尿管的这些狭窄处，刺激管壁肌层强烈收缩，从而引起剧烈的绞痛及尿路梗阻等病症。

3. 成年人的膀胱在空虚时，位于小骨盆腔内的前部，膀胱尖不超过耻骨联合上缘；当膀胱充盈时，膀胱尖高出耻骨联合之上。

膀胱与周围脏器的位置毗邻关系如下：

膀胱的前面是耻骨联合，当膀胱充盈时，膀胱前壁上部可直接与腹前壁接触。

膀胱的后面，在男性与精囊腺、输精管壶腹和直肠相邻；在女性与子宫和阴道相邻。

膀胱的下壁，在男性与前列腺紧密邻接；在女性贴附在尿生殖膈上。

（秦丽华）

第七章　生殖系统

内容提要

生殖系统的组成

男性生殖系统				女性生殖系统			
内生殖器			外生殖器	内生殖器			外生殖器
生殖腺	生殖管道	附属腺体		生殖腺	生殖管道	附属腺体	
睾丸	附睾 输精管 射精管 尿道	前列腺 精囊腺 尿道球腺	阴囊 阴茎	卵巢	输卵管 子宫 阴道	前庭大腺	大阴唇 阴蒂 小阴唇 阴阜

第一节　男性生殖系统

1. 睾丸　能产生精子和分泌男性激素。睾丸小叶、精曲小管、精直小管等。

睾丸被膜

2. 输精管分部　睾丸部、精索部（输精管结扎）、腹股沟部、盆部（输精管壶腹）。

3. 精索　为从腹股沟管深环至睾丸上部的圆索状结构，其内主要有输精管、睾丸动脉、蔓状静脉丛等。

精索表面有三层被膜（精索外筋膜、提睾肌、精索内筋膜）。

4. 前列腺　前列腺底、体、尖，前列腺沟。

分前、中、后和两个侧叶。

＊＊前列腺分叶：

前列腺由大部分的腺性组织和小部分的非腺性组织构成。McNeal 将前列腺细分为五个带区，其中非腺性组织参与构成前列腺的前部约 1/3，称之为前纤维肌肉基质区；腺性组织参与构成前列腺后方大部，即固有腺体。后者又细分为四个带区：周缘区、中央区、移行区及尿道周围腺区。在解剖学上常把移行区和尿道周围腺区合称为内腺，而将中央区和周缘区合称为外腺。但在临床工作中因尿道周围腺区、移行区和中央区三个带区不易区分常合称之为中央腺或内腺，把周缘区单独称之为外腺或称其原名周缘区。移行区是良性前列腺增生的好发部位，周缘区则为前列腺癌和炎症的好发部位。

5. 阴茎　阴茎海绵体、尿道海绵体。

6. 男性尿道

(1) 分部：前列腺部、膜部（后尿道）、海绵体部（前尿道）。

(2) 三个狭窄：尿道内口、膜部、尿道外口。

（3）三个膨大：前列腺部、尿道球部、尿道舟状窝。

（4）两个弯曲：耻骨下弯、耻骨前弯。

7. 精子的排出途径

睾丸产生精子──→精曲小管──→精直小管──→睾丸网──→睾丸输出小管──→附睾（头、体、尾）──→输精管──→射精管──→尿道前列腺部──→尿道膜部──→尿道海绵体部──→体外

精囊排泄管　　　　前列腺排泄管　　　　尿道球腺排泄管

第二节　女性生殖系统及会阴

1. 卵巢　是产生卵子，分泌女性激素（雌激素、孕激素）的部位。位于小骨盆侧壁、髂总动脉的分叉处，包被于子宫阔韧带的后层内。

2. 卵巢的固定装置　卵巢悬韧带（骨盆漏斗韧带）、卵巢固有韧带（卵巢子宫索）。

3. 输卵管

（1）四部：子宫部、输卵管峡（结扎）、输卵管壶腹（受精）、输卵管漏斗。

（2）两口：输卵管子宫口、腹腔口（输卵管伞）。

（3）子宫附件：卵巢、输卵管。

4. 子宫

（1）子宫的分部：子宫底、子宫体、子宫峡、子宫颈（阴道上部、阴道部）。

子宫腔与子宫颈管

（2）子宫的正常位置：小骨盆中央，膀胱和直肠之间，"前倾前屈"位。

（3）子宫的固定装置：子宫阔韧带、子宫圆韧带、子宫主韧带、骶子宫韧带；盆底肌和阴道等的承托。

	性　质	位　置	作　用
子宫阔韧带	腹膜结构	由子宫侧缘伸展达骨盆侧壁	可限制子宫向两侧移位
子宫圆韧带	平滑肌和结缔组织	起自子宫前面的两侧、输卵管子宫口的下方，沿骨盆侧壁行向前上，通过腹股沟管，止于阴阜和大阴唇	维持子宫前倾位
子宫主韧带（子宫颈旁组织）	平滑肌和结缔组织	从子宫颈两侧缘延至骨盆侧壁	保持子宫位置不致向下脱垂
骶子宫韧带	平滑肌和结缔组织	起自子宫颈上部的后外面，向后绕过直肠的两侧，止于第2、3骶椎前面。韧带表面有腹膜覆盖形成的弧形皱襞	此韧带牵引子宫颈向后上，维持子宫的前倾前屈位置

5. 阴道　阴道穹（阴道后穹）。

6. 乳房　乳房小叶、乳房悬韧带（Cooper韧带）。

成人女性乳房的大部分位于胸大肌和胸肌筋膜表面的浅筋膜内，上达第2肋，下达第6肋，内侧至胸骨侧缘，外侧近腋中线。乳头平对第4肋间隙或第5肋。

乳房悬韧带：为连于乳房皮肤和胸肌筋膜之间的结缔组织纤维束，对乳腺起支持和固定的作用。乳腺癌早期，因乳房悬韧带受侵，纤维组织增生，韧带缩短，使局部皮肤产生一些

凹陷。癌晚期，肿瘤压迫或侵及皮肤毛细淋巴管，淋巴回流受阻而淤积，皮肤水肿，高出毛囊小凹，使皮肤呈"橘皮样"。为乳腺癌的一种特殊体征。

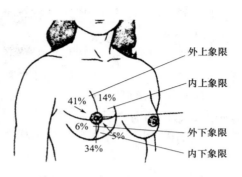

临床上为便于体检，常常以乳头为中心做垂直线和水平线，围绕乳晕，外做环形线，将乳房分为五个区：内上象限、内下象限、外上象限、外下象限和乳头区（图乳房的分区及各区乳腺癌的发病率）。检查乳房时，即按以上顺序进行，以免遗漏。

7. 会阴

（1）狭义会阴：临床上将肛门与外生殖器之间的软组织称为会阴。

（2）广义会阴：指封闭小骨盆下口的所有软组织。通常以两侧坐骨结节的连线。将会阴分成前方的尿生殖三角和后方的肛门三角。

（3）肛门三角肌和盆膈、尿生殖三角肌和尿生殖膈。

（4）坐骨直肠窝。

（张卫光）

测 试 题

一、名词解释

1. 生殖腺　2. 睾丸小叶　3. 精索　4. 鞘膜腔　5. 子宫峡　6. 阴道穹　7. 乳房悬韧带　8. 会阴　9. 盆膈　10. 尿生殖膈

二、填空题

1. 男性内生殖器包括生殖腺：＿＿＿＿＿＿；输精管道：＿＿＿＿＿＿；附属腺体：＿＿＿＿＿＿。男性外生殖器包括＿＿＿＿＿＿。

2. 睾丸位于＿＿＿＿＿＿。睾丸的表面是一层坚厚的＿＿＿＿＿＿，后者外面有＿＿＿＿＿＿覆盖。

3. 附睾贴附于睾丸的＿＿＿＿＿＿和＿＿＿＿＿＿，由上而下可分为＿＿＿＿＿＿、＿＿＿＿＿＿和＿＿＿＿＿＿三部分，其尾端移行为＿＿＿＿＿＿。

4. 输精管按其行程可分为＿＿＿＿＿＿四部，其中位置浅表、活体可触及的是＿＿＿＿＿＿部；输精管结扎术常在＿＿＿＿＿＿部进行。

5. 射精管由＿＿＿＿＿＿和＿＿＿＿＿＿汇合而成，穿过＿＿＿＿＿＿实质，开口于＿＿＿＿＿＿。

6. 精索内筋膜是＿＿＿＿＿＿的延续，提睾肌来自＿＿＿＿＿＿，精索外筋膜是＿＿＿＿＿＿的延续。

7. 前列腺沟位于＿＿＿＿＿＿，活体可经＿＿＿＿＿＿触及此沟。前列腺可分为五叶，其中位于尿道与射精管之间的是＿＿＿＿＿＿叶。

8. 男性外生殖器包括＿＿＿＿＿＿、＿＿＿＿＿＿。

9. 阴茎可分为＿＿＿＿＿三部，主要由＿＿＿＿＿和＿＿＿＿＿组成，外面共同包以＿＿＿＿＿。

10. 尿道海绵体位于阴茎海绵体的＿＿＿＿＿侧，＿＿＿＿＿纵贯其全长。尿道海绵体前端膨大为＿＿＿＿＿；后端膨大为＿＿＿＿＿。

11. 男性尿道可分为＿＿＿＿＿、＿＿＿＿＿和＿＿＿＿＿部。男性尿道中有三处管径较扩大，它们分别位于＿＿＿＿＿；有三处管径较狭窄，它们分别位于＿＿＿＿＿。

12. 临床上把男性尿道的＿＿＿＿＿和＿＿＿＿＿称为后尿道；把＿＿＿＿＿称为前尿道。

13. 女性内生殖器包括生殖腺：＿＿＿＿＿；生殖管道：＿＿＿＿＿；附属腺体：＿＿＿＿＿。

14. 卵巢位于＿＿＿＿＿，其上端借＿＿＿＿＿固定于盆壁；下端借＿＿＿＿＿连于子宫底两侧。

15. 输卵管全长由外侧向内侧分为＿＿＿＿＿四部。输卵管有两口，其中外侧端有＿＿＿＿＿，与＿＿＿＿＿相通；输卵管结扎术常在＿＿＿＿＿部进行。

16. 子宫位于＿＿＿＿＿，下接＿＿＿＿＿，两侧连有＿＿＿＿＿。

17. 子宫的形态可分为＿＿＿＿＿三部。临床上把＿＿＿＿＿和＿＿＿＿＿统称为子宫附件。

18. 子宫颈可分为上、下两部，分别称为＿＿＿＿＿和＿＿＿＿＿。子宫颈下端被＿＿＿＿＿环包。

19. 维持子宫正常位置的主要韧带有＿＿＿＿＿、＿＿＿＿＿、＿＿＿＿＿和＿＿＿＿＿。

20. 在子宫的固定装置中，与子宫颈相连的韧带有＿＿＿＿＿和＿＿＿＿＿；通过腹股沟管的是＿＿＿＿＿。

21. 阴道穹可分为＿＿＿＿＿、＿＿＿＿＿和＿＿＿＿＿部，其中以＿＿＿＿＿最深。

22. 女性乳房中央为乳头，其表面有＿＿＿＿＿的开口。未产妇乳头平对第＿＿＿＿＿肋间隙或第＿＿＿＿＿肋水平。

23. 乳房由＿＿＿＿＿、＿＿＿＿＿和＿＿＿＿＿组成，在乳腺与皮肤及深部的胸肌筋膜之间连有＿＿＿＿＿，后者对乳腺起支持作用。

24. 尿生殖三角的境界：前为＿＿＿＿＿；后为＿＿＿＿＿；两侧为＿＿＿＿＿和＿＿＿＿＿。

25. 肛门三角的境界：前为＿＿＿＿＿；后为＿＿＿＿＿；两侧为＿＿＿＿＿和＿＿＿＿＿。

26. 构成盆膈的肌是＿＿＿＿＿和＿＿＿＿＿。构成尿生殖膈的肌是＿＿＿＿＿和＿＿＿＿＿。

三、选择题

A 型题

1. 关于男性生殖器的叙述错误的是
   A. 分为内生殖器和外生殖器两部分
   B. 内生殖器都位于盆腔内
   C. 外生殖器都显露于体表
   D. 男性尿道属输精管道
   E. 男性附属腺体分泌物的功能与第二性征的发育无关

2. 睾丸
  A. 位于阴囊内，属外生殖器
  B. 外形呈前后稍扁的椭圆形
  C. 睾丸内有 2～4 条盘曲的精曲小管
  D. 精曲小管能产生精子和分泌男性激素
  E. 睾丸后缘有附睾和输精管的始段附着

3. 睾丸的白膜
  A. 包裹于睾丸和附睾的表面
  B. 是一层浆膜
  C. 是一层疏松结缔组织膜
  D. 是一层纤维膜
  E. 沿睾丸后缘入睾丸内立即形成许多睾丸小隔

4. 附睾紧贴于睾丸的
  A. 上端
  B. 后缘
  C. 后缘和上端
  D. 后缘和下端
  E. 下端

5. 附睾
  A. 是男性生殖腺
  B. 是实质性器官
  C. 参与精索的组成
  D. 表面覆有睾丸鞘膜的脏层
  E. 附睾上端续接输精管

6. 关于输精管的叙述错误的是
  A. 为一肌性管道
  B. 是构成精索的主要成分
  C. 末端膨大紧贴膀胱底恰在精囊内侧
  D. 管腔较细，管壁较薄
  E. 起于附睾尾

7. 进行输精管结扎术的常选部位是
  A. 睾丸部
  B. 精索部
  C. 腹股沟管部
  D. 盆部

E. 壶腹部

8. 射精管开口于尿道的
  A. 前列腺部
  B. 膜部
  C. 尿道球部
  D. 海绵体部
  E. 舟状窝

9. 精索
  A. 由附睾尾延至腹股沟管深环
  B. 由附睾尾延至腹股沟管浅环
  C. 由附睾尾延至膀胱底后面
  D. 由睾丸上端延至腹股沟管浅环
  E. 由睾丸上端延至腹股沟管深环

10. 精索内不含有
  A. 睾丸动脉
  B. 蔓状静脉丛
  C. 射精管
  D. 神经
  E. 淋巴管

11. 精囊腺
  A. 有贮存精子的作用
  B. 位于前列腺的后方
  C. 位于输精管壶腹的外侧
  D. 排泄管直接开口于尿道
  E. 为一成对的囊状器官，表面平整

12. 前列腺
  A. 位于尿生殖膈的上方
  B. 前面紧贴腹前壁
  C. 底与直肠相邻
  D. 尖与膀胱相接触
  E. 后面与精囊和输精管壶腹相接触

13. 关于前列腺的叙述，错误的是
  A. 为一实质性器官
  B. 一般可分为五叶
  C. 老年人腺组织逐渐萎缩
  D. 前列腺腺组织增生可致前列腺肥大
  E. 后面有前列腺沟

14. 阴茎

A. 为一肌性器官

B. 由三个阴茎海绵体构成

C. 阴茎体位置固定

D. 三个海绵体外面共同包以阴茎筋膜和皮肤

E. 分为阴茎头和阴茎体两部分

15. 关于阴茎海绵体的叙述错误的是

  A. 位于阴茎的背侧

  B. 前端膨大为阴茎头

  C. 后端形成阴茎脚

  D. 阴茎脚附着于耻骨下支和坐骨支

  E. 其腹侧有尿道海绵体

16. 男性外伤性尿道断裂最易发生在尿道

  A. 海绵体部

  B. 球部

  C. 膜部

  D. 前列腺部

  E. 前尿道

17. 男性尿道

  A. 可分为前列腺部、膜部、球部和海绵体部

  B. 临床上把其前列腺部称为前尿道

  C. 全长共有两处狭窄，分别位于尿道内口和外口

  D. 其耻骨下弯是固定、不能改变的

  E. 尿道球内的尿道扩大，称尿道舟状窝

18. 女性生殖器

  A. 卵子在子宫内受精

  B. 前庭球是女性生殖器的附属腺体

  C. 女性生殖管道就是指输卵管

  D. 女阴就是指阴道前庭

  E. 乳腺不是女性生殖器的附属腺体

19. 卵巢位于

  A. 髂总动脉末端的前方

B. 髂外动脉与输尿管之间

C. 髂内、外动脉起始处所形成的夹角内

D. 髂外动脉起始段的外侧

E. 髂内动脉与输尿管之间

20. 有关卵巢的叙述错误的是

  A. 是女性生殖腺，可产生卵子并分泌性激素

  B. 卵巢固有韧带内含有卵巢动、静脉

  C. 被包于子宫阔韧带后层内

  D. 呈内、外侧扁的卵圆形

  E. 后缘游离

21. 输卵管结扎术的常选部位是

  A. 输卵管漏斗

  B. 输卵管子宫部

  C. 输卵管壶腹

  D. 输卵管峡

  E. 输卵管伞

22. 输卵管

  A. 位于子宫系膜内

  B. 其内侧端为子宫口，外侧端为卵巢口

  C. 峡部位于壶腹部的外侧

  D. 壶腹部边缘有输卵管伞

  E. 卵子通常在壶腹部受精

23. 产科做剖腹取胎术常选的子宫部位是

  A. 子宫体

  B. 子宫颈阴道上部

  C. 子宫峡

  D. 子宫底

  E. 子宫颈阴道部

24. 关于子宫的叙述错误的是

  A. 三角形的子宫腔的基底两侧通输卵管；尖向下直接通阴道

  B. 正常子宫底高度在小骨盆入口平面以下

  C. 子宫前屈位是指子宫体与子宫颈之间形成一凹向前的钝角弯曲

D. 妇女分娩后子宫口呈横裂状

E. 产科可经直肠指检来检查产妇分娩前子宫口的开大程度

25. 能防止子宫向下脱垂的是

A. 子宫阔韧带

B. 子宫圆韧带

C. 子宫主韧带

D. 子宫骶韧带

E. 子宫系膜

26. 不位于子宫阔韧带内的是

A. 卵巢固有韧带

B. 卵巢悬韧带

C. 子宫圆韧带

D. 子宫血管

E. 卵巢

27. 子宫圆韧带

A. 起于子宫底两侧输卵管子宫口上方

B. 止于腹股沟管

C. 由平滑肌和结缔组织构成

D. 可限制子宫向两侧移动

E. 内含子宫的血管、神经等

28. 子宫

A. 位于膀胱和直肠之间

B. 为腹膜内位器官

C. 与卵巢悬韧带相连

D. 子宫底高出于小骨盆上口

E. 呈前倾后屈位

29. 阴道的叙述，下列正确的是

A. 前面盖有腹膜

B. 上端包绕子宫颈全部

C. 阴道穹以前部最深

D. 阴道属女性外生殖器

E. 阴道下部穿经尿生殖膈

30. 关于女性外生殖器的叙述错误的是

A. 女性外生殖器也即女阴

B. 阴道前庭为两侧大阴唇之间的裂隙

C. 阴道前庭前部有尿道开口

D. 阴道前庭后部有阴道开口

E. 阴道口有处女膜

31. 青年未产妇的乳头通常平对

A. 第 3 肋

B. 第 3 肋间隙

C. 第 4 肋

D. 第 4 肋间隙

E. 第 5 肋间隙

32. 关于乳房的叙述错误的是

A. 只由大量结缔组织束和乳腺构成

B. 乳腺叶以乳头为中心呈放射状排列

C. 每个乳腺叶只有一个输乳管

D. 乳晕皮肤色深，薄而易受损伤

E. 乳房悬韧带对乳腺有支持作用

33. 不参与盆膈也不参与尿生殖膈构成的结构是

A. 肛提肌

B. 会阴浅横肌

C. 会阴深横肌

D. 尿道膜部括约肌

E. 会阴部的深筋膜

B 型题

A. 尿道球部

B. 海绵体部

C. 前列腺部

D. 膜部

E. 精索部

1. 男性尿道各部中最短的是

2. 男性尿道各部中最长的是

3. 男性尿道各部中位置最固定的是

4. 尿道球腺开口于

A. 尿道海绵体

B. 尿道球

C. 附睾

D. 睾丸

E. 精囊

5. 属输精管道的是

6. 属男性附属腺体的是

7. 能暂时贮存精子的是

A. 前列腺

B. 尿道球腺

C. 精囊

D. 前庭大腺

E. 尿道球

8. 排泄管与输精管合并的是

9. 有后尿道穿行其中的是

10. 排泄管开口于前尿道的是

11. 排泄管不开口于尿道的是

A. 输卵管

B. 子宫

C. 子宫主韧带

D. 阴道

E. 子宫颈

12. 包绕子宫颈下部的是

13. 属子宫附件的是

14. 有前唇、后唇的是

15. 内腔呈梭形的是

A. 输卵管漏斗

B. 输卵管伞

C. 输卵管壶腹

D. 输卵管峡

E. 输卵管子宫部

16. 卵子通常的受精部位是

17. 管壁粗而弯曲且占输卵管全长 2/3 的是

18. 覆盖于卵巢表面的是

19. 有输卵管腹腔口的是

A. 子宫阔韧带

B. 卵巢悬韧带

C. 卵巢固有韧带

D. 子宫主韧带

E. 子宫骶韧带

20. 可限制子宫向两侧移动的是

21. 绕过直肠两侧的是

22. 可作为寻找卵巢血管的标志的是

23. 把卵巢连于子宫底两侧的是

A. 肛提肌

B. 肛门外括约肌

C. 肛门内括约肌

D. 会阴深横肌

E. 会阴浅横肌

24. 参与构成尿生殖膈的是

25. 参与构成盆膈的是

26. 不属于会阴肌的是

四、问答题

1. 男性尿道与女性尿道比较有哪些特点？简单说明这些特点的主要情况和临床意义。

2. 前列腺位于何处？毗邻关系如何？其分泌物排至何处？

3. 精子从哪里产生？精液是如何组成的？精子经何具体途径排出体外？

4. 男性肾盂结石依次经过哪些结构排出体外？经过哪些狭窄和弯曲？

5. 简述卵巢的位置、形态及毗邻。

6. 输卵管分哪几部分？受精和结扎部位各在何处？

7. 简述子宫内腔的形态特点。

8. 子宫正常位置的姿势是什么？维持这种姿势主要靠哪些韧带？说明这些韧带的构成、位置和具体作用。

参考答案

一、名词解释

1. 生殖腺：为能产生生殖细胞的器官；男性为睾丸，女性为卵巢。睾丸可产生精子并能分泌男性激素；卵巢可产生卵子并能分泌女性激素。精子和卵子能繁殖后代；性激素分别能促进男、女性附属腺体和第二性征的发育。

2. 睾丸小叶：为睾丸实质内的结构单位。睾丸表面的白膜沿睾丸后缘增厚，并深入睾丸内形成睾丸纵隔，从纵隔呈放射状发出许多睾丸小隔，将睾丸实质分隔成许多睾丸小叶，每个小叶内含 2～4 条盘曲的精曲小管，小管之间的结缔组织内含有间质细胞。

3. 精索：为从腹股沟管深环起，经腹股沟管，延至睾丸上端的一柔软、圆索状结构，它的主要成分是输精管、睾丸动脉、蔓状静脉丛、神经和淋巴管等。精索的表面包有三层被膜，由内向外依次为：精索内筋膜、提睾肌和精索外筋膜。

4. 鞘膜腔：位于阴囊内，包于睾丸和附睾外。睾丸鞘膜来源于腹膜，分脏层和壁层，脏层贴于睾丸和附睾的表面，在睾丸后缘的后方与壁层相互移行，脏、壁两层围成的潜在腔隙，即为鞘膜腔，内有少量浆液，起润滑作用，炎症时液体增多，可形成鞘膜积液。

5. 子宫峡：是指子宫颈与子宫体的交界处，较狭细，它在非妊娠期不明显，长仅 1cm；妊娠期间逐渐伸展变长，形成子宫下段，可延至 7～11cm，其壁逐渐变薄，子宫内腔逐渐变大，产科常经此作剖腹取胎术。

6. 阴道穹：阴道上端环包子宫颈，阴道壁与子宫颈之间形成的环状间隙称阴道穹。阴道穹可分为前部、后部和两个侧部，以后部最深。阴道穹后部与直肠子宫陷凹之间仅隔以阴道后壁和一层腹膜，临床经常采取阴道穹后部穿刺，以协助某些疾病诊断。

7. 乳房悬韧带：乳房悬韧带也称 Cooper 韧带，为在乳腺与表面皮肤及深部胸肌筋膜之间的许多结缔组织小束，对乳腺起支持作用。当乳腺癌癌细胞侵及此韧带时，结缔组织小束纤维缩短，牵拉皮肤形成许多小凹陷，呈"橘皮样变"，是乳腺癌的一种特殊体征。

8. 会阴：有广义的会阴和狭义的会阴之分。广义的会阴是指封闭骨盆下口的所有软组织结构，其境界与骨盆下口一致：前为耻骨联合的下缘；后为尾骨尖；两侧为耻骨下支、坐骨支、坐骨结节和骶结节韧带。临床上常用的狭义的会阴是指肛门与外生殖器之间的软组织。妇女分娩时，要注意保护此区，以免造成会阴撕裂。

9. 盆膈：盆膈封闭肛门三角，它主要由肛提肌及覆盖于此肌上、下面的盆膈上筋膜和盆膈下筋膜共同构成，形成盆腔的底。其中央有直肠通过。

10. 尿生殖膈：尿生殖膈封闭尿生殖三角，它是由会阴深横肌和尿道膜部括约肌（或女性的尿道阴道括约肌）及覆盖于上述两肌上、下面的尿生殖膈上筋膜和尿生殖膈下筋膜共同构成。男性有尿道通过；女性有尿道和阴道通过。

二、填空题

1. 睾丸　附睾、输精管、射精管和男性尿道　精囊、前列腺和尿道球腺　阴囊和阴茎
2. 阴囊内　白膜　浆膜（睾丸固有鞘膜脏层）
3. 上端　后缘　附睾头　附睾体　附睾尾　输精管
4. 睾丸部、精索部、腹股沟管部和盆部　精索　精索
5. 输精管壶腹的末端　精囊的排泄管　前列腺　尿道的前列腺部
6. 腹横筋膜　腹内斜肌和腹横肌的最下部纤维　腹外斜肌腱膜
7. 前列腺体后面的正中线上　直肠　中
8. 阴囊　阴茎
9. 阴茎根、阴茎体和阴茎头　两个阴茎海绵体　一个尿道海绵体　阴茎筋膜和皮肤

10. 腹　尿道　阴茎头　尿道球

11. 前列腺部　膜部　海绵体　前列腺部、尿道球部和尿道舟状窝　尿道内口、膜部和尿道外口

12. 前列腺部　膜部　海绵体部

13. 卵巢　输卵管、子宫和阴道　前庭大腺

14. 盆腔侧壁髂内、外动脉所形成的夹角内　卵巢悬韧带　卵巢固有韧带

15. 输卵管漏斗、输卵管壶腹、输卵管峡和子宫部　输卵管腹腔口　腹膜腔　峡

16. 盆腔的中央、膀胱与直肠之间　阴道　输卵管、子宫阔韧带和卵巢

17. 子宫底、子宫体和子宫颈　输卵管　卵巢

18. 子宫颈阴道上部　子宫颈阴道部　阴道上端

19. 子宫阔韧带　子宫圆韧带　子宫主韧带　子宫骶韧带

20. 子宫主韧带　子宫骶韧带　子宫圆韧带

21. 前　后　两个侧　后部

22. 输乳管　4　5

23. 皮肤　乳腺　脂肪组织　乳房悬韧带

24. 耻骨联合的下缘　两侧坐骨结节之间的连线　耻骨下支　坐骨支

25. 两侧坐骨结节之间的连线　尾骨尖　坐骨结节　骶结节韧带

26. 肛提肌　尾骨肌　会阴深横肌　尿道膜部括约肌（女性为：尿道阴道括约肌）

三、选择题

A 型题

1. B　2. E　3. D　4. C　5. D　6. D　7. B　8. A　9. E　10. C　11. C　12. A　13. D　14. D　15. B　16. C　17. D　18. E　19. C　20. B　21. D　22. E　23. C　24. A　25. C　26. B　27. C　28. A　29. E　30. B　31. D　32. A　33. B

B 型题

1. D　2. B　3. D　4. A　5. C　6. E　7. C　8. C　9. A　10. B　11. D　12. D　13. A　14. E　15. E　16. C　17. C　18. B　19. A　20. A　21. E　22. B　23. C　24. D　25. A　26. C

四、问答题

1. 与女性尿道相比，男性尿道具有以下特点：①行程长；②有三个狭窄处；③形成两个弯曲；④除排尿外，还兼有排精的功能。男性尿道较女性者长，并可按其行程分为三部：前列腺部（穿经前列腺）、膜部（穿经尿生殖膈）和海绵体部（纵贯尿道海绵体），其中膜部最短，位置较固定，临床外伤性尿道断裂易在此发生。男性尿道的三个狭窄处分别位于尿道内口、膜部和尿道外口，尿道结石常易停留于此。男性尿道的两个弯曲：一个在耻骨联合的下方，称耻骨下弯，凹向上，此弯曲是固定的；另一个在耻骨联合的前下方，称耻骨前弯，凹向下，如将阴茎向上提，此弯曲即消失变直。临床上向男性尿道插入导尿管或其他检查器械时，应注意尿道的狭窄和弯曲的部位，以免损伤尿道。由于射精管开口于尿道的前列腺部，睾丸产生的精子最后经尿道排出体外，所以男性尿道兼有排尿和排精的功能。

2. 前列腺为一不成对的实质性器官，位于膀胱与尿生殖膈之间，包绕尿道的起始部。

前列腺呈前后稍扁的栗子形，其上端宽大的前列腺底与膀胱颈、精囊和输精管壶腹相邻；下端尖细的前列腺尖贴于尿生殖膈上；尖与底之间的前列腺体前面对向耻骨联合，后面与直肠相邻，故临床作肛门指检时，可隔着直肠前壁触及前列腺。前列腺的分泌物通过其开口于尿道前列腺部的排泄管至尿道，是精液的主要成分。

3. 精子是男性生殖细胞，它由睾丸小叶内的精曲小管上皮产生。精液主要由睾丸产生的精子和各种附属腺体（精囊、前列腺、尿道球腺）的分泌物混合而成。男性附属腺体的分泌液具有营养精子和增强其活动能力的作用。睾丸产生的精子，经附睾（并有暂时贮存精子的作用）、输精管、射精管排入尿道的前列腺部，最后经尿道膜部和海绵体部排出体外。

4. 男性肾盂结石依次经过下列结构排出体外：肾盂内结石——→输尿管——→膀胱——→男性尿道——→体外。

经过输尿管和男性尿道各三个狭窄：

输尿管的三个狭窄：第一个在肾盂与输尿管移行处；第二个在跨越小骨盆入口处；第三个在斜穿膀胱壁处。

男性尿道的三个狭窄：尿道内口、膜部和尿道外口。

狭窄处常是结石滞留的部位。

经过男性尿道的两个弯曲：耻骨下弯和耻骨前弯。

5. 卵巢位于盆腔侧壁髂内、髂外动脉所形成的夹角内，被包于子宫阔韧带的后层内。卵巢是成对的实质性器官，呈扁卵圆形，可分为内、外侧面，前、后缘和上、下端。卵巢的内侧面朝向盆腔，与小肠相邻；外侧面与盆腔侧壁紧贴；后缘游离；前缘借卵巢系膜附于子宫阔韧带的后层，上端与输卵管伞靠近，借卵巢悬韧带（临床称骨盆漏斗韧带）固定于盆壁；下端借卵巢固有韧带连于子宫底的两侧。

6. 输卵管由外侧向内侧可分为四部分：①输卵管漏斗，为外侧端的扩大部分，呈漏斗状。②输卵管壶腹，约占输卵管全长的2/3，管径粗而弯曲。卵子通常在此部受精。③输卵管峡，细而直，壁厚腔窄。输卵管结扎常在此部进行。④子宫部，为贯穿子宫壁的一段。

7. 子宫的内腔较狭窄，可分为上、下两部，即位于子宫体内的子宫腔和位于子宫颈内的子宫颈管。子宫腔呈前后略扁的三角形裂隙，其基底向上，两侧通输卵管，尖向下通子宫颈管。子宫颈管呈梭形，其上口通子宫腔，下口（称子宫口）通阴道。未产妇子宫口为圆形，边缘光滑整齐，分娩后变成横裂状。子宫口的前缘和后缘分别称为前唇和后唇，后唇较长。

8. 子宫正常位置的姿势为轻度的前倾前屈位。前倾是指子宫与阴道间形成向前开放的钝角；前屈是指子宫体与子宫颈之间形成一凹向前的钝角弯曲。维持子宫前倾前屈位主要靠子宫圆韧带和子宫骶韧带。子宫圆韧带由平滑肌和结缔组织构成，呈圆索状，它起于子宫前面的两侧、输卵管子宫口的下方，在子宫阔韧带前层覆盖下行向前外方，然后通过腹股沟管，止于大阴唇的皮下。子宫圆韧带是维持子宫前倾的主要结构。子宫骶韧带也是由平滑肌和结缔组织构成，它起自子宫颈的后面，向后绕过直肠两侧，止于骶骨的前面，韧带表面有腹膜覆盖。子宫骶韧带有牵拉子宫颈向后上的作用，对维持子宫前屈位起重要作用。

（吴金英）

第八章 腹 膜

内容提要

一、壁腹膜、脏腹膜、腹膜腔

二、腹膜与腹、盆腔脏器的关系

腹膜内位、间位、外位器官

腹膜形成的结构

（1）网膜：

1）大网膜：胃结肠韧带

2）小网膜：肝胃韧带、肝十二指肠韧带（肝固有动脉、肝门静脉、胆总管）

3）网膜囊

（2）系膜：小肠系膜、阑尾系膜（阑尾动脉）、横结肠系膜、乙状结肠系膜。

＊＊小肠系膜根：

（3）韧带：

1）肝的韧带：镰状韧带、冠状韧带、左右三角韧带、肝圆韧带、静脉韧带、肝胃韧带、肝十二指肠韧带等。

2）脾的韧带：胃脾韧带、脾肾韧带、脾结肠韧带、脾膈韧带

（4）盆腔内的腹膜陷凹：

男性：直肠膀胱陷凹。

女性：膀胱子宫陷凹、直肠子宫陷凹（腹膜腔的最低点）。

（5）腹膜腔的分区：

腹膜腔以大网膜、横结肠和横结肠系膜为界，区分为结肠上区和结肠下区。

结肠上区又称膈下间隙，可由肝区分为肝上间隙和肝下间隙。

结肠下区被小肠系膜进一步区分为左肠系膜窦和右肠系膜窦，左肠系膜窦向下与盆腔相通连。

（6）膈下间隙的分区：

右膈下腹膜外间隙	右肝上间隙	镰状韧带	左肝上间隙	左肝上后间隙	左膈下腹膜外间隙
				左三角韧带	
				左肝上前间隙	
	肝				
	右肝下间隙（肝肾隐窝）	肝圆韧带	左肝下间隙	左肝下后间隙（网膜囊）	
				小网膜和肾	
				左肝下前间隙	

1）左肝上间隙：被左三角韧带有效地分成左肝上前间隙和左肝上后间隙。

78

2）左肝下间隙：被小网膜和肾有效地分成左肝下前间隙和左肝下后间隙（即网膜囊）。

3）膈下间隙也可分成右侧较大的肝周间隙（见上）和左侧较小的脾周间隙。

脾周间隙：包括胃脾隐窝、脾肾隐窝、网膜囊脾隐窝和脾结肠隐窝。

（张卫光）

测 试 题

一、名词解释

1. 腹膜腔　2. 腹膜内位器官　3. 网膜囊　4. 肠系膜　5. 肝裸区　6. 直肠子宫陷凹

二、填空题

1. 腹膜包括_____和_____，二者移行延续围成腹膜腔，女性腹膜腔借_____口，经_____、_____、_____与外界相通。

2. 根据脏器被腹膜覆盖的范围，可将腹、盆腔脏器分为_____、_____、_____三类。

3. 腹膜在脏器与脏器之间以及脏器与腹、盆壁之间移行所形成的各种不同结构主要有_____、_____、_____和_____等几类。

4. 小网膜为由_____连至_____的_____层腹膜结构，它包括左侧部的_____和右侧部的_____。其右侧的结构内又有3个重要结构，即位于右前方的_____、左前方的_____以及上述两者之后的_____。

5. 大网膜为连于_____和_____之间的_____层腹膜结构。其中位于胃大弯和横结肠之间的大网膜的前两层又被称为_____。

6. 小腹膜腔又称_____，通过_____与大腹膜腔相通。

7. 腹腔内腹膜形成的系膜有_____、_____、_____和_____。

8. 由腹膜形成的与肝相连的韧带有_____、_____、_____和_____。与脾门相连的韧带有_____和_____。

9. 腹膜陷凹主要指腹膜在_____之间移行所形成的较大而恒定的陷凹。男性有_____，女性有_____，_____。

三、选择题

A 型题

1. 腹膜

  A. 腹膜腔又称腹腔

  B. 胃、脾、空肠和回肠都位于腹膜腔内，肾和胰位于腹膜腔外

  C. 脏腹膜构成某些器官的外膜

  D. 壁腹膜实为腹、盆壁最深面的1层筋膜

  E. 男、女性腹膜腔均为密闭的腔隙

2. 属腹膜内位器官是

  A. 胆囊

  B. 脾

  C. 子宫

  D. 肝

  E. 十二指肠降部

3. 属腹膜外位器官是

  A. 空肠

  B. 输尿管

C. 输卵管

D. 肝

E. 胃

4. 属腹膜间位器官的是

A. 肾

B. 输尿管

C. 充盈的膀胱

D. 横结肠

E. 胰腺

5. 不属于腹膜内位器官的是

A. 十二指肠上部

B. 阑尾

C. 横结肠

D. 卵巢

E. 降结肠

6. 可经腹膜外手术入路的器官是

A. 肾

B. 胆囊

C. 阑尾

D. 肝

E. 胃

7. 肝的裸区位于

A. 冠状韧带与镰状韧带之间

B. 冠状韧带与肝圆韧带之间

C. 镰状韧带与肝圆韧带之间

D. 冠状韧带前、后层之间

E. 镰状韧带与三角韧带之间

8. 肝十二指肠韧带内 3 个重要结构是

A. 肝总管、肝总动脉和肝门静脉

B. 胆总管、肝固有动脉和下腔静脉

C. 胆总管、肝固有动脉和肝门静脉

D. 胆总管、肝总动脉和肝门静脉

E. 肝总管、肝固有动脉和肝静脉

9. 肝胃韧带

A. 为连于肝门与胃小弯之间的 4 层腹膜结构

B. 其右缘游离

C. 形成网膜孔的前界

D. 为小网膜的右侧部

E. 韧带内含有血管、神经、淋巴结

和淋巴管等

10. 小网膜

A. 位于肝门与胃大弯之间

B. 为 4 层腹膜结构

C. 右侧边界是肝胃韧带的游离缘

D. 包括肝胃韧带和肝十二指肠韧带两部

E. 参与构成网膜囊的后界

11. 大网膜

A. 连于胃大弯与空、回肠之间

B. 胃结肠韧带是大网膜的前两层形成的

C. 只悬覆在空肠和回肠前面

D. 成人大网膜能分出 4 层

E. 小儿大网膜较成人的长

12. 关于网膜囊的叙述不正确的是

A. 网膜囊即小腹膜腔

B. 与大腹膜腔藉网膜孔相通

C. 仅位于大网膜前 2 层与后 2 层之间的腔隙

D. 属于腹膜腔的一部分

E. 网膜孔位于肝十二指肠韧带的后方

13. 肠系膜

A. 是将空、回肠固定于腹后壁的腹膜结构

B. 系膜根附着自第 1 腰椎右侧起，至右骶髂关节的前方

C. 内有肠系膜下血管

D. 与乙状结肠系膜相延续

E. 为 4 层腹膜结构

14. 腹膜形成的结构是

A. 子宫圆韧带

B. 子宫阔韧带

C. 子宫主韧带

D. 子宫骶韧带

E. 卵巢固有韧带

15. 没有系膜的消化管是

A. 十二指肠

B. 空肠

C. 回肠

D. 乙状结肠

E. 横结肠

16. 直立时女性腹膜腔的最低部位在

A. 直肠膀胱陷凹

B. 膀胱子宫陷凹

C. 直肠子宫陷凹

D. 阴道前穹

E. 阴道后穹

B 型题

A. 腹膜内位器官

B. 腹膜间位器官

C. 腹膜外位器官

D. 腹膜形成的结构

E. 与腹膜无关的器官

1. 阴道

2. 肝十二指肠韧带

3. 空虚的膀胱

4. 肝

5. 阑尾

A. 胃脾韧带

B. 胃结肠韧带

C. 三角韧带

D. 镰状韧带

E. 肝十二指肠韧带

6. 属大网膜一部分的是

7. 属小网膜一部分的是

8. 与腹前壁相连，呈矢状位的是

9. 与膈相连，呈冠状位的是

10. 与网膜孔的构成有关的是

四、问答题

1. 何谓腹膜，分几部分？男、女性腹膜腔有何区别？

2. 何谓腹膜外位器官？主要包括哪些腹盆腔脏器？掌握腹膜与脏器的被覆关系有何临床意义？

3. 小网膜位于何处？它是如何构成的？

4. 腹膜在男、女性盆腔内移行过程中各形成哪些陷凹？有何临床意义？

参考答案

一、名词解释

1. 壁腹膜与脏腹膜之间相互移行延续，共同围成一个潜在的浆膜间隙，即为腹膜腔。腔内有少量浆液，具有保护、润滑脏器的作用。

2. 腹膜内位器官是指表面几乎全部被腹膜包裹的脏器，如胃、十二指肠上部、空肠、回肠、盲肠、阑尾、横结肠、乙状结肠、脾、输卵管、卵巢等。

3. 网膜囊是位于小网膜和胃后壁与腹后壁之间的前后扁窄的腹膜间隙，属腹膜腔的一部分，又称小腹膜腔。网膜囊可藉网膜孔（位于肝十二指肠韧带右侧游离缘的后方）与大腹膜腔相通。

4. 肠系膜是指将空、回肠固定于腹后壁的双层腹膜结构，其附着于腹后壁的部分称肠系膜根，它自第 2 腰椎左侧起斜向右下，直至右骶髂关节的前方。

5. 在肝的上面左、右冠状韧带前、后两层彼此分开并不相贴，故前、后层之间的肝表面没有腹膜包被即为肝裸区。

6. 直肠子宫陷凹是指直肠与子宫之间的凹陷。是女性腹膜腔的最低部位，当腹膜腔内有炎症渗出液、出血或积脓时，常积聚于此处。

二、填空题

1. 壁腹膜　脏腹膜　输卵管腹腔　输卵管　子宫　阴道
2. 腹膜内位器官　腹膜间位器官　腹膜外位器官
3. 网膜　系膜　韧带　陷凹
4. 肝门　胃小弯和十二指肠上部　双　肝胃韧带　肝十二指肠韧带　胆总管　肝固有动脉　肝门静脉
5. 胃大弯　横结肠　4　胃结肠韧带
6. 网膜囊　网膜孔
7. 肠系膜　阑尾系膜　横结肠系膜　乙状结肠系膜
8. 镰状韧带　冠状韧带　左、右三角韧带　肝胃韧带　肝十二指肠韧带　胃脾韧带　脾肾韧带
9. 盆腔脏器　直肠膀胱陷凹　膀胱子宫陷凹　直肠子宫陷凹

三、选择题

A 型题

1. C　2. B　3. B　4. C　5. E　6. A　7. D　8. C　9. E　10. D　11. B　12. C　13. A　14. B　15. A　16. C

B 型题

1. E　2. D　3. C　4. B　5. A　6. B　7. E　8. D　9. C　10. E

四、问答题

1. 腹膜为覆盖于腹、盆腔壁内面和腹、盆腔脏器表面的一层薄而光滑的浆膜。腹膜分两部分，衬于腹、盆腔壁内面的腹膜为壁腹膜；包被腹、盆腔脏器表面的腹膜为脏腹膜，它构成这些器官的外膜。壁腹膜与脏腹膜相互移行延续；共同围成一个潜在的浆膜间隙，即为腹膜腔，腔内有少量浆液，有保护、润滑脏器的作用。男性腹膜腔是一封闭的囊；而女性腹膜腔借输卵管腹腔口，经输卵管、子宫、阴道与外界相通。

2. 腹膜外位器官是指仅 1 个面被腹膜覆盖的脏器，如肾、肾上腺、输尿管、胰、十二指肠的降部及下部、直肠中下段等。掌握腹膜与脏器的被覆关系，有重要临床意义。如对腹膜内位器官，例如胃，必须通过腹膜腔才能进行手术，但对肾、肾上腺等腹膜外位器官，则可不经腹膜腔便可进行手术，从而避免损伤腹膜，防止腹膜腔的感染和减少术后粘连。

3. 小网膜为由肝门移行到胃小弯和十二指肠上部的双层腹膜结构。小网膜可分为两部分：其左侧部分连于肝与胃小弯之间，称肝胃韧带；右侧部分连于肝与十二指肠上部之间，称肝十二指肠韧带，其右缘游离。在肝十二指肠韧带内有 3 个重要结构（肝门三要件），即位于右前方的胆总管、左前方的肝固有动脉及两者之后的肝门静脉。胆道手术时，需切开肝十二指肠韧带以暴露胆总管等。

4. 男性盆腔内，腹膜在膀胱与直肠之间的移行处形成的腹膜凹陷，称直肠膀胱陷凹。女性盆腔内，腹膜在子宫与膀胱之间以及子宫与直肠之间的移行处，分别形成膀胱子宫陷凹和直肠子宫陷凹。直肠子宫陷凹是女性腹膜腔的最低部位，当腹膜腔内有炎症渗出液、出血

或积脓时，常积聚于此处。另外，直肠子宫陷凹的底与阴道穹后部之间，仅隔以薄的阴道后壁和一层腹膜，故临床上可经直肠前壁或阴道后穹作触诊、穿刺或切开，以诊断或治疗盆腔内的一些疾患。

（孔祥照）

脉管系统

第九章　心血管系统

第一节　心血管系统总论和心

内容提要

循环（脉管）系统是由心血管系统和淋巴系统两部分组成。

一、心血管系统概述

1. 心血管系统的组成

（1）心：是血液循环的动力器官。

（2）动脉：为输送血液出心室的管道，分大、中、小、微动脉。

（3）静脉：为输送血液回心房的管道，分微、小、中、大静脉。管壁薄，管腔大，数量多。

（4）毛细血管：为物质交换的场所，连于动、静脉之间，管壁仅由单层内皮细胞围成。

2. 血液循环

（1）体循环（大循环）：左心室→主动脉→各级动脉→毛细血管→各级静脉→上、下腔静脉→右心房

（2）肺循环（小循环）：右心室→肺动脉干→各级肺动脉→肺内毛细血管→各级肺静脉→肺静脉→左心房

3. 血管的吻合和侧支循环

＊＊侧支循环

二、心

1. 心的位置　中纵隔内；2/3 在左侧，1/3 在右侧；心包裸区。

2. 心的外形　为一尖朝左下方的圆锥体，有"一尖、一底、两面、三沟"。

3. 心的各腔

（1）右心房：右心耳，梳状肌，房间隔，卵圆窝，上、下腔静脉口，冠状窦口。

（2）右心室：右房室口，三尖瓣，室上嵴，动脉圆锥，肺动脉口，肺动脉瓣；肉柱，隔缘肉柱，乳头肌，腱索。

（3）左心房：左心耳、肺静脉口。

（4）左心室：左房室口、二尖瓣、主动脉前庭、主动脉口、主动脉瓣、主动脉窦。

＊＊心腔内防止血液逆流的装置：瓣膜、乳头肌－腱索、心传导系

4. 心的构造

（1）心壁由心内膜、心肌层、心外膜组成。

（2）心骨骼：纤维环、左纤维三角、右纤维三角（中心纤维体）。

（3）房间隔与室间隔：室间隔的肌部、膜部、房室间隔。

5. 心包 由纤维性心包和浆膜性心包构成，浆膜性心包又分脏层、壁层，脏、壁两层心包相互移行，形成心包腔。

（1）心包横窦：心包腔在升主动脉、肺动脉干与上腔静脉、左心房之间的间隙。

（2）心包斜窦：心包腔在其后壁与左心房、左右肺静脉、下腔静脉之间的间隙。

6. 心的传导系统 窦房结、房室结、房室束、左右束支、浦肯野（Purkinje）纤维。

窦房结（起搏点）→结间束（心房肌收缩）→房室结→房室束→左、右脚（束支）→浦肯野纤维网（心室肌收缩）

7. 心的血管

（1）动脉：左、右冠状动脉的分支、分布。

1）左冠状动脉的分布：左心房，左心室前壁及右心室前壁一部分（前降支）、室间隔前2/3（前室间支）、左心室侧壁及后壁一部分，窦房结、房室束等。

2）右冠状动脉的分布：右心房、右心室、室间隔后1/3（后室间支）、左心室后壁（左室后支）、窦房结（窦房结支）、房室结（房室结支）等。

3）心膈面上左、右冠状动脉的分布有三种类型：右优势型（71.35%）、均衡型、左优势型。

（2）静脉：冠状窦、心大、心中、心小静脉等。

心的静脉：

心的静脉包括冠状窦及其属支（心大静脉、心中静脉、心小静脉、左室后静脉和左房斜静脉）、心前静脉系和心最小静脉（即 Thebesian 静脉）。

心前静脉：起于右心室前面，包括右室前静脉、锐缘静脉及圆锥静脉。

（3）冠脉循环：左心室→升主动脉→主动脉左、右窦→左、右冠状动脉→各级动脉分支→心肌毛细血管→各级静脉→心大、中、小静脉→冠状窦→右心房

8. 心的体表投影

（1）左上点：左侧第2肋软骨的下缘，距胸骨左缘1.2cm。

（2）右上点：右侧第3肋软骨的上缘；距胸骨右缘1.0cm。

（3）左下点：左侧第5肋间，左锁骨中线内侧1～2cm（心尖）。

（4）右下点：右侧第6胸肋关节处。

（张卫光）

测 试 题

一、名词解释

1. 血液循环　2. 体循环　3. 肺循环　4. 侧支循环　5. 房室交点　6. 卵圆窝　7. 三尖

瓣　8. 动脉圆锥　9. 主动脉前庭　10. 主动脉窦　11. 心内膜　12. 心外膜　13. 心室间隔　14. 窦房结　15. 房室结　16. 冠状窦　17. 心包横窦　18. 心包斜窦　19. 卵圆窝（心）

二、填空题

1. 脉管系统包括_____和_____两部分。

2. 心血管系统由_____、_____、_____和_____组成。

3. 心位于胸腔的_____内，其上连_____。心的下面邻接_____。

4. 心底朝向_____方，大部分由_____构成，小部分由_____构成。

5. 心的后方与_____、_____和_____等相毗邻。

6. 心尖朝向_____方，由_____构成。在左侧第_____肋间隙、左侧锁骨中线的_____侧 1～2cm 处可摸到心尖的搏动。

7. 心的前面也称_____面，大部分由_____和_____构成，小部分由_____构成。

8. 心的膈面（下面）约 2/3 由_____构成；1/3 由_____构成。心的下缘由_____和_____构成。

9. 心的右缘由_____构成，左缘大部分由_____构成，小部分由_____构成。

10. 右心房的前上部呈锥体形向左突出的盲囊称为_____。右心房前部内面平行排列的肌束隆起叫_____。

11. 右心房的入口有_____、_____、和_____。右心房的出口叫_____。

12. 右心室的入口称_____；出口为_____，出口周缘的纤维环称_____。

13. 右心室流入道和流出道分界的标志是_____；流入道内面有纵横交错的_____，流出道内面光滑称为_____。

14. 左心室的入口称_____，出口为_____。

15. 左心室以_____为界分为流入道和流出道，流出道又称为_____。

16. 心壁可分为三层，由外向内依次为_____、_____和_____。

17. 心室间隔由_____和_____两部分构成。

18. 房室结位于_____的心内膜深面，其作用是将_____传来的冲动传向_____。

19. 营养心的动脉有_____和_____，它们起自_____。

20. 心的_____动脉的_____支阻塞常引起左心室前壁和室间隔前部心肌梗死。

21. 心的静脉主要经_____回流入右心房，它在右心房的开口称_____。

22. 注入冠状窦的心静脉有_____、_____和_____。其中行于前室间沟的是_____静脉。

23. 心包可分为_____和_____两部分。

三、选择题

A 型题

1. 脉管系统包括
    A. 心血管系统和淋巴管
    B. 心、动脉、毛细血管和静脉
    C. 心、血管系统和淋巴器官
    D. 心、动脉、静脉和淋巴导管
    E. 心血管系统和淋巴系统

2. 心
    A. 两心耳之间为主动脉根
    B. 右心房构成心右缘
    C. 居于胸腔的正中
    D. 位于两侧肺之间的前纵隔内
    E. 冠状沟将心分为左、右半心

3. 关于各心腔的位置正确的是
    A. 左心室构成心前壁大部
    B. 右心室构成心脏的右缘
    C. 右心房构成心后壁大部
    D. 左心房构成心脏的左缘
    E. 心尖由左心室构成

4. 心胸肋面
    A. 朝向左下方
    B. 左、右心耳位于主动脉根部两侧
    C. 由右心房、右心室构成
    D. 隔心包与胸骨、肋骨直接相贴
    E. 右心室构成此面大部分

5. 心的表面
    A. 冠状沟分隔左、右心房
    B. 界沟分隔心房、心室
    C. 室间沟深部为室间隔
    D. 心尖处有心尖切迹
    E. 冠状沟位于人体的冠状面上

6. 关于右心房出、入口结构错误的描述是
    A. 上腔静脉口通常无瓣膜
    B. 冠状窦口位于房室交点的深面
    C. 冠状窦口周围多数具有瓣膜
    D. 出口处有二尖瓣
    E. 下腔静脉瓣连于卵圆窝缘

7. 有关右心房错误的描述是
    A. 界嵴分隔腔静脉窦和固有心房
    B. 固有心房的前上部为右心耳
    C. Koch 三角的深面为房室结
    D. 右心房收集除心脏以外体循环的静脉血
    E. 梳状肌起自界嵴

8. 心腔内
    A. 冠状窦口位于左心房
    B. 右心室的出口为主动脉口
    C. 三尖瓣口连接左心房与左心室
    D. 界嵴为左心室的分部标志
    E. 节制索位于右心室

9. 心收缩射血期瓣膜的状态是
    A. 主动脉瓣、肺动脉瓣开放
    B. 二尖瓣、三尖瓣开放
    C. 主动脉瓣开放，肺动脉瓣关闭
    D. 二尖瓣关闭、三尖瓣开放
    E. 二尖瓣开放，主动脉瓣关闭

10. 心室舒张充盈期防止血液逆流的装置是
    A. 主动脉瓣和二尖瓣
    B. 肺动脉和三尖瓣
    C. 主动脉瓣和三尖瓣
    D. 主动脉瓣和肺动脉瓣
    E. 二尖瓣和三尖瓣

11. 心壁中
    A. 卵圆窝位于室间隔的上部
    B. 房间隔缺损常见于膜部
    C. 室间隔中部凸向右心室
    D. 整个心脏右心室室壁最厚
    E. 心房肌和心室肌相互移行

12. 右束支至右心室前壁所经的结构是
    A. 室上嵴
    B. 界嵴
    C. Todaro 腱
    D. 隔缘肉柱
    E. Koch 三角

87

13. 心室壁
    A. 肉柱布满心室壁
    B. 室间隔左侧连有膈侧乳头肌
    C. 隔缘肉柱在左心室的下部
    D. 心室条索含 Purkinje 纤维
    E. 室上嵴为左心室分部标志

14. 穿行右纤维三角的是
    A. 房室束
    B. 左束支
    C. 右束支
    D. 结间束
    E. 窦房结支

15. 含有心传导系束支的结构是
    A. 界嵴
    B. 室上嵴
    C. 室间隔膜部
    D. 隔缘肉柱
    E. 乳头肌

16. 窦房结
    A. 内脏神经作用决定其兴奋
    B. 借房室束连于房室结
    C. 是心脏正常的起搏点
    D. 位于房间隔下部右侧心内膜下
    E. 属于特殊神经组织

17. 窦房结位于
    A. 下腔静脉口的右侧
    B. 房间隔下方
    C. 冠状窦口前上方
    D. 界嵴处
    E. 上腔静脉与右心房交界处心外膜深面

18. 右冠状动脉
    A. 起于主动脉前窦
    B. 窦房节的主要供血动脉
    C. 与心大静脉伴行
    D. 分布室间隔后 1/3
    E. 由右心耳与主动脉根部之间走出

19. 关于心包腔描述错误的是
    A. 是心包脏、壁层之间的裂隙

B. 是封闭的潜在性间隙
C. 是浆膜腔
D. 内有少量的浆液
E. 起保护作用，可防止心脏过度扩张

20. 纤维性心包
    A. 分壁层和脏层
    B. 后部与左心房后壁间有心包斜窦
    C. 与出入心的大血管外膜相续
    D. 下方与膈胸膜相贴
    E. 与心外膜之间窄隙称心包腔

B 型题
    A. 冠状窦
    B. 心大静脉
    C. 心中静脉
    D. 心小静脉
    E. 心前静脉

1. 心的静脉血绝大部分回流入
2. 与左冠状动脉前室间支伴行的是
3. 与右冠状动脉后室间支伴行的是
4. 可直接注入右心室的静脉是
    A. 二尖瓣
    B. 三尖瓣
    C. 卵圆窝
    D. 主动脉瓣
    E. 肺动脉瓣

5. 位于右房室口的是
6. 防止血液逆流回左心室的是
7. 位于房间隔右心房侧的是
    A. 窦房结
    B. 心瓣膜
    C. 房室结
    D. 卵圆窝
    E. 梳状肌

8. 心内膜折叠形成的结构是
9. 心的起搏点是
10. 位于房间隔下部心内膜深面的是
    A. 冠状窦口
    B. 肺静脉口

    C. 隔缘肉柱

    D. 界嵴

    E. 主动脉前庭

11. 开口于左心房的是

12. 构成左室流出道的是

13. 开口于右心房的是

14. 位于右心室的是

四、问答题

1. 简述脉管系统的组成和基本功能。

2. 大、小循环的途径和主要特点是什么？

3. 试述心的位置和毗邻。

4. 心房与心室及左、右心室表面分界的标志是什么？在这些标志处各有什么重要结构通行？

5. 右心房有哪些出入口和重要结构？

6. 说明左、右心室的分部及左、右心室内各可见到的重要形态结构。

7. 心内有哪些瓣膜？各附于何处？这些瓣膜各有什么作用？

8. 何为心传导系统？包括哪些结构？分别位于何处？

9. 简述左、右冠状动脉的起始、走行、主要分支和分布。

10. 给二尖瓣狭窄患者行心导管术扩张二尖瓣时，常经股动脉插入导管，试述导管从股动脉逆行入左心室的途径及经过的结构。

参考答案

一、名词解释

1. 血液在心血管系统中按一定方向周而复始地流动，称为血液循环。

2. 血液由左心室搏出，经主动脉及其各级分支到达全身毛细血管，血液在此与周围组织、细胞进行物质交换，再通过各级静脉，最后经上、下腔静脉及心冠状窦返回右心房，这一循环途径称体循环。

3. 血液由右心室搏出，经肺动脉干及其各级分支到达肺泡毛细血管，血液与细胞内空气进行气体交换，再经各级肺静脉汇入左、右肺静脉，返回左心房，这一循环途径称肺循环。

4. 较大的血管干常发出与主干平行的侧副管，发自主干不同高度的侧副管彼此吻合，称侧支吻合。正常状态下侧副管细小，但当血管主干阻塞时，侧副管逐渐增粗，血流经扩大的侧支吻合达到阻塞以下血管主干，使血管受阻区的血液循环得到一定程度的代偿恢复，这种通过侧支建立的循环称侧支循环。

5. 在心的膈面，房间沟、后室间沟和冠状沟的交汇处称房室交点，是心表面的重要标志。

6. 在房间隔右侧面中下部的浅窝称卵圆窝，是胎儿时期卵圆孔闭合后的遗迹。房间隔缺损多发生于此。

7. 在右房室口周缘的纤维环上附有三个近似三角形的瓣膜，称三尖瓣。按位置分别成、称为前尖、后尖和隔侧尖。三尖瓣借腱索连于乳头肌。当心室收缩时，血液推动瓣膜向上，关闭房室口，由于乳头肌的收缩，牵拉腱索使瓣膜恰好闭合，防止血液逆流回右心房。

8. 右心室向左上方的突出部分，呈倒置的漏斗形，其腔面光滑无肉柱，称动脉圆锥。是右心室的流出道，其上端以肺动脉口通肺动脉干。

9. 左心室的前内侧部分，位于二尖瓣前尖与室间隔之间，腔壁光滑无肉柱，其出口为主动脉口故称主动脉前庭，为左心室的流出道。

10. 主动脉口周缘的纤维环上附 3 个半月形瓣膜为主动脉瓣，主动脉瓣与相对的主动脉壁之间的小腔称主动脉窦，按位置可分为左、右、后三个窦，左窦和右窦的主动脉壁上分别有左、右冠状动脉的开口。

11. 心内膜是衬贴于心壁内面一层光滑的薄膜，与血管内膜相延续。在房室口和动脉口处，心内膜折叠形成瓣膜。

12. 心外膜被覆在心肌层表面，为心表面一层光滑的浆膜，属浆膜心包的脏层。

13. 心室间隔是左、右心室间的中隔，由下部较大的肌部和上部较小的膜部沟成，膜部薄且缺乏肌质，是室间隔缺损的好发部位。

14. 窦房结是心的正常起搏点，位于上腔静脉与右心房交界处的界沟上 1/3 部的心外膜深面。

15. 房室结是心传导系统的一个结构，位于房间隔右侧面下部，Koch 三角前部的心内膜深面。Koch 三角位于冠状窦口的前内缘、三尖瓣隔侧尖附着缘和 Todaro 腱（下腔静脉口前方心内膜下的一个腱性结构）之间的一小三角区。其作用是将窦房结传来的冲动传向心室。

16. 冠状窦为一静脉窦，位于心膈面左心房和左心室之间的冠状沟内，心的绝大部分静脉血回流至冠状窦，其右端开口于右心房。

17. 心包腔在升主动脉、肺动脉干与上腔静脉、左心房前方之间的间隙称心包横窦。

18. 心包后壁与左心房、左右肺静脉、下腔静脉之间的心包腔间隙称心包斜窦。

19. 卵圆窝（心）：右心房内侧壁的后部主要由房间隔形成。房间隔右侧面中下部有一卵圆形凹陷，称为卵圆窝，为胚胎时期卵圆孔闭合后的遗迹，此处薄弱，是房间隔缺损的好发部位。

二、填空题

1. 心血管系统　淋巴系统

2. 心　动脉　毛细血管　静脉

3. 中纵隔　出入心的大血管　膈

4. 右后上　左心房　右心房

5. 食管　迷走神经　胸主动脉

6. 左前下　左心室　5　内

7. 胸肋　右心室　右心房　左心室和左心耳

8. 左心室　右心室　右心室　心尖

9. 右心房　左心室　左心耳

10. 右心耳　梳状肌

11. 上腔静脉口　下腔静脉口　冠状窦口　右房室口

12. 右房室口　肺动脉口　肺动脉瓣环

13. 室上嵴　肉柱　动脉圆锥

14. 左房室口　主动脉口

15. 二尖瓣前尖　主动脉前庭

16. 心外膜　心肌层　心内膜

17. 肌部　膜部

18. 房间隔右侧面下部（Koch 三角前部）　窦房结　心室

19. 右冠状动脉　左冠状动脉　主动脉左、右窦

20. 左冠状　前室间

21. 冠状窦　冠状窦口

22. 心大静脉　心中静脉　心小静脉　心大静脉

23. 纤维心包　浆膜心包

三、选择题

A 型题

1. E　2. B　3. E　4. E　5. C　6. D　7. D　8. E　9. A　10. D　11. C　12. D　13. D　14. A　15. D　16. C　17. E　18. D　19. E　20. C

B 型题

1. A　2. B　3. C　4. E　5. A　6. D　7. C　8. E　9. A　10. C　11. B　12. E　13. A　14. C

四、问答题

1. 脉管系统包括心血管系统和淋巴系统两部分。心血管系统由心、动脉、毛细血管和静脉组成，其内有血液循环流动；淋巴系统由淋巴管道、淋巴器官和淋巴组织构成（见淋巴系统），其内运行着淋巴液。淋巴液沿淋巴管道向心流动，最后注入静脉。脉管系统的主要功能是物质运输，即将消化系统吸收的营养物质和肺吸收的氧运送到全身各部的组织和细胞，同时将组织和细胞的代谢产物及二氧化碳运送至肾和肺等器官，排出体外，以保证人体新陈代谢的正常进行。

2. 大循环又称体循环，其循环途径如下：动脉血由左心室搏出→主动脉→各级动脉分支→全身毛细血管与组织、细胞进行物质交换→静脉血经各级静脉→上腔静脉、下腔静脉和冠状窦→右心房。体循环的主要特点是：路程长、流经范围广，以动脉血滋养全身各部，并将代谢产物和二氧化碳运回心。

小循环又称肺循环，其循环途径如下：静脉血由右心室搏出→肺动脉干→左、右肺动脉及其分支→肺泡毛细血管处进行气体交换后→动脉血经肺静脉→左心房。肺循环的主要特点是路经较短，只通过肺，使静脉血转变为含氧丰富的动脉血。

3. 心位于胸腔的中纵隔内，周围包以心包，约 1/3 在身体正中面的右侧，2/3 在正中面的左侧。心的前面大部分被肺及胸膜掩盖，小部分邻贴胸骨体下部和左侧第 4～5 肋软骨；后面与食管、迷走神经和胸主动脉相毗邻；下方为膈；上方与出入心的大血管相连；两侧与纵隔胸膜、胸膜腔和肺相邻。

4. 心房与心室表面分界标志是冠状沟，左、右心室的表面分界标志是前、后室间沟。冠状沟右侧部主要通行右冠状动脉和心小静脉；冠状沟左侧部主要通行左冠状动脉；冠状沟

后部有冠状窦。前室间沟内通行有左冠状动脉的前室间支和心大静脉；后室间沟内通行有右冠状动脉的后室间支和心中静脉。

5. 右心房的入口有上腔静脉口、下腔静脉口和冠状窦口，出口为右房室口。右心房内的重要结构有：卵圆窝、Koch 三角、梳状肌等。房间隔右心房侧中下部有一浅窝，称卵圆窝，是胎儿时期卵圆孔闭合后的遗迹。在冠状窦口前内缘、三尖瓣隔侧尖附着缘和 Todaro 腱之间的三角区，称 Koch 三角，此三角前部的心内膜深面是房室结所在的位置。右心房前部腔面有许多平行排列的梳状肌。

6. 右心室以室上嵴为界分为流入道和流出道，流出道也称动脉圆锥。流入道室壁有纵横交错的肌束，称肉柱。右心室内有腱索、与腱索相连的乳头肌以及节制索（隔缘肉柱）；还可见右房室口及三尖瓣和肺动脉口及肺动脉瓣等结构。左心室以二尖瓣前尖为界分为流入道和流出道，流出道也称主动脉前庭。流入道的入口为左房室口，其周缘附有二尖瓣，与其相连的腱索和乳头肌。主动脉前庭的出口为主动脉口，口周缘有主动脉瓣。

7. 左房室口周缘附有二尖瓣；右房室口周缘附有三尖瓣；主动脉口附有主动脉瓣；肺动脉口附有肺动脉瓣。当左、右心室同时收缩时，二尖瓣和三尖瓣由于血液的推动而关闭房室口，又由于乳头肌的收缩通过腱索的牵拉作用，使二尖瓣和三尖瓣不致翻向心房，有防止血液逆流回心房的作用。当左、右心室舒张时，由于血液压力主动脉瓣和肺动脉瓣小袋内充满血液，瓣膜间相互闭合，可防止血液从主动脉流回左心室、从肺动脉干流回右心室。

8. 心传导系由特殊分化的心肌细胞组成，能产生并传导冲动，以维持心的正常节律性搏动。心传导系包括有窦房结、结间束、房室结、房室束、左右束支和 Purkinje 纤维网。窦房结位于上腔静脉与右心房交界处、界沟上 1/3 的心内膜深面。结间束在心房壁内。房室结位于房间隔右侧面下部、Koch 三角前部的心内膜深面。房室束位于室间隔膜部内。左、右束支走行于室间隔两侧心内膜深面。Purkinje 纤维网在心肌内。

9. 左冠状动脉起于主动脉左窦，在左心耳与肺动脉干之间左行，随即分为前室间支和旋支。前室间支沿前室间沟走行绕过心尖切迹至后室间沟下部，分支分布于左室前壁、部分右室前壁和室间隔前 2/3 部；旋支沿冠状沟左行，绕过心左缘至心膈面，分支分布于左心室侧壁、膈壁和左心房。

右冠状动脉起于主动脉右窦，在右心耳与肺动脉干之间进入冠状沟，向右绕过心右缘至心膈面房室交点处分为后室间支和左室后支。右冠状动脉分支分布于右心房、右心室、室间隔后 1/3 部、部分左心室膈壁以及窦房结、房室结等。

10. 股动脉—髂外动脉—髂总动脉—腹主动脉—胸主动脉—主动脉弓；升主动脉—主动脉口（周缘附有主动脉瓣）—主动脉前庭—左心室流入道—左房室口（周缘附有二尖瓣）—左心室。

（贺继平）

第二节 动 脉

内容提要

一、动脉概述

（1）大动脉：又称弹性动脉，主、肺、颈总、锁骨下、椎、髂总动脉、头臂干等。

（2）中动脉：又称肌性动脉。

（3）小动脉和微动脉：又称阻力动脉，管径小于 $300\mu m$ 的小动脉为微动脉。

二、肺循环的动脉

肺动脉干，左、右肺动脉

＊＊动脉韧带（lig. arteriosum）：为胎生期动脉导管的遗迹，起于左、右肺动脉分叉处的上缘，向上后连于主动脉弓。

三、体循环的动脉

（1）升主动脉：左、右冠状动脉。

（2）主动脉弓：头臂干（右颈总动脉、右锁骨下动脉）、左颈总动脉、左锁骨下动脉。

颈总动脉 ├ 颈内动脉
　　　　　└ 颈外动脉 ├ 甲状腺上动脉、舌动脉、面动脉→内眦动脉
　　　　　　　　　　　├ 颞浅动脉
　　　　　　　　　　　└ 上颌动脉：脑膜中动脉、下牙槽动脉、眶下动脉

＊＊压力感受器：主动脉弓与颈动脉窦（颈总动脉末端和颈内动脉起始处的膨大）

＊＊化学感受器：主动脉小球、颈动脉小球

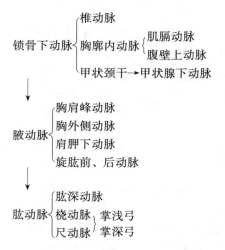

＊＊掌浅弓：由尺动脉的终末支和桡动脉的掌浅支吻合而成。

＊＊掌深弓：由桡动脉的终末支和尺动脉的掌深支吻合而成。

（3）胸主动脉：

壁支：肋间后动脉、肋下动脉。

脏支：支气管支、食管支、心包支。

（4）腹主动脉：

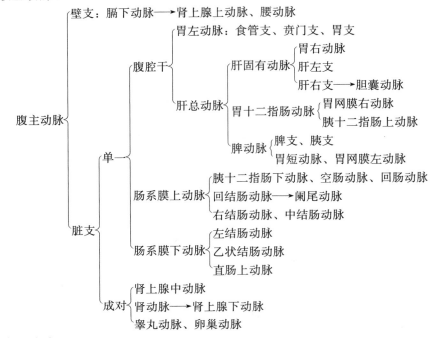

（5）髂总动脉：

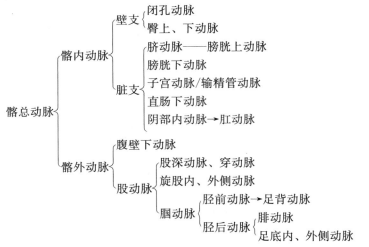

4. 人体主要脏器的动脉供血

（1）脑的动脉：来源于颈内动脉和椎动脉。颈内动脉供应大脑半球的前 2/3 和间脑前部，椎动脉供应大脑半球后 1/3、间脑后部、小脑和脑干。

（2）甲状腺的动脉：包括起自颈外动脉的甲状腺上动脉，供应甲状腺两侧叶的上极；起自甲状颈干的甲状腺下动脉，主要供应甲状腺的下份；起自头臂干或主动脉弓的甲状腺最下动脉，其出现率约为 13％，供应甲状腺峡部。

（3）心的动脉：源自升主动脉左、右窦的左、右冠状动脉，有些人还有一支起自主动脉右窦的细小的副冠状动脉，供应动脉圆锥。

（4）肺的动脉：根据其功能可分为2类：一类是发自肺动脉干的左、右肺动脉，至肺门后与支气管伴行入肺，是肺的功能血管，完成气体交换；另一类是发自胸主动脉的支气管支，是肺的营养血管。

（5）肝的动脉：发自肝总动脉的肝固有动脉，至肝门附近分为左、右两支，分别进入肝左、右叶。胆囊的动脉多发自肝固有动脉的右支，经胆囊三角分布到胆囊。

（6）胃的动脉：起自腹腔干的胃左动脉供应贲门及胃小弯处的胃壁；起自肝固有动脉或肝总动脉的胃右动脉，供应胃小弯处的胃壁；起自胃十二指肠动脉的胃网膜右动脉和起自脾动脉的胃网膜左动脉，供应胃大弯处的胃壁；起自脾动脉的胃短动脉，供应胃底的前、后壁；起自脾动脉的胃短动脉，供应胃体后壁上份偏小弯侧、贲门部后壁或胃底后壁；左膈下动脉也可供应胃底上部和贲门。胃左、右动脉间及胃网膜左、右动脉间存在动脉吻合。

（7）肾上腺的动脉：包括起自膈下动脉的肾上腺上动脉；起自主动脉腹部的肾上腺中动脉；起自肾动脉的肾上腺下动脉。

（8）直肠的动脉：包括起自肠系膜下动脉的直肠上动脉，供应直肠齿状线以上的部分；起自髂内动脉或阴部内动脉的直肠下动脉，分布于直肠下部；起自阴部内动脉的肛动脉，分布于肛管（齿状线以下）及肛门内、外括约肌。

（9）膀胱的动脉：包括起自脐动脉的膀胱上动脉，分布至膀胱尖和体的大部分；起自髂内动脉的膀胱下动脉，分布至膀胱底。

（10）卵巢的动脉：由起自腹主动脉的卵巢动脉和子宫动脉的卵巢支分布。

（张卫光）

测 试 题

一、名词解释

1. 动脉　2. 动脉韧带　3. 掌深弓　4. 主动脉小球　5. 颈动脉鞘

二、填空题

1. 主动脉可根据其行程分为＿＿＿＿、＿＿＿＿和＿＿＿＿。

2. 主动脉弓凸侧发出的3个分支从右向左依次是＿＿＿＿、＿＿＿＿和＿＿＿＿。

3. 供应甲状腺的动脉主要有＿＿＿＿和＿＿＿＿动脉；它们分别起自＿＿＿＿和＿＿＿＿。

4. 脑膜中动脉发自＿＿＿＿动脉，向上穿＿＿＿＿进入颅腔，分布至硬脑膜，其＿＿＿＿支经过颅骨翼点的内面。

5. 颞浅动脉起于＿＿＿＿动脉，在＿＿＿＿位置表浅，为摸脉点和压迫止血点。

6. 椎动脉起自＿＿＿＿动脉，向上穿＿＿＿＿，再经＿＿＿＿入颅腔。

7. 上肢的动脉主干有＿＿＿＿、＿＿＿＿、＿＿＿＿和＿＿＿＿。

8. 在肘窝偏上方，肱动脉位于_____肌腱的_____侧，是测量血压的听诊部位。

9. 掌浅弓由_____和_____吻合而成；掌深弓由_____和_____吻合而成。

10. 腹主动脉不成对的脏支有_____、_____和_____。

11. 腹腔干的分支有_____、_____和_____。

12. _____动脉穿膈肌的主动脉裂孔，移行为_____动脉。

13. 肝固有动脉分为_____、_____和_____三个分支。

14. 供应横结肠的动脉主要是_____；供应阑尾的动脉起自是_____；供应盲肠的动脉是_____。

15. 胆囊动脉多发自肝固有动脉的_____支。胰十二指肠上、下动脉分别发自_____和_____。

16. 肠系膜下动脉的分支有_____、_____和_____动脉。

17. 右肾动脉比左肾动脉_____。

18. 下肢的动脉主干有 _____、_____、_____、和_____。

19. 足背动脉是_____动脉的直接延续，经_____肌腱的_____侧前行。

20. 足底弓是由_____与_____吻合构成的。

三、选择题

A 型题

1. 体循环动脉起自
   A. 左心房
   B. 左心室
   C. 右心房
   D. 右心室
   E. 主动脉前庭

2. 有关体循环的血管的说法错误的是
   A. 动脉起自左心室
   B. 胸主动脉穿主动脉裂孔
   C. 腹主动脉分为左右髂总动脉
   D. 上腔静脉开口于左心房
   E. 动脉输送含氧丰富的动脉血

3. 属于升主动脉部的分支是
   A. 头臂干
   B. 食管（动脉）支
   C. 支气管（动脉）支
   D. 肋间后动脉
   E. 冠状动脉

4. 主动脉弓靠右侧发出的第 1 个分支是

A. 右颈总动脉
B. 右锁骨下动脉
C. 头臂干
D. 左颈总动脉
E. 左锁骨下动脉

5. 颈内动脉
   A. 左侧起自头臂干
   B. 营养脑和视器
   C. 经枕骨大孔入颅腔
   D. 颅外分支营养甲状腺
   E. 被包于颈血管鞘内

6. 脑膜中动脉发自
   A. 颈内动脉
   B. 颈外动脉
   C. 上颌动脉
   D. 颞浅动脉
   E. 下颌动脉

7. 不是颈外动脉的分支的是
   A. 甲状腺下动脉
   B. 甲状腺上动脉
   C. 面动脉

D. 舌动脉

E. 颞浅动脉

8. 进入颅内并营养颅内结构的动脉有

    A. 颈内、外动脉及锁骨下动脉

    B. 颈内动脉及锁骨下动脉

    C. 颈内、外动脉

    D. 颈内动脉

    E. 颈内动脉及椎动脉

9. 颈动脉窦

    A. 位于颈内和颈外动脉的分叉处

    B. 是化学感受器

    C. 是压力感受器

    D. 可反射性引起心跳加快

    E. 可反射性引起血压升高

10. 颈动脉小球

    A. 位于颈内动脉起始处

    B. 是压力感受器

    C. 是化学感受器

    D. 可反射性的使呼吸减慢

    E. 可反射性的使呼吸变浅

11. 面动脉

    A. 起自甲状软骨上缘

    B. 经口角内侧缘

    C. 上行到内眦

    D. 面动脉分支还分布在额部

    E. 面动脉分出脑膜中动脉

12. 椎动脉

    A. 起自颈总动脉

    B. 穿第 7～1 颈椎横突孔上行

    C. 经枕骨大孔入颅腔

    D. 在起始部发出甲状颈干

    E. 经颈动脉管入颅腔

13. 有关锁骨下动脉说法错误的是

    A. 右侧起自头臂干

    B. 左侧起自主动脉弓

    C. 至第一肋外缘延续为腋动脉

    D. 主要营养下肢

    E. 在前斜角肌内侧发出椎动脉

14. 肱动脉在肘窝的摸脉点在

    A. 肱桡肌内侧

    B. 肱桡肌外侧

    C. 肱二头肌腱外侧

    D. 肱二头肌腱内侧

    E. 喙肱肌内侧

15. 桡动脉在腕部的摸脉位置应在

    A. 桡侧腕屈肌腱与掌长肌腱之间

    B. 掌长肌腱内侧

    C. 拇长伸肌腱外侧

    D. 桡侧腕屈肌腱外侧

    E. 尺侧腕屈肌的外侧

16. 走行于桡神经沟内的动脉是

    A. 桡动脉

    B. 肱动脉

    C. 旋肱后动脉

    D. 肱深动脉

    E. 尺动脉

17. 胸主动脉

    A. 行于脊柱右侧

    B. 在第 10 胸椎高度穿膈的主动脉裂孔

    C. 脏支较壁支粗，分布于气管、支气管和心包等

    D. 壁支较脏支粗，组成 12 对肋间后动脉

    E. 分出的肋间后动脉和肋下动脉主要分布于第 3 肋间隙以下的胸壁和腹壁上部

18. 腹主动脉壁支主要包括

    A. 2 对膈下动脉和 3 对腰动脉

    B. 1 对膈下动脉和 4 对腰动脉

    C. 1 对膈下动脉和 6 对腰动脉

    D. 4 对膈下动脉和 6 对腰动脉

    E. 2 对膈下动脉和 2 对腰动脉

19. 肠系膜下动脉起始部闭塞，可能出现血运障碍的部位是

    A. 十二指肠和胰

    B. 空肠和回肠

    C. 阑尾

    D. 升结肠和横结肠

    E. 降结肠和乙状结肠

20. 睾丸动脉起自
    A. 髂内动脉
    B. 髂外动脉
    C. 髂总动脉
    D. 腹主动脉
    E. 肾动脉

21. 属于腹主动脉发出的成对脏支是
    A. 卵巢动脉
    B. 子宫动脉
    C. 腹腔干
    D. 膀胱上动脉
    E. 腰动脉

22. 下列是腹腔干的直接分支的是
    A. 肝固有动脉
    B. 胃短动脉
    C. 胃右动脉
    D. 胃左动脉
    E. 胃网膜左动脉

23. 有关肾动脉的说法错误的是
    A. 约平对第1、2腰椎高度起自于
       腹主动脉
    B. 分数支经肾门入肾
    C. 右肾动脉比左肾动脉高
    D. 在进入肾之前发出肾上腺下
       动脉
    E. 有时可有1～2条副肾动脉

24. 睾丸动脉
    A. 在肾动脉发出部稍上方发自腹
       主动脉
    B. 穿经股管
    C. 沿着竖脊肌向外下方走形
    D. 参与精索构成
    E. 发自髂内动脉

25. 分布到胃底的动脉是
    A. 脾动脉
    B. 胃短动脉
    C. 胃左动脉
    D. 胃右动脉
    E. 胃网膜右动脉

26. 胃左动脉

    A. 沿胃大弯走行
    B. 与胃短动脉吻合
    C. 分布于胃小弯侧胃壁
    D. 营养幽门部
    E. 分布于胃大弯侧胃壁

27. 肝固有动脉
    A. 在肝门附近分为左、中、右三
       支入肝
    B. 肝右支分出胆囊动脉
    C. 起始处发出胃左动脉
    D. 在大网膜内走行到幽门上缘
    E. 分出胃十二指肠动脉

28. 胃十二指肠动脉
    A. 在幽门下缘分为胃网膜右动脉
       和胰十二指肠上动脉
    B. 分布于胆囊
    C. 分布于脾
    D. 分布于胃小弯上缘
    E. 仅分布于十二指肠降部

29. 脾动脉的分支是
    A. 胃网膜右动脉
    B. 胃十二指肠动脉
    C. 胃右动脉
    D. 胃网膜左动脉
    E. 胃左动脉

30. 不是肠系膜上动脉分支的是
    A. 空肠动脉
    B. 回肠动脉
    C. 左结肠动脉
    D. 右结肠动脉
    E. 回结肠动脉

31. 阑尾动脉发自
    A. 肠系膜上动脉
    B. 肠系膜下动脉
    C. 右结肠动脉
    D. 回结肠动脉
    E. 左结肠动脉

32. 营养肝的动脉直接发自
    A. 肝总动脉
    B. 肝固有动脉

C. 腹腔干

D. 胃右动脉

E. 胃十二指肠动脉

33. 脾动脉的分支分布范围是

A. 胃、肝、脾

B. 胃、脾、胰

C. 胰和脾

D. 胃、十二指肠和脾

E. 脾、胃底和左肾上腺

34. 肠系膜上动脉根部阻塞完全不引起血运障碍的器官是

A. 十二指肠和胰

B. 空、回肠

C. 升结肠和横结肠

D. 降结肠和乙状结肠

E. 盲肠和阑尾

35. 主要由左结肠动脉供血的器官是

A. 升结肠

B. 横结肠

C. 降结肠

D. 直肠和肛管

E. 乙状结肠

36. 肠系膜下动脉的分支是

A. 阴部内动脉

B. 乙状结肠动脉

C. 直肠下动脉

D. 右结肠动脉

E. 中结肠动脉

37. 子宫动脉起自

A. 髂内动脉

B. 髂外动脉

C. 闭孔动脉

D. 阴部内动脉

E. 髂总动脉

38. 子宫动脉在距子宫颈外侧2cm处行于

A. 输尿管的后下方

B. 输尿管的前上方

C. 输尿管的外侧

D. 与子宫圆韧带伴行

E. 输卵管系膜内

39. 不属于髂内动脉分支的是

A. 子宫动脉

B. 膀胱下动脉

C. 直肠下动脉

D. 卵巢动脉

E. 阴部内动脉

40. 臀上动脉

A. 经梨状肌上孔出骨盆

B. 经梨状肌下孔出骨盆

C. 经闭孔出骨盆

D. 经椎间孔出椎管

E. 经坐骨小孔出骨盆

41. 阴部内动脉

A. 经梨状肌上孔出骨盆

B. 经梨状肌下孔出骨盆

C. 经坐骨小孔出骨盆

D. 发出闭孔动脉

E. 发出子宫动脉

42. 髂外动脉

A. 经腹股沟韧带中点进入股部

B. 延续为胫前动脉

C. 沿着股直肌内侧缘走行

D. 发出腹壁上动脉

E. 发出闭孔动脉

43. 在体表最易摸到股动脉搏动的位置是

A. 腹股沟韧带中、外1/3交点下方

B. 腹股沟韧带中、内1/3交点下方

C. 腹股沟韧带中点下方

D. 腹股沟韧带中点内侧

E. 腹股沟韧带中点外侧

44. 腘动脉在腘窝的下部的分支有

A. 胫总动脉

B. 腓总动脉

C. 胫前动脉

D. 腓浅动脉

E. 腓深动脉

45. 足背动脉的摸脉部位在

A. 内踝前方

B. 外踝前方

C. 内踝后方

D. 外踝后方

E. 内、外踝连线的中点

46. 胫后动脉走行经过

　　A. 内踝前方

　　B. 内踝后方

　　C. 外踝前方

　　D. 外踝后方

　　E. 内、外踝连线的中点

B 型题

　　A. 腹腔干

　　B. 脾动脉

　　C. 锁骨下动脉

　　D. 胃十二指肠动脉

　　E. 肱动脉

　　F. 横结肠

　　G. 胃十二指肠动脉

1. 胃短动脉起自

2. 椎动脉起自

3. 胃左动脉起自

4. 胰十二指肠上动脉起自

5. 桡动脉起自

6. 起自肝总动脉的是

　　A. 肛管

　　B. 直肠

　　C. 卵巢

　　D. 阑尾

　　E. 空肠

7. 由肠系膜上动脉直接发分支供应的器官是

8. 由回结肠动脉分支供应的器官是

9. 由腹主动脉分支供应的器官是

10. 全部由髂内动脉分支供应的器官是

11. 由阴部内动脉分支供应的器官是

12. 肠系膜下动脉和髂内动脉都直接发分支供应的器官是

四、问答题

1. 简述颈总动脉的起始、走行和重要毗邻。

2. 简述锁骨下动脉的起止、走行及其主要分支和分布。

3. 简述进入颅腔的动脉名称、起自的动脉及入颅部位。

4. 简述腹主动脉发出的不成对脏支的名称及营养范围。

5. 简述营养胃的动脉及其起始动脉。

6. 面动脉的起始、走行及营养范围。

7. 子宫动脉的起始、走行、分布及其与输尿管的关系。

8. 简述脾动脉的分支及营养范围。

9. 全身体表可摸到其搏动的动脉名称和部位。

参考答案

一、名词解释

1. 动脉是运送血液离开心室的血管。

2. 连于肺动脉干分叉处偏左侧与主动脉弓下缘之间的纤维组织索称动脉韧带，是胚胎时期动脉导管闭锁后的遗迹。

3. 由桡动脉末端和尺动脉的掌深支吻合而成。位于屈指肌腱深面。

4. 主动脉弓下方，近动脉韧带处有 2~3 个粟粒状小体，称主动脉小球，属化学感受器。

5. 颈总动脉的外侧毗邻颈内静脉，两者之间的后方为迷走神经，三者共同被包在 1 个结缔组织鞘内，称颈动脉鞘。

二、填空题

1. 升主动脉　主动脉弓　降主动脉
2. 头臂干　左颈总动脉　左锁骨下动脉
3. 甲状腺上动脉　甲状腺下动脉　颈外动脉　甲状颈干
4. 上颌　棘孔　前
5. 颈外动脉　外耳门前方
6. 锁骨下　第6～1颈椎横突孔　枕骨大孔
7. 腋动脉　肱动脉　桡动脉　尺动脉
8. 肱二头　内
9. 尺动脉终末支　桡动脉掌浅支　桡动脉末端　尺动脉掌深支
10. 腹腔干　肠系膜上动脉　肠系膜下动脉
11. 胃左动脉　肝总动脉　脾动脉
12. 胸主　腹主
13. 胃右动脉　肝动脉左支　肝动脉右支
14. 中结肠动脉　回结肠动脉　回结肠动脉
15. 肝右　胃十二指肠动脉　肠系膜上动脉
16. 左结肠动脉　乙状结肠动脉　直肠上
17. 长
18. 股动脉　腘动脉　胫前动脉　胫后动脉
19. 胫前　踇长伸肌　外
20. 足底外侧动脉　足背动脉的足底深支

三、选择题

A 型题

1. B　2. D　3. E　4. C　5. B　6. C　7. A　8. E　9. C　10. C　11. C　12. C　13. D　14. D　15. D　16. D　17. E　18. B　19. E　20. D　21. A　22. D　23. C　24. D　25. B　26. C　27. B　28. A　29. D　30. C　31. D　32. B　33. B　34. D　35. C　36. B　37. A　38. B　39. D　40. A　41. B　42. A　43. C　44. C　45. E　46. B

B 型题

1. B　2. C　3. A　4. D　5. E　6. G　7. E　8. D　9. C　10. A　11. A　12. B

四、问答题

1. 左侧颈总动脉发自主动脉弓，右侧发自头臂干。两侧颈总动脉均经胸锁关节后方，沿食管、气管和喉的外侧上行，至甲状软骨上缘高度分为颈内和颈外动脉。颈总动脉的外侧邻颈内静脉，动、静脉之间为迷走神经，三者共同包在结缔组织构成的颈动脉鞘内。

2. 左锁骨下动脉直接起自主动脉弓，右锁骨下动脉发自头臂干。锁骨下动脉从胸锁关节后方斜向外至颈根部，呈弓状经胸膜顶前方，穿斜角肌间隙，至第1肋外缘处延续为腋动脉。锁骨下动脉的主要分支有：①椎动脉，营养脑和脊髓。②胸廓内动脉，分支分布于胸前壁、心包、膈、乳房和腹直肌等。③甲状颈干，主要分支为甲状腺下动脉，分布于甲状腺和喉等。

3. 进入颅腔的动脉有颈内动脉、椎动脉和脑膜中动脉。颈内动脉起自颈总动脉，经颈动脉管入颅腔，营养脑和视器。椎动脉起自锁骨下动脉，经枕骨大孔入颅腔，营养脑和脊髓。脑膜中动脉起自上颌动脉，经棘孔入颅腔，营养硬脑膜。

4. 腹主动脉发出的不成对的脏支有腹腔干、肠系膜上动脉和肠系膜下动脉。腹腔干的主要分支分布于肝、胆囊、胰、脾、胃和十二指肠；肠系膜上动脉主要分支分布于空肠、回肠、盲肠、阑尾、升结肠和横结肠；肠系膜下动脉的主要分支分布于降结肠、乙状结肠和直肠上部。

5. 分布于胃的动脉有：①胃左动脉，起自腹腔干；②胃右动脉，起自肝固有动脉；③胃网膜左动脉，起自脾动脉；④胃网膜右动脉，起自胃十二指肠动脉；⑤胃短动脉，起自脾动脉；⑥胃后动脉，也起自脾动脉。

6. 约平下颌角起始于颈外动脉，发出后向前，经下颌下腺深面，在咬肌前缘处绕过下颌骨下缘至面部，经口角和鼻翼外侧，上行至眼内眦，易名为内眦动脉。面动脉分支分布于面部软组织、下颌下腺和腭扁桃体等处。

7. 子宫动脉起自髂内动脉，沿盆腔侧壁下行，进入子宫阔韧带底部两层腹膜之间走向内，再沿子宫侧缘迂曲上行至子宫底，与卵巢动脉吻合。子宫动脉分支营养子宫、输卵管、卵巢和阴道。子宫动脉在距子宫颈外侧 2cm 处，从输尿管前上方跨过。

8. 脾动脉在胃后方沿胰上缘左行达脾门，分数支入脾，沿途发出数条胰支至胰；在近脾门处还发出胃短动脉和胃网膜左动脉，胃短动分布于胃底，胃网膜左动，沿胃大弯右行，沿途分支分布于胃大弯侧胃壁和大网膜。脾动脉在近脾门处有时还发出胃后动脉，出现率 $60\% \sim 80\%$，经胃分支分布于胃体后壁上部。

9. 面动脉在下颌骨下缘与咬肌前缘交界处位置表浅，在活体可摸到其搏动。活体上，在外耳门前上方可摸到颞浅动脉的搏动。在臂中部肱二头肌内侧可摸到肱动脉的搏动。在肘窝，肱二头肌腱内侧，可摸到肱动脉的搏动。在桡骨下端前方，桡侧腕屈肌腱外侧，可摸到桡动脉的搏动。在腹股沟韧带中点下方，可摸到股动脉的搏动。在踝关节前方，跨长伸肌腱的外侧，可摸到足背动脉的搏动。

（李筱贺）

第三节　静　脉

内容提要

一、概述（静脉特点）

（1）静脉管壁薄、管腔大、数量多，其属支越合越粗；

（2）体循环静脉分深、浅两种。深静脉多与动脉伴行，浅静脉即皮下静脉；

（3）静脉吻合较丰富；

（4）一些静脉有静脉瓣。

二、肺循环的静脉

三、体循环的静脉

（1）上腔静脉系

1）头颈部的主要浅静脉：

面静脉："危险三角"

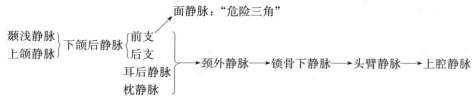

2）上肢的主要浅静脉：

手背静脉网的桡侧 ——→头静脉 ——→腋静脉 ——→锁骨下静脉 ——→头臂静脉 ——→上腔静脉

手背静脉网的尺侧 ——→贵要静脉 ——→肱静脉

（2）下腔静脉系

1）下肢的主要浅静脉：

足背静脉弓内侧 ——→大隐静脉 ——→股动脉 ——→髂外静脉

足背静脉弓外侧 ——→小隐静脉

＊＊大隐静脉的 5 个属支：腹壁浅静脉、阴部外静脉、旋髂浅静脉、股外侧浅静脉、股内侧浅静脉

＊＊睾丸静脉/卵巢静脉

2）肝门静脉系

① 肝门静脉属支：肠系膜上静脉、脾静脉、肠系膜下静脉、胃左静脉、胃右静脉、胆囊静脉、附脐静脉

② 肝门静脉与上、下腔静脉的吻合：

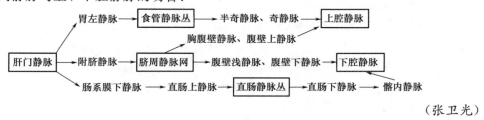

（张卫光）

测试题

一、名词解释

1. 静脉　 2. 静脉瓣　 3. 静脉角

二、填空题

1. 上腔静脉由_____和_____合成。它沿_____右侧垂直下降，注入

_____。它收纳_____、_____和_____等处的静脉血。

2. 头臂静脉由_____与_____汇合而成，汇合处的夹角称为_____。

3. 上肢浅静脉最为恒定的长干有两个：沿上肢外侧上行的是_____，沿上肢内侧上行的是_____。

4. 奇静脉起自_____，沿胸椎体右侧上行，至_____高度弯向前，经右肺根上方汇入_____。它接受来自_____、_____、_____与_____的血液。

5. 下腔静脉由_____与_____会合而成，最后注入_____。

6. 大隐静脉起自足背静脉弓的_____侧，经内踝_____，沿小腿、大腿的_____上行，在_____下方注入_____。

7. 小隐静脉起自_____，经_____后方上行，最后注入_____。

8. 左睾丸静脉汇入_____静脉；右睾丸静脉汇入_____静脉；直肠上静脉汇入_____静脉。

9. 肝门静脉在_____后方由_____和_____汇合而成。

10. 肝门静脉走行于_____韧带内，沿_____和_____（管道）的后方上行至肝门。

11. 肝门静脉系主要收集食管腹段以下的消化管（直肠下部和肛管除外）以及_____、_____和_____等脏器的静脉血。

12. 除了肠系膜上静脉和脾静脉以外，肝门静脉系的主要属支有_____、_____、_____和附脐静脉。

三、选择题

A 型题

1. 静脉角位于
   A. 颈内、外静脉汇合处
   B. 左、右头静脉汇合处
   C. 锁骨下静脉与颈内静脉汇合处
   D. 髂内、外静脉汇合处
   E. 任何静脉属支之间的夹角

2. 上腔静脉
   A. 上腔静脉由两侧头臂静脉汇合形成
   B. 上腔静脉位于升主动脉的后方
   C. 上腔静脉除头臂静脉并无属支
   D. 上、下腔静脉系之间无交通
   E. 上腔静脉向下注入右心房腔静脉窦

3. 关于奇静脉的说法错误的是
   A. 起自左腰升静脉
   B. 接受半奇静脉等的静脉血
   C. 注入上腔静脉
   D. 行于主动脉的右侧

E. 连接上、下腔静脉系

4. 颈内静脉
   A. 在颈动脉鞘内与颈内动脉和迷走神经伴行
   B. 与头静脉汇合成上腔静脉
   C. 与头臂静脉汇合成上腔静脉
   D. 是颅内乙状窦的延续
   E. 仅收集颅内的静脉血

5. 面静脉
   A. 在口角平面以上通常无静脉瓣
   B. 注入颈外静脉
   C. 直接与海绵窦相通
   D. 在下颌角下方与下颌后静脉后支汇合
   E. 主干走行在危险三角区内

6. 颈外静脉
   A. 由颞浅静脉与上颌静脉合成
   B. 与颈外动脉伴行
   C. 收纳颈外动脉供应区的静脉血

D. 由下颌静脉后支与耳后静脉和枕静脉汇合而成

E. 注入颈总静脉

7. 走行在三角肌胸大肌间沟内的静脉是

A. 贵要静脉

B. 头静脉

C. 锁骨下静脉

D. 颈外静脉

E. 肱静脉

8. 肾静脉

A. 走行在肾动脉后方

B. 左肾静脉比右肾静脉长

C. 走行于肾盂前方

D. 右肾静脉比左肾静脉长

E. 左、右卵巢静脉分别汇入左、右肾静脉

9. 下腔静脉

A. 由左右髂内静脉汇合而成

B. 经肝左纵沟后份上行

C. 行于腹主动脉的左侧

D. 接受肝门静脉

E. 穿膈肌腔静脉裂孔入右心房

10. 肝静脉

A. 在肝门出肝

B. 在肝门入肝

C. 在腔静脉沟处出肝

D. 在腔静脉沟处入肝

E. 分为肝右静脉和肝左静脉两支

11. 肝门静脉

A. 收集全部腹腔脏器的静脉血

B. 注入下腔静脉

C. 注入肝静脉

D. 与肝总动脉伴行

E. 无静脉瓣

12. 肝门静脉

A. 收集腹腔内全部不成对脏器的静脉血

B. 收集腹腔内成对脏器的静脉血

C. 多由肠系膜上、下静脉合成

D. 多由肠系膜下静脉和脾静脉合成

E. 多由肠系膜上静脉和脾静脉合成

13. 属于肝门静脉系属支的是

A. 肝静脉

B. 肾静脉

C. 肠系膜下静脉

D. 卵巢静脉

E. 子宫静脉

14. 肝门静脉走行于

A. 肠系膜内

B. 大网膜内

C. 网膜囊内

D. 肝十二指肠韧带内

E. 肝胃韧带内

15. 大隐静脉走行经过

A. 内踝前方

B. 内踝后方

C. 外踝前方

D. 外踝后方

E. 内、外踝连线的中点前方

16. 大隐静脉

A. 起于足背静脉弓外侧

B. 为下肢的深静脉

C. 沿小腿、膝关节和大腿内侧上行

D. 穿收肌腱裂孔注入股静脉

E. 伴股神经走行

17. 不属于大隐静脉属支的是

A. 腹壁浅静脉

B. 腹壁下静脉

C. 阴部外静脉

D. 股外侧浅静脉

E. 股内侧浅静脉

18. 自大隐静脉脱落的栓子沿血流最后会栓塞于

A. 心

B. 肺

C. 脑

D. 肝

E. 肾

B 型题

A. 奇静脉

B. 肘正中静脉

C. 颈内静脉

D. 头臂静脉

E. 颈外静脉

1. 沟通上、下腔静脉的是

2. 属于锁骨下静脉属支的是

3. 临床上最常用的采血静脉是

A. 左肾静脉

B. 翼静脉丛

C. 肠系膜上静脉

D. 肠系膜下静脉

E. 头臂静脉

4. 直接注入下腔静脉的是

5. 与颅内海绵窦相交通的是

6. 属于肝门静脉直接属支的是

四、问答题

1. 上腔静脉的合成和走行如何？它收纳的静脉有哪些？主要收受哪些部位的静脉血？

2. 上肢较为恒定的浅静脉有哪些？它们各自的起始、走行及注入深静脉的部位如何？

3. 简述大隐静脉的起始、走行和注入部位，并写出其末段收纳的主要属支的名称。

4. 肝门静脉在结构上有何特点？主要收集哪些器官的血液？

5. 肝门静脉脉的合成、走行如何？有哪些主要属支？

6. 肝门静脉系和上、下腔静脉系的吻合部位有哪些？有何功能意义？

7. 请用你所学过的解剖学知识解释临床上肝硬化肝门静脉高压患者常出现的呕血、便血和脐周静脉曲张等现象的成因。

8. 临床上常由静脉注入药物治疗胆囊炎症。若采取贵要静脉注药，请说明药物随循环到达胆囊的途径和最终经尿液排出体外的途径。

9. 口服抗生素类药物经何途径到脑？

参考答案

一、名词解释

1. 静脉是运送血液回流至心房的血管。

2. 静脉瓣是静脉血管内膜向腔内突出形成的皱襞，形似半月形的小袋，其袋口朝向心脏，血液顺流时瓣膜贴于管壁，血液逆流时，小袋内充满血液，瓣膜间互相闭合，可防止血液逆流。

3. 颈内静脉和锁骨下静脉汇合处的夹角称静脉角，是淋巴导管注入静脉的部位。

二、填空题

1. 左头臂静脉　右头臂静脉　升主动脉　右心房　头颈部　上肢　胸壁

2. 颈内静脉　锁骨下静脉　静脉角

3. 头静脉　贵要静脉

4. 右腰升静脉　第 4 胸椎体　上腔静脉　右肋间后静脉　食管静脉　支气管静脉　半奇静脉

5. 右髂总静脉　左髂总静脉　右心房

6. 内　前（前上）方　内侧　耻骨结节　股静脉

7. 足背静脉弓外侧　外踝　腘静脉

8. 左肾　下腔　肠系膜下

9. 胰头　肠系膜上静脉　脾静脉

10. 肝十二指肠　肝固有动脉　胆总管

11. 胰　脾　胆囊

12. 肠系膜下静脉　胃左静脉　胃右静脉　胆囊静脉

三、选择题

A 型题

1. C　2. A　3. A　4. D　5. A　6. D　7. B　8. B　9. E　10. C　11. E　12. E　13. C　14. D　15. A　16. C　17. B　18. B

B 型题

1. A　2. E　3. B　4. A　5. B　6. C

四、问答题

1. 上腔静脉由左、右头臂静脉汇合而成，沿升主动脉右侧垂直下行注入右心房，它收纳的静脉主要为奇静脉。上腔静脉主要收集头、颈、上肢、胸壁和除心、肺以外的胸部脏器的静脉血。

2. 上肢较为恒定的浅静脉有头静脉、贵要静脉和肘正中静脉。头静脉起自手背静脉网桡侧，沿前臂桡侧、肱二头肌外侧上行，经三角肌胸大肌间沟穿深筋膜注入腋静脉或锁骨下静脉。贵要静脉起自手背静脉网尺侧，沿前臂尺侧上行，肘部转至前面，再沿肱二头肌内侧上行，至臂中部，穿深筋膜注入肱静脉。肘正中静脉肘窝皮下的斜行静脉干，连接头静脉与贵要静脉。

3. 大隐静脉起自足背静脉弓的内侧，经内踝前方、沿小腿、膝关节和大腿内侧上行，至耻骨结节下外方 3～4cm 处，穿大腿阔筋膜的隐静脉裂孔入股静脉。大隐静脉末段收纳的属支有：腹壁浅静脉、股内侧浅静脉、股外侧浅静脉、旋髂浅静脉和阴部外静脉。

4. 肝门静脉不同于一般静脉，其起始端和末端都与毛细血管相连，而且其主干和属支内缺乏静脉瓣，因此，肝门静脉压力过高时，血液可发生倒流。肝门静脉收集食管腹段、胃、小肠、大肠（直肠下部和肛管除外）、胆囊、胰和脾等脏的静脉血。

5. 肝门静脉由肠系膜上静脉和脾静脉在胰头后方汇合而成，上行经肝十二指肠韧带进入肝门。肝门静脉的主要属支有：肠系膜上静脉、肠系膜下静脉、脾静脉、胃左静脉、胃右静脉、胆囊静脉和附脐静脉。

6. 肝门静脉系与上、下腔静脉系间的吻合部位有：①食管静脉丛，使肝门静脉系的胃左静脉属支与上腔静脉系中奇静脉的属支间相互吻合交通。②直肠静脉丛，使肝门静脉系的肠系膜下静脉属支与下腔静脉系的髂内静脉的属支间相互吻合交通。③脐周静脉网，使门静脉系的附脐静脉与上腔静脉系的腹壁上静脉和胸腹壁静脉间相互吻合，或者与下静脉系的腹壁下静脉和腹壁浅静脉间相互吻合。正常情况下，吻合支细小，血流量少。当肝门静脉回流受阻时，则通过上述吻合途径形成侧支循环，流入上、下腔静脉。

7. 肝门静脉与上、下腔静脉之间可通过 3 条途径相互交通，分别为：食管静脉丛、直肠静脉丛和脐周静脉网。①食管静脉丛途径：肝门静脉通过胃左静脉、食管静脉丛与上腔静脉系的奇静脉和半奇静脉交通。②直肠静脉丛途径：肝门静脉通过肠系膜下静脉、直肠上静脉、直肠静脉丛与下腔静脉系的直肠下静脉和肛静脉交通。③脐周静脉网途径：肝门静脉通过附脐静脉、脐周静脉网与上腔静脉系的腹壁上静脉、胸腹壁静脉和下腔静脉系的腹壁下静脉、腹壁浅静脉交通。

由于肝门静脉缺少瓣膜，故当肝门静脉内的血液压力增高时，血液回流受阻，甚至反流，从而引起肝门静脉与上、下腔静脉间的交通开放，导致原本经肝门静脉回流的血液经吻合支流入腔静脉系，从而引起吻合静脉扩张（曲张），乃至破裂出血。当上述曲张的食管静脉丛血管破裂将引起呕血；当曲张的直肠静脉丛破裂将引起便血；若肝门静脉经脐周静脉网途径与上、下腔静脉形成交通则出现脐周静脉丛曲张。

8. 经肘正中静脉注射后药物依次经过贵要静脉、肱静脉、腋静脉、锁骨下静脉、头臂静脉、上腔静脉、右心房、右心室、肺动脉、肺毛细血管、肺静脉、左心房、左心室、主动脉、腹腔干、肝总动脉、肝固有动脉、肝动脉右支最后经胆囊动脉到达胆囊。

经尿液排出途径与贵要静脉至主动脉上述途径相同，自主动脉再向下依次经过：肾动脉、肾小球毛细血管、肾小囊、肾小管、肾小盏、肾大盏、肾盂、输尿管、膀胱最后经尿道排出体外。

9. 药物经小肠吸收进入肠系膜上静脉→肝门静脉→肝血窦→肝静脉→下腔静脉→右心房→右心室→肺动脉干→左、右肺动脉→肺泡毛细血管→肺静脉→左心房→左心室→升主动脉→主动脉弓→头臂干→ ┤右颈总动脉→右颈内动脉→脑
┤右锁骨下动脉→右椎动脉→脑
┤左颈总动脉→左颈内动脉→脑
┤左锁骨下动脉→左椎动脉→脑

（季晓君　杨　喜）

第十章　淋巴系统

内容提要

淋巴系统由淋巴管道、淋巴器官和淋巴组织组成，其中淋巴管道中流的是淋巴。

一、淋巴管道

（1）毛细淋巴管

（2）淋巴管

（3）淋巴干：左右颈干、左右锁骨下干、左右支气管纵隔干、左右腰干、肠干。

（4）淋巴导管

1）胸导管

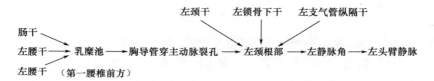

2）右淋巴导管：汇集右颈干、右锁骨下干、右支气管纵隔干的淋巴（即右侧上半身）。

二、淋巴组织

三、淋巴器官

（1）人体各部主要的淋巴管和淋巴结

1）头颈部的淋巴管和淋巴结

下颌下淋巴结：收集头面部的淋巴，注入颈干。

锁骨上淋巴结：收集颈根部的淋巴，注入颈干。

2）上肢的淋巴管和淋巴结

腋淋巴结：收集上肢、胸前壁、乳房的淋巴，注入锁骨下干。按位置可分为外侧、胸肌、肩胛下、中央和腋尖 5 群淋巴结。

3）胸部的淋巴管和淋巴结

肺门淋巴结：收集肺的淋巴，注入支气管纵隔干。

4）腹部的淋巴管和淋巴结

5）盆部的淋巴管和淋巴结

6）下肢的淋巴管和淋巴结

腹股沟浅淋巴结：腹股沟韧带和大隐静脉周围，收集下肢浅淋巴，注入腹股沟深淋巴结。

腹股沟深淋巴结：股静脉周围，收集下肢的淋巴，注入腰干。

（2）脾：形态：脾门、脾切迹、副脾。

位置及毗邻

（3）胸腺：形态及位置

四、人体部分器官的淋巴引流

（1）食管

①食管颈部的淋巴注入气管旁淋巴结和颈外侧下深淋巴结。②食管胸部的淋巴除注入纵隔后淋巴结外，胸上部的淋巴注入气管旁淋巴结和气管支气管淋巴结，胸下部的淋巴注入胃左淋巴结。③食管腹部的淋巴注入胃左淋巴结。食管的部分淋巴管注入胸导管。

（2）胃

胃的淋巴引流方向有4个：①胃底右侧部、贲门部和胃体小弯侧的淋巴注入胃上淋巴结；②幽门部小弯侧的淋巴注入幽门上淋巴结；③胃底左侧部、胃体大弯侧左侧部的淋巴注入胃网膜左淋巴结、胰淋巴结和脾淋巴结；④胃体大弯侧右侧部和幽门部大弯侧淋巴注入胃网膜右淋巴结和幽门下淋巴结。各淋巴引流范围的淋巴管之间存在丰富的交通。

（3）肺

肺浅淋巴管位于胸膜脏层深面，肺深淋巴管位于肺小叶间结缔组织内、肺血管和支气管的周围。浅、深淋巴管之间存在交通，注入肺淋巴结和支气管肺淋巴结。通过淋巴管，肺的淋巴依次由肺淋巴结、支气管肺淋巴结、气管支气管淋巴结和气管旁淋巴结引流。肺下叶下部的淋巴注入肺韧带处的淋巴结，其输出淋巴管注入胸导管或腰淋巴结。左肺上叶下部和下叶的部分淋巴注入右气管支气管淋巴结上群和右气管旁淋巴结。

（4）肝

肝浅淋巴管位于肝被膜的结缔组织内。肝膈面的浅淋巴管多经镰状韧带和冠状韧带注入膈上淋巴结和肝淋巴结，部分淋巴管注入腹腔淋巴结和胃左淋巴结。冠状韧带内的部分淋巴管注入胸导管。肝脏面浅淋巴管注入肝淋巴结。深淋巴管位于门管区和肝静脉及其属支的周围，沿静脉出肝，注入肝淋巴结、腹腔淋巴结和膈上淋巴结。肝浅、深淋巴管之间存在丰富的交通。

（5）直肠

齿状线以上的淋巴管走行有4个方向：①沿直肠上血管上行，注入直肠上淋巴结；②沿直肠下血管行向两侧，注入髂内淋巴结；③沿肛血管和阴部内血管进入盆腔，注入髂内淋巴结；④少数淋巴管沿骶外侧血管走行，注入骶外侧淋巴结。齿状线以下的淋巴管注入腹股沟浅淋巴结。

（6）子宫

子宫的淋巴引流方向较广。子宫底和子宫体上部的淋巴管：沿卵巢血管上行，注入腰淋巴结；沿子宫圆韧带穿腹股沟管，注入腹股沟浅淋巴结。子宫体下部和子宫颈的淋巴管：沿子宫血管行向两侧，注入髂内、外淋巴结；经子宫主韧带注入闭孔淋巴结；沿骶子宫韧带向后注入骶外侧淋巴结和骶正中淋巴结。

（张卫光）

测 试 题

一、名词解释

1. 局部淋巴结　2. 右淋巴导管　3. 乳糜池　4. 胸导管　5. 脾切迹

二、填空题

1. 淋巴系统由_____、_____和_____组成。

2. 淋巴管道中的_____以膨大的盲端起始于组织间隙，在向心的流动中逐渐汇合成_____、_____、和_____，最后于_____处汇入静脉。

3. 全身九条淋巴干包括成对的_____、_____、_____、_____和单一的_____。

4. 汇入右淋巴导管的淋巴干有_____、_____和_____最后注入_____。

5. 乳糜池由_____、_____和_____（淋巴干）汇合而成。

6. 胸导管在注入左静脉角之前收纳_____干、_____干和_____干的淋巴液。它收集约占人体_____部位的淋巴。

7. 腹股沟浅淋巴结可分为上、下两群，其中上群主要收集_____、_____、_____和_____（部位）的浅淋巴。

8. 脾属于_____，其长轴与_____肋一致，脾大时，临床触诊的标志是_____。

9. _____、_____和_____淋巴结的输出管组成肠干。

10. 腘淋巴结收纳_____和_____的浅淋巴管，以及_____和_____的深淋巴。

三、选择题

A 型题

1. 毛细淋巴管起自
   A. 小动脉
   B. 小静脉
   C. 毛细血管
   D. 组织间隙
   E. 动静脉吻合处

2. 以下何者不属于胸导管的收纳范围
   A. 左上半身
   B. 右上半身
   C. 左下半身

   D. 右下半身
   E. 左侧肺

3. 下列哪个结构的淋巴不经右淋巴导管流回静脉
   A. 右腰干
   B. 右颈干
   C. 右锁骨下干
   D. 右支气管纵隔干
   E. 右侧头面部

4. 胸导管注入
   A. 左静脉角

B. 右静脉角

C. 左头臂静脉

D. 上腔静脉

E. 右头臂静脉

5. 右淋巴导管

   A. 由右腰干和右肠干合成

   B. 穿主动脉裂孔入胸腔，行于胸主
      动脉右侧

   C. 收纳右半身的淋巴

   D. 注入右静脉角

   E. 长约 3cm

6. 胸导管

   A. 由左、右腰干和左、右肠干合成

   B. 起始部位于腹主动脉前方

   C. 经主动脉裂孔入胸腔

   D. 沿食管前方上行

   E. 注入右静脉角

7. 为单一淋巴干的是

   A. 颈干

   B. 支气管纵隔干

   C. 锁骨下干

   D. 腰干

   E. 肠干

8. 乳糜池位于

   A. 第 1 腰椎体前面

   B. 第 2 腰椎体前面

   C. 第 3 腰椎体前面

   D. 第 2~3 腰椎体前面

   E. 第 12 胸椎体前面

9. 腹股沟浅淋巴结下群不收纳浅淋巴
的范围是

   A. 大腿前部的浅淋巴

   B. 大腿后部的浅淋巴

   C. 小腿前部的浅淋巴

   D. 小腿后外侧部的浅淋巴

   E. 足内侧缘浅淋巴

10. 有关头颈部的淋巴结的描述，错误
的是

   A. 头颈部的淋巴结多位于头颈交
      界处，其输出管直接或间接汇

入颈外侧深淋巴结

B. 颈外侧浅淋巴结主要沿颈外静
   脉排列

C. 颈外侧浅淋巴结的输出管注入
   颈外侧深淋巴结

D. 颈外侧深淋巴结多沿颈内静脉
   排列

E. 颈外侧深淋巴结的输出管汇合
   成锁骨下干

11. 有关上肢淋巴结的描述，错误的是

   A. 上肢浅淋巴管与上肢浅静脉
      伴行

   B. 上肢深淋巴管与上肢深血管
      伴行

   C. 上肢浅、深淋巴结的输出管均
      注入腋淋巴结

   D. 上肢的淋巴管浅、深淋巴管均
      直接或间接注入腋淋巴结

   E. 腋淋巴结的输出管汇合成颈干

12. 有关腹壁的淋巴结的描述，错误
的是

   A. 脐平面以上的腹前壁的淋巴管
      一般注入腋淋巴结

   B. 脐平面以下的腹前壁的浅淋巴
      管一般注入腹股沟浅淋巴结

   C. 腹后壁的淋巴管注入腰淋巴结

   D. 腰淋巴结的输出管汇合成左、
      右腰干

   E. 以上均不正确

13. 肠系膜下淋巴结

   A. 沿肠系膜下动脉的分支排列

   B. 收纳横结肠的淋巴

   C. 收纳降结肠至直肠上段的淋巴

   D. 其输出管即肠干

   E. 收纳升结肠的淋巴

14. 脾的形态和位置

   A. 大部分位于左季肋区，小部分
      位于腹上区

   B. 长轴与第 12 肋一致

   C. 左肋弓下能触及

D. 上缘锐利有 2～3 个脾切迹

E. 膈面中央有脾门

15. 胸腺

    A. 位于前纵隔内

    B. 具有一定的外分泌功能

    C. 成人胸腺相对较大

    D. 新生儿和幼儿的胸腺相对较大

    E. 胸腺一般分为左、右完全对称的两叶

B 型题

    A. 下颌下淋巴结

    B. 颏下淋巴结

    C. 腋淋巴结

    D. 腹股沟浅淋巴结

    E. 腹股沟深淋巴结

1. 舌尖的淋巴引流入

2. 面部危险三角区的淋巴引流入

3. 乳腺外侧部的淋巴引流入

4. 沿股静脉排列的淋巴结是

5. 沿大隐静脉上端排列的淋巴结是

    A. 胸腺

    B. 脾

    C. 胸导管

    D. 右淋巴导管

    E. 淋巴结

6. 具有储血功能的器官是

7. 兼有内分泌功能的淋巴器官是

8. 对淋巴液有过滤作用的是

9. 注入左静脉角的是

10. 注入右静脉角的是

    A. 左、右腰干

    B. 左、右颈干

    C. 左、右锁骨下干

    D. 左、右支气管纵隔干

    E. 肠干

11. 腹腔中不成对脏器的淋巴回流经过

12. 上肢及部分胸壁的淋巴回流经过

13. 下肢、盆部、腹腔成对脏器的淋巴回流经过

14. 头颈部的淋巴回流经过

15. 胸腔脏器及部分胸、腹壁的淋巴

    A. 长轴与第 10 肋一致

    B. 使骨髓的淋巴细胞转化成 T 淋巴细胞

    C. 产生淋巴细胞和浆细胞

    D. 以盲端起始于组织间隙

    E. 结构与静脉相似，瓣膜较多

16. 淋巴管

17. 毛细淋巴管

18. 淋巴结

19. 脾

20. 胸腺

    A. 输出淋巴管注入腰淋巴结

    B. 收纳空肠、回肠、阑尾等部位的淋巴

    C. 收纳降结肠的淋巴

    D. 收纳肝、脾、胃等区域的淋巴

    E. 收纳腹后壁的淋巴

21. 腰淋巴结

22. 腹腔淋巴结

23. 肠系膜上淋巴结

24. 肠系膜下淋巴结

25. 髂总淋巴结

四、问答题

1. 简述胸导管的起始、行程和收纳范围。

2. 淋巴结的配布规律及主要。

3. 了解局部淋巴结的位置、收纳范围、淋巴流向的临床意义。

4. 简述右淋巴导管的起始、收纳范围和注入部位。

5. 简述腋淋巴结的分群、位置和淋巴流向。

参考答案

一、名词解释

1. 局部淋巴结：人体某个器官或某一区域的淋巴常汇至一定部位的淋巴结，这些淋巴结被称为这个器官或区域的局部淋巴结（临床上称哨位淋巴结）。当身体某器官或部位发生病变时，细菌、病毒或癌细胞等可沿淋巴管到达相应的局部淋巴结，引起局部淋巴结肿大。

2. 右淋巴导管：由右颈干、右支气管纵隔干和右锁骨下干汇合而成，注入右静脉角。收集全身 1/4 的淋巴液。

3. 乳糜池：通常位于第 1 腰椎前面，呈囊状膨大，由左、右腰干和肠干汇合而成，是胸导管的起始处。

4. 胸导管：是全身最大的淋巴导管，长约 30～40cm，管径 2～5mm，起自乳糜池，穿经膈的主动脉裂孔入胸腔，在第 4～6 胸椎平面转向左侧，注入左静脉角，收纳全身 3/4 部位的淋巴，即左侧头颈、左上肢、左半胸壁、左半心、左肺、腹部、盆部、双下肢的淋巴。

5. 脾切迹：脾的上缘较锐，有 2～3 个切迹，称脾切迹，脾大时，是触诊脾的标志。

二、填空题

1. 淋巴管道　淋巴器官　淋巴组织
2. 毛细淋巴管　淋巴管　淋巴干　淋巴导管　静脉角
3. 颈干　锁骨下干　支气管纵隔干　腰干　肠干
4. 右颈干　右锁骨下干　右支气管纵隔干　右静脉角
5. 左腰干　右腰干　肠干
6. 左颈　左锁骨下　左支气管纵隔　3/4
7. 腹前壁下部　臀部　会阴部　外生殖器
8. 淋巴器官　第 10　脾切迹
9. 腹腔　肠系膜上　肠系膜下
10. 足外侧缘　小腿后外侧部　足　小腿

三、选择题

A 型题

1. D　2. B　3. A　4. A　5. D　6. C　7. E　8. A　9. D　10. E　11. E　12. E　13. C　14. D　15. D

B 型题

1. B　2. A　3. C　4. E　5. D　6. B　7. A　8. E　9. C　10. D　11. E　12. C　13. A　14. B　15. D　16. E　17. D　18. C　19. A　20. B　21. E　22. D　23. B　24. C　25. A

四、问答题

1. 胸导管通常起自第 1 腰椎前方的乳糜池，与主动脉一起经膈的主动脉裂孔入胸腔，初行于胸主动脉与奇静脉之间，继在食管后方上行至第 4 或 5 胸椎高度转向左，出胸廓上口达颈根部，注入左静脉角。胸导管收纳左、右腰干、肠干、左颈干、左锁骨下干和左支气管纵隔干的淋巴，即左头颈部、左上肢、左胸部、腹部、盆部和下肢的淋巴，即全身 3/4 的淋巴。

2. 淋巴结常成群分布，有浅、深之分，多数沿血管周围排列，常位于人体较隐蔽的部位，如腋窝、腹股沟等处；在内脏多位于脏器门的附近。淋巴结的主要功能是产生淋巴细胞和抗体，参与人体免疫功能，并且有滤过淋巴液阻止炎症扩散的作用，是人体重要的防御器官之一。

3. 当身体某器官或部位发生病变时，细菌、病毒或癌细胞等可沿淋巴管到达相应的局部淋巴结，此时，淋巴结内细胞增殖，功能增强，引起局部淋巴结肿大。如该淋巴结不能阻止消灭病原体时，则病变可沿淋巴管的流向扩散和转移。

4. 右淋巴导管为一短干，位于右颈根部长约 1～1.5cm。由右颈干、右锁骨下干和右支气管纵隔干汇合而成，注入右静脉角。主要收纳右侧上半身淋巴，即全身 1/4 的淋巴。

5. 腋淋巴结分 5 群。①外侧淋巴结，沿腋静脉排列。②胸肌淋巴结，沿胸外侧血管排列。③肩胛下淋巴结，沿肩胛下血管排列。④中央淋巴结，位于腋窝中央的脂肪组织内。收纳上述三群淋巴结的输出管。⑤尖淋巴结，沿腋静脉近侧段排列，除引流乳房上部的淋巴外，还收纳上述四群淋巴结的输出管。尖淋巴结的输出管组成锁骨下干。

（孔 丽）

感 觉 器

第十一章 视 器

内容提要

一、眼球

由眼球壁和眼球内容物组成。

（1）眼球壁

1）外膜（纤维膜）：角膜和巩膜，角膜缘与巩膜静脉窦。

2）中膜（血管膜）：虹膜、睫状体和脉络膜。

3）内膜（视网膜）：视网膜盲部、视网膜视部。

＊＊眼内肌：瞳孔括约肌、瞳孔开大肌（调节瞳孔的大小）、睫状肌（调节晶状体）。

＊＊视神经盘/视神经乳头与盲点，黄斑与中央凹（感光辨色最敏锐），眼轴与视轴。

（2）眼球内容物

1）房水：眼压与青光眼。

＊＊房水循环：睫状体产生房水→眼球后房→瞳孔→眼球前房→前房角（虹膜角膜角）→巩膜静脉窦→眼静脉

2）晶状体：老视、白内障。

3）玻璃体：飞蚊症。

（3）眼的屈光系统：角膜、房水、晶状体、玻璃体。

二、眼副器

（1）眼睑：眼睑自外向内的层次为：皮肤、皮下组织、肌层（眼轮匝肌）、睑板、睑结膜。

＊＊睫毛腺与麦粒肿，睑板腺与霰粒肿。

（2）结膜：睑结膜、球结膜、穹窿结膜（结膜上、下穹），结膜囊。

（3）泪器：泪腺、泪道（泪小点、泪小管、泪囊、鼻泪管，开口于下鼻道）。

（4）眼球外肌：上、下直肌，上、下斜肌，内、外直肌，上睑提肌。

（5）眶脂体和眼球筋膜

三、眼的血管：

（1）动脉：颈内动脉、眼动脉、视网膜中央动脉，视网膜鼻侧上/下小动脉视，视网膜颞侧上/下小动脉。

（2）静脉：眼上静脉、眼下静脉，汇入面静脉、海绵窦。

（张卫光）

测 试 题

一、名词解释

1. 感觉器　2. 眼轴　3. 巩膜静脉窦　4. 虹膜角膜角　5. 视神经盘　6. 黄斑　7. 眼房
8. 结膜穹窿　9. 屈光系统

二、填空题

1. 视器由_____和_____两部分组成。

2. 眼球壁由外向内分为_____、_____和_____三层。

3. 眼球外膜又叫_____，前 1/6 为_____，后 5/6 为_____。

4. 角膜无色透明，不含_____，但有丰富的_____，所以感觉敏锐，为眼的_____装置之一。

5. 血管膜由前向后可分为_____、_____和_____三部。

6. 调节瞳孔大小的平滑肌有_____和_____。调节晶状体凸度的平滑肌为_____。

7. 眼球壁的中膜内含有丰富的_____和_____，故中膜有_____和_____的作用。

8. 虹膜中央有一圆孔，称为瞳孔，在强光环境中或看远物时，_____肌收缩，瞳孔_____；在弱光环境中或看近物时，_____肌收缩，瞳孔_____。

9. 视网膜贴在_____内面的部分无感光功能，称_____；贴在_____内面的部分有感光功能，称_____。

10. 视网膜的内层排列着三层神经细胞，由外向内依次为_____、_____和_____。

11. 临床上用眼底镜检查一眼底时，可见视神经盘颞侧有一黄色小区，称_____，其中央凹陷叫_____，是感光辨色最_____的部位。

12. 眼球的内容物质包括_____、_____和_____，具有屈光作用。它们和_____，共同组成眼的屈光系统。

13. 眼房被_____分为_____和_____两部分。

14. 晶状体位于_____和_____之间，当晶状体发生混浊而影响视力时，临床上称为_____。

15. 睫状小带连于_____与_____之间。当睫状肌收缩时，睫状小带_____，晶状体的凸度_____。

16. 眼副器包括_____、_____、_____、_____及眶脂体和眼球筋膜。

17. 眼睑的结构由浅至深由_____、_____、_____、_____和

_____组成。

18. 结膜可分为衬于上、下睑内面的_____和覆盖在巩膜前部表面的_____，两者相互移行，其返折处为_____和_____。闭眼时，全部结膜围成的腔隙称为_____。

19. 泪液由_____分泌。后者位于_____，其排泄管开口于_____。

20. 运动眼球的肌有_____、_____、_____、_____、_____和_____。

21. 内直肌瘫痪时，瞳孔偏向_____。上直肌收缩时，瞳孔转向_____方。

22. 眼动脉由_____发出，其中最重要的分支为视网膜中央动脉，它伴视神经进入眼球，在_____处穿入，再分为_____、_____、_____和_____四支，营养视网膜内层。

23. 眼静脉收集眼球及眼副器的静脉血。眼静脉内无静脉瓣，故血液可向后注入_____，向前与_____吻合。

三、选择题

A型题

1. 眼球壁包括
   A. 角膜、脉络膜和视网膜
   B. 外膜、脉络膜和内膜
   C. 纤维膜、血管膜和视网膜
   D. 巩膜、脉络膜和内膜
   E. 角膜、巩膜和视网膜

2. 下列说法错误的是
   A. 角膜神经末梢丰富
   B. 脉络膜血管丰富
   C. 巩膜不含血管，故呈白色
   D. 角膜不含血管
   E. 虹膜内含平滑肌

3. 关于虹膜的叙述，错误的是
   A. 位居眼球血管膜的前部
   B. 瞳孔是位于虹膜中央的圆形的孔
   C. 完全依赖房水获得营养
   D. 分隔眼的前房和后房
   E. 人虹膜的颜色取决于色素的多少，有种族差异

4. 瞳孔的大小
   A. 随眼压的高低而变化
   B. 随光线的强弱而变化
   C. 取决于是睫状肌的舒缩状况
   D. 取决于房水循环的通畅与否

E. 取决于虹膜的血供丰富与否

5. 眼球壁的中膜中，最肥厚的部分是
   A. 虹膜
   B. 睫状体
   C. 脉络膜前部
   D. 脉络膜中部
   E. 脉络膜后部

6. 视网膜
   A. 仅贴于脉络膜内面
   B. 由视锥和视杆细胞、双极细胞和节细胞三层构成
   C. 全层均有感光功能
   D. 紧邻眼球壁内腔的是视锥、视杆细胞层
   E. 最内层为节细胞

7. 视神经乳头
   A. 为调节视力的重要结构
   B. 为视锥和视杆细胞集中之处
   C. 为视网膜节细胞的轴突集中之处
   D. 为感光最敏感的部位
   E. 没有血管出入

8. 视神经盘
   A. 位于黄斑的内上方
   B. 位于黄斑的内下方
   C. 位于黄斑的外上方

D. 位于黄斑的外下方

E. 紧邻黄斑的内侧

9. 有关视神经乳头的描述错误的是

A. 位于视网膜后部的偏内侧

B. 无辨色能力

C. 位于黄斑的鼻侧

D. 中央凹陷处称中央凹

E. 视网膜中央动、静脉由此出入

10. 黄斑

A. 位于视神经乳头鼻侧 3.5mm 处

B. 中央有视网膜中央动脉穿出

C. 感光作用强，但无辨色能力

D. 视网膜节细胞的轴突由此向后穿出眼球壁

E. 其中央凹是感光辨色最敏锐的部位

11. 中央凹

A. 在视神经盘鼻侧 0.35cm 处

B. 位于黄斑外侧 0.35cm 处

C. 外面邻中膜的睫状体

D. 又称盲点

E. 是感光最敏锐的部位

12. 视神经由下列哪种细胞的突起构成

A. 视锥细胞

B. 节细胞

C. 双极细胞

D. 视杆细胞

E. 色素细胞

13. 有关眼球结构功能方面的描述错误的是

A. 屈光装置能控制进入眼球内光线的量

B. 脉络膜有吸收眼球内分散光线的作用

C. 房水对角膜和晶状体有营养作用

D. 角膜有屈光作用

E. 玻璃体有支持视网膜的作用

14. 下列结构中无屈光作用的是

A. 玻璃体

B. 角膜

C. 房水

D. 虹膜

E. 晶状体

15. 晶状体凸度的变化

A. 睫状小带紧张，晶状体凸度增大

B. 睫状小带松弛，晶状体凸度增大

C. 视近物时，晶状体凸度变小

D. 视远物时，晶状体凸度变大

E. 睫状肌收缩，晶状体凸度变小

16. 晶状体位于

A. 虹膜与睫状之间

B. 虹膜与睫状小带之间

C. 虹膜与玻璃体之间

D. 角膜与玻璃体之间

E. 内膜与虹膜之间

17. 晶状体

A. 不含血管和神经

B. 为无色的胶状物质

C. 以睫状小带连于脉络膜的前部

D. 无弹性

E. 无屈光作用

18. 房水

A. 由眼房产生

B. 由虹膜角膜角产生

C. 由巩膜静脉窦产生

D. 由睫状体产生

E. 由晶状体产生

19. 关于眼部疾病描述错误的是

A. 房水循环障碍导致青光眼

B. 晶状体浑浊，临床上称为白内障

C. 玻璃体浑浊，引起"飞蚊症"

D. 晶状体硬化，弹性减弱，俗称"老花眼"

E. 睑板腺排泄受阻，导致麦粒肿

20. 晶状体凸度增大是由于

A. 睫状突后移

B. 睫状肌舒张

C. 睫状肌收缩

D. 瞳孔开大肌收缩

E. 瞳孔括约肌收缩

21. 关于玻璃体的描述错误的是

    A. 是无色透明的胶状物质

    B. 对视网膜起支撑作用

    C. 位于晶状体和视网膜之间

    D. 有折光作用

    E. 若玻璃体浑浊，不影响视力

22. 关于眼球的描述错误的是

    A. 大致呈球形，前面正中点称前极，后面正中点称后极

    B. 通过瞳孔中点至黄斑中央凹的连线称视轴

    C. 通过前、后极的连线称眼轴

    D. 屈光装置仅包括晶状体、房水和玻璃体

    E. 后面偏内侧以视神经连于脑

23. 关于结膜的叙述错误的是

    A. 贴在眼睑后面的是睑结膜

    B. 贴在眼球外膜前部表面的为球结膜

    C. 薄而透明

    D. 富含血管

    E. 闭眼时全部结膜围成一个囊状腔隙

24. 关于泪器的描述错误的是

    A. 泪腺位于泪囊窝内

    B. 泪点在上、下睑缘上

    C. 泪液有防止角膜干燥和冲洗微尘作用

    D. 泪道包括泪点、泪小管、泪囊和鼻泪管

    E. 泪小管开口于泪囊

25. 鼻泪管开口于

    A. 下鼻道

    B. 中鼻道

    C. 上鼻道

    D. 泪囊

    E. 泪点

26. 若瞳孔不能转向外下方，是因为

    A. 下直肌瘫痪

    B. 上直肌瘫痪

    C. 上斜肌瘫痪

    D. 下斜肌瘫痪

    E. 内直肌瘫痪

27. 使瞳孔转向外上方的是

    A. 上直肌

    B. 下直肌

    C. 上斜肌

    D. 下斜肌

    E. 外直肌

28. 瞳孔偏向内侧，可能是哪块肌瘫痪

    A. 外直肌

    B. 内直肌

    C. 下斜肌

    D. 上斜肌

    E. 上直肌

B 型题

    A. 虹膜

    B. 脉络膜

    C. 巩膜

    D. 角膜

    E. 睫状体

1. 构成眼球壁血管膜后部的是

2. 构成纤维膜后部的是

3. 与晶状体凸度变化有关的是

    A. 巩膜

    B. 虹膜

    C. 脉络膜

    D. 角膜

    E. 视网膜

4. 具有屈光作用的是

5. 具有调节进入眼内光线作用的是

6. 具有吸收眼球内分散光线作用的是

7. 具有感光作用是

    A. 双极细胞

    B. 节细胞

    C. 视锥细胞

    D. 色素细胞

E. 视杆细胞

8. 能感受弱光刺激的是

9. 能分辨颜色的是

10. 其突起与脑相连的是

　　A. 晶状体

　　B. 玻璃体

　　C. 睫状体

　　D. 结膜

　　E. 角膜

11. 薄而透明富含血管的是

12. 无色透明、有弹性不含血管的凸透镜状的是

13. 无色透明富含感觉神经末梢不含血管的是

　　A. 晶状体

　　B. 玻璃体

　　C. 睫状体

　　D. 睫状突

　　E. 睫状肌

14. 位于晶状体和视网膜之间的是

15. 紧邻瞳孔后方的是

16. 借小带与晶状体相连的是

17. 收缩或舒张能影响晶状体凸度的是

　　A. 虹膜角膜角

　　B. 眼后房

　　C. 眼前房

　　D. 角膜缘

　　E. 瞳孔

18. 房水产生后首先进入

19. 房水渗入静脉窦的位置是

20. 眼前、后房交通的必经结构是

　　A. 泪腺

　　B. 泪点

　　C. 泪小管

　　D. 泪囊

　　E. 鼻泪管

21. 位于眶上壁前外侧部的是

22. 位于眶内侧壁前部的是

23. 开口于泪囊的是

24. 位于上、下睑缘的是

25. 开口于下鼻道的是

　　A. 上直肌

　　B. 下直肌

　　C. 上睑提肌

　　D. 上斜肌

　　E. 下斜肌

26. 不起于视神经孔周围的是

27. 以细腱通过附于眶内侧壁前上方的纤维滑车的是

28. 不止于眼球的是

　　A. 瞳孔偏向内侧

　　B. 瞳孔偏向外下方

　　C. 瞳孔偏向内上方

　　D. 瞳孔偏向内下方

　　E. 瞳孔偏向外上方

29. 下直肌瘫痪使

30. 上直肌瘫痪使

　　A. 睑板肌

　　B. 睫状肌

　　C. 瞳孔开大肌

　　D. 瞳孔括约肌

　　E. 下斜肌

31. 与聚光作用有关的是

32. 与睑裂大小有关的是

33. 与眼球无关的是

　　A. 白内障

　　B. 飞蚊症

　　C. 老花眼

　　D. 青光眼

　　E. 近视

34. 晶状体浑浊

35. 玻璃体浑浊

36. 晶状体弹性下降

四、问答题

1. 试述房水的产生、循环途径及生理、临床意义。

2. 泪液的分泌及排泄途径如何？

3. 为什么正常眼视近物和远物均很清楚？

4. 光线穿过角膜后，依次经过哪些结构投射至视网膜的感光细胞？后者又如何将光波刺激传入脑内产生视觉？

参考答案

一、名词解释

1. 感觉器是由感受器及其附属结构共同组成，是机体感受刺激的装置。

2. 前极和后极是眼球前、后面的正中点，眼轴是前、后两极的连线。眼轴的过长或过短是近视或远视的成因因素之一。

3. 巩膜静脉窦是在巩膜与角膜交界处的深面的一环形小管，为房水回归静脉的通道。

4. 虹膜角膜角是虹膜与角膜交界处，也称前房角，房水由此渗入巩膜静脉窦。

5. 视神经盘或视神经乳头是在视网膜的后部偏内侧，一圆盘状隆起。

6. 黄斑是在视神经盘颞侧稍下方约 3.5mm 处的一黄色区域，其中央凹陷处称中央凹，是感光和辨色最敏锐的部位。

7. 眼房位于角膜与晶状体、睫状体之间的不规则形腔隙，被虹膜分为前房和后房，彼此借瞳孔相通。眼房内充满房水。

8. 结膜穹窿（简称结膜穹）是睑结膜与球结膜相互折转移行处的间隙，有结膜上穹和结膜下穹。

9. 屈光系统包括房水、晶状体、玻璃体和角膜，它们均具有屈光作用。

二、填空题

1. 眼球　眼副器

2. 外膜　中膜　内膜

3. 纤维膜　角膜　巩膜

4. 血管　感觉神经末梢　屈光

5. 虹膜　睫状体　脉络膜

6. 瞳孔括约肌　瞳孔开大肌　睫状肌

7. 血管　色素细胞　营养眼球内组织　吸收眼球内分散光线

8. 瞳孔括约　缩小　瞳孔开大　开大

9. 虹膜和睫状体　视网膜盲部　脉络膜　视网膜视部

10. 视锥、视杆细胞　双极细胞　节细胞

11. 黄斑　中央凹　敏锐

12. 房水　晶状体　玻璃体　角膜

13. 虹膜　前房　后房

14. 虹膜　玻璃体　白内障

15. 睫状突　晶状体　松弛　增加

16. 眼睑　结膜　泪器　眼球外肌

17. 皮肤　皮下组织　肌层　睑板　睑结膜

18. 睑结膜　球结膜　结膜上穹　结膜下穹　结膜囊

19. 泪腺　眶上壁前外侧部的泪腺窝内　结膜上穹

20. 上直肌　下直肌　内直肌　外直肌　上斜肌　下斜肌

21. 外侧　上内

22. 颈内动脉　视神经盘　视网膜鼻侧上小动脉　视网膜鼻侧下小动脉　视网膜颞侧上小动脉　视网膜颞侧下小动脉

23. 海绵窦　面静脉

三、选择题

A 型题

1. C　2. C　3. C　4. B　5. B　6. E　7. C　8. A　9. D　10. E　11. E　12. B　13. A　14. D　15. B　16. C　17. A　18. D　19. E　20. C　21. E　22. D　23. B　24. A　25. A　26. C　27. D　28. A

B 型题

1. B　2. C　3. E　4. D　5. B　6. C　7. E　8. E　9. C　10. B　11. D　12. A　13. E　14. B　15. A　16. D　17. E　18. B　19. A　20. E　21. A　22. D　23. C　24. B　25. E　26. E　27. D　28. C　29. E　30. B　31. B　32. A　33. A　34. A　35. B　36. C

四、问答题

1. 房水是无色透明的液体，由睫状体分泌产生后，由后房经瞳孔入前房，然后经虹膜角膜角渗入巩膜静脉窦，回归静脉。房水除有屈光作用外，还具有营养角膜、晶状体和维持眼内压的作用。房水经常循环更新，如其循环受阻，则引起眼压增高，影响视力，临床上称青光眼。

2. 泪液由泪腺分泌产生，经开口于结膜上穹的排泄管排出→泪点→泪小管→泪囊→鼻泪管→下鼻道的前部。

3. 外界物体的光线经眼球的屈光装置折射、聚焦到视网膜上，才能形成清晰的物像、看清物体。眼对光线的聚焦主要通过睫状肌的舒缩，调节晶状体的凸度，调整焦距，使物像准确地投射于视网膜上。视近物时，睫状肌收缩，睫状小带松弛，晶状体借自身的弹性，凸度增大，折光能力增强；视远物时，睫状肌舒张，睫状小带紧张，牵拉晶状体周边，从而使之凸度减少，折光能力减弱。通过上述调节作用，近物和远物均能清晰地成像于视网膜上。

4. 光线穿角膜→前房水→瞳孔→后房水→晶状体→玻璃体→视网膜内层→视网膜外层，即色素上皮→刺激视锥细胞和视杆细胞（感光细胞），产生神经冲动→双极细胞→节细胞轴突（视神经）→中枢神经系统产生视觉。

（史树堂　牛小龙）

第十二章　前庭蜗器

内容提要

一、外耳

包括耳廓、外耳道、鼓膜。

＊＊鼓膜：松弛部、紧张部，鼓膜脐，光锥。

二、中耳

（1）鼓室：<u>鼓室六壁</u>

1）上壁：鼓室盖。

2）下壁：颈静脉壁，上方有咽鼓管的开口。

3）前壁：颈动脉壁。

4）后壁：乳突壁，有乳突窦的入口；微隆起。

5）外侧壁：鼓膜。

6）内侧壁：迷路壁：岬、前庭窗、蜗窗、面神经管凸。

＊＊听小骨：锤骨、砧骨、镫骨

＊＊鼓膜张肌和镫骨肌

（2）咽鼓管

（3）乳突小房

三、内耳（迷路）：分骨迷路和膜迷路两部分。

（1）骨迷路

1）前庭：前下方——耳蜗，后上方——骨半规管；外侧壁——鼓室内侧壁，内侧壁——内耳道底。

2）骨半规管：前、后、外半规管，单骨脚与壶腹骨脚（骨壶腹），总骨脚。

3）耳蜗：蜗螺旋管（骨蜗管），蜗轴，骨螺旋板，前庭阶、鼓阶。

（2）膜迷路

1）椭圆囊和球囊：椭圆囊斑、球囊斑——位置觉感受器，感受直线变速运动。

2）膜半规管：壶腹嵴——位置觉感受器，感受旋转运动。

3）蜗管

上壁：前庭膜。

外侧壁：分泌内淋巴。

下壁：又称基底膜或螺旋膜，<u>螺旋器（Corti 器）</u>——听觉感受器。

＊＊内耳有两种淋巴：骨、膜迷路间的外淋巴，膜迷路内的内淋巴。

＊＊内耳有三个螺旋形管道：前庭阶、鼓阶、蜗管。

＊＊声波的空气传导：

声波→耳廓、外耳道→鼓膜→锤、砧、镫骨→前庭窗、骨迷路→外淋巴（前庭阶，蜗孔，蜗阶）→内淋巴→螺旋器→蜗神经→听觉中枢（颞横回）。

（张卫光）

测 试 题

一、名词解释

1. 光锥　2. 螺旋器　3. 壶腹嵴

二、填空题

1. 前庭蜗器包括＿＿＿＿＿和＿＿＿＿＿。

2. 外耳包括＿＿＿＿＿、＿＿＿＿＿和＿＿＿＿＿。

3. 检查成人鼓膜时，需将耳廓拉向＿＿＿＿＿方，使＿＿＿＿＿变直，以便观察到鼓膜。检查儿童鼓膜时，应将耳廓拉向＿＿＿＿＿方。

4. 鼓膜位于＿＿＿＿＿，其中心向内凹陷称＿＿＿＿＿。鼓膜的前上 1/4 部分称为＿＿＿＿＿，后下 3/4 部分称为＿＿＿＿＿。

5. 中耳鼓室位于＿＿＿＿＿与＿＿＿＿＿之间，为＿＿＿＿＿内的含气小腔。

6. 鼓室的六个壁中，＿＿＿＿＿壁有乳突窦的开口；＿＿＿＿＿壁上有隆起的岬；＿＿＿＿＿壁有面神经管经过；＿＿＿＿＿壁与颈内静脉起始部分隔。

7. 听小骨包括＿＿＿＿＿、＿＿＿＿＿和＿＿＿＿＿。其中＿＿＿＿＿附着于鼓膜，＿＿＿＿＿连于前庭窗。

8. 咽鼓管的一端在鼓室的＿＿＿＿＿壁上开口；另一端开口于咽腔的＿＿＿＿＿部。幼儿的咽鼓管与成人相比，其特点是＿＿＿＿＿、＿＿＿＿＿且＿＿＿＿＿，故咽炎时，易经此管蔓延至鼓室，引起中耳炎。

9. 骨迷路由后向前可分为＿＿＿＿＿、＿＿＿＿＿和＿＿＿＿＿三部分。

10. 位觉感受器位于内耳的＿＿＿＿＿、＿＿＿＿＿和＿＿＿＿＿的壁上，分别称为＿＿＿＿＿、＿＿＿＿＿和＿＿＿＿＿。

11 膜迷路是由＿＿＿＿＿、＿＿＿＿＿、＿＿＿＿＿三部分构成。

12. 听觉感受器位于＿＿＿＿＿上，称＿＿＿＿＿，能够感受声波的刺激。

13. 在内耳中，＿＿＿＿＿与＿＿＿＿＿之间充满外淋巴；内淋巴在＿＿＿＿＿的腔内，内、外淋巴互不相通。

三、选择题

A 型题

1. 前庭蜗器包括
    A. 骨半规管、前庭和耳蜗
    B. 鼓室、乳突小房和咽鼓管
    C. 外耳道、鼓膜、咽鼓管
    D. 外耳、中耳和内耳
    E. 膜半规管、椭圆囊、球囊和蜗管

2. 外耳道
    A. 外侧 1/3 为软骨部，内侧 2/3 为骨部
    B. 外侧 1/3 为骨部，内侧 2/3 为软骨部
    C. 外侧 1/2 为骨部，内侧 1/2 为软骨部

D. 是外耳门至鼓膜之间直管状通道

E. 与内耳道相通

3. 将声波振动从外耳传向内耳的结构是
   A. 耳蜗
   B. 骨迷路
   C. 听小骨链
   D. 颞骨
   E. 外耳道

4. 鼓室的前壁是
   A. 盖壁
   B. 颈动脉壁
   C. 颈静脉壁
   D. 鼓膜壁
   E. 迷路壁

5. 属于骨迷路的结构是
   A. 椭圆囊
   B. 耳蜗
   C. 球囊
   D. 膜半规管
   E. 蜗管

6. 听觉感受器位于
   A. 前庭膜
   B. 基底膜
   C. 壶腹嵴
   D. 椭圆囊斑
   E. 球囊斑

7. 与位觉无关的结构是
   A. 椭圆囊斑
   B. 球囊斑
   C. 壶腹嵴
   D. 螺旋器
   E. 前庭神经节

8. 听觉的感受器是
   A. 椭圆囊斑
   B. 球囊斑
   C. 壶腹嵴
   D. 螺旋器
   E. 鼓膜

9. 属于膜迷路的结构是

A. 前庭
B. 耳蜗
C. 蜗管
D. 骨半规管
E. 蜗螺旋管

10. 观察儿童鼓膜时需将耳廓拉向
    A. 前方
    B. 后下方
    C. 上方
    D. 后上方
    E. 前上方

11. 不属于中耳鼓室的结构是
    A. 听小骨
    B. 咽鼓管
    C. 乳突窦
    D. 乳突小房
    E. 椭圆囊

12. 咽鼓管咽口位于
    A. 口咽部的侧壁
    B. 鼻咽部的侧壁
    C. 喉咽部的侧壁
    D. 咽隐窝
    E. 咽鼓管圆枕

13. 封闭蜗窗的结构是
    A. 镫骨底
    B. 锤骨柄
    C. 第二鼓膜
    D. 鼓膜
    E. 砧骨

14. 感受直线加速和减速运动的感受器是
    A. 椭圆囊斑和球囊斑
    B. 膜迷路
    C. 螺旋器
    D. 壶腹嵴
    E. 蜗螺旋管

15. 感受旋转运动的感受器是
    A. 椭圆囊斑和球囊斑
    B. 膜迷路
    C. 螺旋器

D. 壶腹嵴

E. 蜗螺旋管

B 型题

A. 鼓室上壁

B. 鼓室下壁

C. 鼓室前壁

D. 鼓室后壁

E. 鼓室内侧壁

1. 迷路壁是

2. 颈动脉壁是

3. 乳突壁是

A. 鼓室

B. 前庭阶

C. 椭圆囊

D. 球囊

E. 蜗管

4. 流动着外淋巴的是

5. 与蜗管直接相通的是

6. 与膜半规管直接相通

四、问答题

1. 鼓室各壁的名称。

2. 小儿咽鼓管的特点及临床意义如何？

3. 内耳的感受器有哪些？分别感受那些刺激？

参考答案

一、名词解释

1. 在鼓膜的外侧面、鼓膜脐的前下方有一三角形反光区，称光锥。

2. 螺旋器位于内耳膜迷路蜗管的基底膜上，为听觉感受器，能接受声波的刺激。

3. 在膜半规管的膜壶腹上有嵴状突起，称壶腹嵴，是位觉感觉器，能感受旋转运动的刺激。

二、填空题

1. 前庭器　听器

2. 耳廓　外耳道　鼓膜

3. 后上　外耳道　后下

4. 外耳道底与鼓室之间　鼓膜脐　松弛部　紧张部

5. 鼓膜　内耳　颞骨岩部

6. 后　内侧　内侧　下

7. 锤骨　砧骨　镫骨　锤骨柄　镫骨底

8. 前　鼻咽　短　粗　平直

9. 骨半规管　前庭　耳蜗

10. 椭圆囊　球囊　膜壶腹　椭圆囊斑　球囊斑　壶腹嵴

11. 椭圆囊和球囊　膜半规管　蜗管

12. 基底膜（下壁）　螺旋器（或 Corti 器）

13. 骨迷路　膜迷路　膜迷路

三、选择题

A 型题

1. D 2. A 3. C 4. B 5. B 6. B 7. D 8. D 9. C 10. B 11. E 12. B 13. C 14. A 15. D

B 型题

1. E 2. C 3. D 4. B 5. D 6. C

四、问答题

1. 鼓室是颞骨岩部内一含气的不规则小腔。有六个壁围成。上壁为盖壁,即鼓室盖。下壁为颈静脉壁。前壁为颈动脉壁。后壁为乳突壁。内侧壁为迷路壁。外侧壁为鼓膜壁。

2. 幼儿的咽鼓管短粗而平直,故咽部感染易经此管侵入鼓室继发中耳炎。

3. 椭圆囊斑和球囊斑、壶腹嵴、螺旋器。椭圆囊斑和球囊斑是位置觉感受器,能够感受直线加速和减速运动的刺激;壶腹嵴是位置觉感受器,能够感受旋转运动开始和停止时的刺激。螺旋器是听觉感受器,能够感受听觉的刺激。

（倪秀芹）

神经系统

第十三章　神经系统总论

内容提要

一、神经系统（NS）的区分

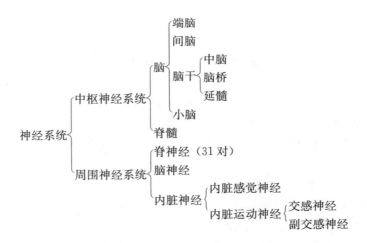

二、组成神经系统的两种细胞

（1）神经元：是神经系统的结构和功能单位，由胞体和突起（轴突、树突）组成。

＊＊分类：① 按神经元突起的数目：假单极、双极、多极神经元。

② 按神经元的功能：感觉（传入）、运动（传出）、联络（中间）神经元。

＊＊突触：化学突触（突触前膜、突触后膜、突触间隙）。

（2）神经胶质细胞：如少突胶质细胞、小胶质细胞等。

三、神经系统的活动方式——反射

＊＊反射弧：感受器、传入神经（感觉神经）、中枢部、传出神经（动动神经）、效应器。

四、神经系统的常用术语

神经元	中枢神经系统	周围神经系统
胞体及树突	灰质(端脑和小脑的皮质)、神经核	神经节
轴突	白质(端脑和小脑的髓质)、纤维束	神经
	网状结构	

（1）灰质和白质
（2）皮质和髓质
（3）神经核与神经节
（4）纤维束与神经
（5）网状结构

（张卫光）

测 试 题

一、名词解释

1. 神经元　2. 神经　3. 神经核和神经节　4. 皮质　5. 网状结构

二、填空题

1. 神经系统分为_____和_____两部分。

2. 中枢神经系统包括_____和_____。周围神经系统包括_____、_____和_____。

3. 躯体神经是指分布于_____、_____、_____和_____的神经。

4. 内脏神经是指分布于_____、_____、_____和_____的神经。

5. 内脏运动神经又称_____或_____。

6. 根据形态结构和功能的不同，可将内脏运动神经分为_____和_____。

7. 神经元的基本形态包括_____和_____两部分。

8. 反射弧包括_____、_____、_____、_____和_____。

9. 神经元依据其突起的数目可分为_____、_____和_____三类。

10. 神经元依据其功能不同可分为_____、_____和_____三类。

11. 依据感受器的位置，反射可分为_____和_____两类。依据反射建立的方式，可分为_____反射和_____反射。

12. 神经元的_____有_____和（或）_____包被，称神经纤维。

三、选择题

A 型题

1. 中枢神经系统中体积最大的是
　 A. 脊髓

　 B. 小脑
　 C. 脑干
　 D. 间脑

E. 端脑

2. 关于脑神经的概念不正确的是
   A. 共 12 对
   B. 只分布于头颈部
   C. 与脑相连
   D. 属周围神经系统
   E. 可含内脏神经

3. 含有感觉纤维的神经是
   A. 交感神经
   B. 副交感神经
   C. 内脏神经
   D. 自主神经
   E. 植物神经

4. 关于神经元的描述错误的是
   A. 即神经细胞
   B. 具有接受刺激和传导冲动等功能
   C. 通常有多个树突，较粗短，可反复分支
   D. 通常只有一条轴突，较细长，且不发分支
   E. 是神经系统的结构和功能单位

5. 属于假单极神经元的是
   A. 脊神经节细胞
   B. 内耳前庭神经节细胞
   C. 内耳蜗神经节细胞
   D. 嗅黏膜内的嗅细胞
   E. 中间神经元

6. 不属于多极神经元的是
   A. 运动神经元
   B. 联络神经元
   C. 脑神经节细胞
   D. 中间神经元
   E. 脊髓内的神经元

7. 两者之间不形成突触联系的是
   A. 感觉神经元与运动神经元之间
   B. 感觉神经元与联络神经元之间
   C. 运动神经元与效应器之间
   D. 感受器细胞与感觉神经元之间
   E. 神经细胞与神经胶质细胞之间

8. 与神经纤维形成无关的结构是

   A. 多极神经元的轴突
   B. 多极神经元的树突
   C. 感觉神经元的周围突
   D. 髓鞘
   E. 神经膜

9. 神经的概念描述不正确的是
   A. 功能相同的神经纤维在周围部聚合在一起，才能称为神经
   B. 可含感觉纤维
   C. 可只含运动纤维
   D. 可只含感觉纤维
   E. 可既含运动纤维又含感觉纤维

10. 神经系统基本概念的描述正确的是
    A. 形态和功能相似的神经元胞体聚集成团，都称为神经核
    B. 神经元的轴突细长，称神经纤维
    C. 每个神经元均有多个树突和一个轴突
    D. 内脏神经即交感神经和副交感神经
    E. 内脏神经和躯体神经中都有感觉神经和运动神经

11. 在中枢部的神经纤维集聚区是
    A. 神经元的轴突
    B. 神经
    C. 纤维束
    D. 白质
    E. 髓质

B 型题
   A. 神经元
   B. 神经胶质
   C. 突触
   D. 网状结构
   E. 灰质

1. 不能传导神经冲动的是
2. 与髓鞘的形成有关的是
   A. 神经核
   B. 神经节
   C. 灰质

D. 皮质

E. 神经胶质

3. 神经元胞体和树突集聚配布于脑表面的称

4. 在中枢部，泛指神经元胞体和树突集聚之处的是

5. 形态和功能相似的神经元胞体聚集成团，在中枢部（除皮质外）的称

四、问答题

1. 简述神经系统的组成。

2. 何谓突触？简述化学突触的结构和功能。

3. 何谓反射？简述完成反射的结构基础。

4. 说明神经纤维、神经和纤维束的不同概念。

参考答案

一、名词解释

1. 即神经细胞，是一种高度分化的细胞，具有接受刺激和传导冲动等功能，是神经系统的结构和功能单位。神经元的形态多种多样，但每一个神经元都包括有胞体和突起两部分，突起又分为树突和轴突。

2. 神经纤维在周围部聚集并由结缔组织被膜包裹组成粗细不等的神经。

3. 除皮质外，形态和功能相似的神经元胞体聚集成团，位于中枢部的称神经核；位于周围部的称神经节。神经节有感觉神经节和运动神经节（如植物神经节）之分。

4. 在中枢，神经元胞体和树突集聚之处称灰质，配布在脑表面的灰质又称皮质，如大脑皮质和小脑皮质。

5. 在中枢部的某些区域，神经纤维纵横交织成网状，其间散有大小不等的神经元的胞体，灰质、白质混杂排列，称为网状结构。

二、填空题

1. 中枢神经系统　周围神经系统

2. 脑　脊髓　脊神经　脑神经　内脏神经

3. 体表　骨　关节　骨骼肌

4. 内脏　心血管　平滑肌　腺体

5. 自主神经　植物神经

6. 交感神经　副交感神经

7. 胞体　突起

8. 感受器　感觉神经　中枢部　运动神经　效应器

9. 假单极神经元　双极神经元　多极神经元

10. 感觉神经元　运动神经元　联络神经元（中间神经元）

11. 浅反射　深反射　先天性的非条件　后天获得的条件

12. 轴突（或长的突起）　髓鞘　神经膜

三、选择题

A 型题
1. E 2. B 3. C 4. D 5. A 6. C 7. E 8. B 9. A 10. E 11. D
B 型题
1. B 2. B 3. D 4. C 5. A

四、问答题

1. 神经系统分为中枢部和周围部。中枢部也称中枢神经系统，包括颅腔内的脑和椎管内的脊髓，脑又分为端脑、间脑、脑干和小脑 4 个部分。周围部又称周围神经系统，包括与脑相连的脑神经和与脊髓相连的脊神经。根据周围神经的分布和功能，又可将周围神经系统分为躯体神经和内脏神经。其中，内脏运动神经又称自主神经或植物神经，分为交感神经和副交感神经。

2. 突触是神经元与神经元或效应器之间及感受器细胞与神经细胞之间的特化的接触区域。神经元之间通过突触相互联系。一个神经元仅能通过突触影响另一个神经元或效应器，大部分突触是化学突触，有少数是电突触。一个典型的化学突触的结构包括突触前部、突触间隙和突触后部三部分。当神经冲动传至突触前部，此部的突触小泡释放神经递质到突触间隙并影响突触后部，从而完成神经元间的冲动传递。突触传递都是单方向的。

3. 所谓反射就是神经系统在调节机体的活动中，对内、外环境的刺激做出适宜的反应。反射是神经系统的基本活动方式。完成反射活动的形态结构基础是反射弧。反射弧包括感受器→感觉神经（传入神经）→中枢部→运动神经（传出神经）→效应器。

4. 神经元的轴突（或长突起）有神经膜和（或）髓鞘包被，则称为神经纤维。神经纤维在周围部可聚合为粗细不等的神经，由结缔组织被膜包裹。神经中可含功能相同的纤维，也可含功能不同的纤维，如有的神经只含运动或感觉纤维，而有的神经可既含运动纤维也含感觉纤维。在中枢部，起止、行程和功能相似的神经纤维走在一起，称为纤维束。

（于恩华）

第十四章　周围神经系统

第一节　脊神经

内容提要

脊神经与脊髓相连，有31对，均为混合性神经，有四种纤维成分（躯体感觉、运动，内脏感觉、运动），分五种神经（颈神经 $C_{1\sim8}$，胸神经 $T_{1\sim12}$，腰神经 $L_{1\sim5}$，骶神经 $S_{1\sim5}$，尾神经 Co_1）。每一对脊神经有前、后两根，又主要分前支、后支，其前支组成颈丛、臂丛、腰丛、骶丛。

一、神经丛

	组　成	位　　置	分布范围	主要的神经
颈丛	$C_{1\sim4}$前支	胸锁乳突肌上部的深面	头颈部、膈、纵隔等处	膈神经、锁骨上神经
臂丛	$C_{1\sim4}$和 T_1前支	穿斜角肌间隙，在腋动脉的周围	上肢	正中、尺、肌皮、桡、腋神经
胸神经	$T_{1\sim12}$前支	肋间隙	胸腹壁，胸腹膜	肋间、肋下神经
腰丛	T_{12}、$L_{1\sim4}$前支	腰大肌的深面	下肢的前内侧	股、闭孔神经
骶丛	$L_{4、5}$、$S_{1\sim5}$、Co_1前支	小骨盆骶骨和梨状肌的前面	臀部，下肢后面	坐骨神经、阴部神经

二、各神经丛中的主要神经

神经	神经丛	组成	性质	分　　布
膈神经	颈丛	$C_{3\sim5}$前支	混合性	运动纤维支配膈，感觉纤维分布于心包、胸膜、膈下的腹膜
正中神经	臂丛	$C_5\sim T_1$	混合性	运动纤维支配大部分的前臂前群肌和部分手肌，感觉纤维分布于手掌桡侧2/3、桡侧3个半手指掌面和中、远节背面的皮肤
尺神经		$C_7\sim T_1$	混合性	运动纤维支配尺侧腕屈肌、指深屈肌尺侧半和大部分手肌，感觉纤维分布于手掌尺侧1/3、尺侧1个半手指掌面和手背尺侧半及尺侧2个半指的皮肤
桡神经		$C_5\sim T_1$	混合性	运动纤维支配上肢背侧的肌肉，感觉纤维分布于上肢背侧皮肤，手背桡侧半和桡侧2个半手指的皮肤
肋间下神经		$T_{1\sim12}$前支	混合性	分布有节段性：胸骨角——T_2，乳头——T_4，剑突——T_6，肋弓——T_8，脐——T_{10}，脐与耻骨联合中点——T_{12}
股神经	腰丛	$L_{2\sim4}$	混合性	运动纤维支配大腿前群肌，感觉纤维分布于大腿前面、小腿内侧面、足内侧缘的皮肤
坐骨神经	骶丛	$L_4\sim S_3$	混合性	运动纤维支配大腿后群肌、小腿后群肌和足底肌（胫 N）、腓骨长、短肌（腓浅 N）、小腿前群肌和足背肌（腓深 N）；感觉纤维分布于下肢后面及足背、趾背的皮肤

（张卫光）

测 试 题

一、名词解释

1. 脊神经节　2. 前根和后根　3. 前支和后支　4. 腰骶干

二、填空题

1. 31 对脊神经可分为颈神经、_____、_____、_____和_____ 5 部分。

2. 每条脊神经都由与脊髓相连的_____和_____在近椎间孔处合成。前根属_____性，后根属_____性，其上有一椭圆形膨大，称_____。

3. 脊神经出椎间孔后，主要分为前支和后支，均为_____性。_____较细小，_____较粗大，除胸神经前支保持明显的节段性外，其余均先交织成丛，共有_____、_____、_____和_____ 4 个神经丛。

4. 膈神经为_____性神经，是颈丛的重要分支，经胸廓上口入胸腔，再经_____的前方下行至膈。其运动纤维支配_____，感觉纤维分布于_____、_____和_____。

5. 臂丛由_____和_____组成，自_____间隙穿出，经锁骨后方进入腋窝。

6. 臂丛发出的主要分支有_____、_____、_____、桡神经和_____。

7. 肌皮神经的肌支支配_____、_____和_____；皮支分布于_____。

8. 胸神经前支的分布保持明显的节段性。一般常以下述标志确定神经的节段性分布：乳头平面相当_____，剑突平面相当_____，肋弓下缘平面相当_____，而脐与耻骨联合连线的中点平面相当_____。

9. 在作腹股沟疝修补术时，应注意勿损伤_____神经和_____神经。

10. 腰丛发出至大腿的神经中，从腰大肌外侧缘走出的是_____，在_____深面进入大腿部，其最长的皮支为_____。

11. 骶丛的主要分支有_____、_____、_____和_____。

12. 支配臀大肌的神经是_____，支配比目鱼肌的神经是_____，而腓骨长、短肌是由_____支配。

三、选择题

A 型题

1. 脊神经
   A. 共有 30 对
   B. 颈神经有 7 对
   C. 除胸神经前支外，其余各脊神经前支分别交织成丛

   D. 前根只含躯体运动纤维
   E. 后支只含躯体感觉纤维

2. 脊神经的有关结构中只含运动纤维的是
   A. 前根
   B. 后根

C. 前支
D. 后支
E. 穿支

3. 颈丛
  A. 由全部颈神经前支组成
  B. 位于胸锁乳突肌的浅面
  C. 只有皮支，无肌支
  D. 膈神经是其最重要的皮支
  E. 位于胸锁乳突肌上部的深面

4. 关于膈神经的描述错误的是
  A. 是运动性神经
  B. 经胸廓上口入胸腔
  C. 除分布到膈外，还分布到胸膜、心包和膈下部分腹膜
  D. 膈神经受刺激时，可出现呃逆现象
  E. 膈神经受损，膈瘫痪，患侧胸腔容积减小

5. 不属于臂丛的神经是
  A. 尺神经
  B. 桡神经
  C. 膈神经
  D. 腋神经
  E. 正中神经

6. 管理小指皮肤感觉的神经是
  A. 尺神经
  B. 桡神经
  C. 膈神经
  D. 腋神经
  E. 正中神经

7. 斜穿喙肱肌的神经是
  A. 正中神经
  B. 尺神经
  C. 肌皮神经
  D. 桡神经
  E. 腋神经

8. 受尺神经支配的肌是
  A. 肱二头肌
  B. 尺侧腕屈肌
  C. 指浅屈肌

D. 第1、2蚓状肌
E. 肱桡肌

9. 支配肱三头肌的是
  A. 正中神经
  B. 桡神经
  C. 尺神经
  D. 肌皮神经
  E. 腋神经

10. 正中神经
  A. 支配肱二头肌
  B. 支配肱桡肌
  C. 支配全部鱼际肌
  D. 支配第3、4蚓状肌
  E. 支配指深屈肌桡侧半

11. 受肌皮神经支配的肌是
  A. 三角肌
  B. 肱二头肌
  C. 肱三头肌
  D. 肱桡肌
  E. 小圆肌

12. 紧贴肱骨干走行的是
  A. 腋神经
  B. 正中神经
  C. 尺神经
  D. 桡神经
  E. 肌皮神经

13. 尺神经损伤常见于
  A. 肱骨外科颈骨折
  B. 肱骨内上髁骨折
  C. 肱骨外上髁骨折
  D. 肱骨体中段骨折
  E. 肱骨体下段骨折

14. 分布于前臂外侧部皮肤的神经是
  A. 桡神经
  B. 肌皮神经
  C. 正中神经
  D. 尺神经
  E. 腋神经

15. 腕关节不能伸，呈垂腕状态，可能损伤的神经是

A. 桡神经

B. 肌皮神经

C. 正中神经

D. 尺神经

E. 腋神经

16. 受腋神经支配的肌是

A. 胸大肌

B. 前锯肌

C. 背阔肌

D. 三角肌

E. 大圆肌

17. 损伤后患者出现"翼状肩"的神经是

A. 腋神经

B. 胸背神经

C. 胸长神经

D. 肌皮神经

E. 桡神经

18. 支配拇收肌的神经是

A. 正中神经

B. 桡神经

C. 尺神经

D. 肌皮神经

E. 腋神经

19. 支配前臂肌群的神经是

A. 正中神经、尺神经、桡神经

B. 正中神经、尺神经、肌皮神经

C. 尺神经、桡神经

D. 尺神经、桡神经、肌皮神经

E. 以上均不是

20. 胸神经前支

A. 均不参加神经丛的组成

B. 均走在相邻肋骨之间故称肋间神经

C. 共有 11 对

D. 第 10 肋间神经分布于脐平面皮肤

E. 第 4 肋间神经分布于剑突平面皮肤

21. 乳头平面分布的胸神经前支是

A. 第 2 对

B. 第 4 对

C. 第 6 对

D. 第 8 对

E. 第 10 对

22. 腰丛

A. 由全部腰神经的前支组成

B. 由全部腰神经的前支和骶 1 神经前支组成

C. 发出坐骨神经

D. 位于腰大肌的深方

E. 以上都不对

23. 不属于腰丛的神经是

A. 股神经

B. 闭孔神经

C. 坐骨神经

D. 生殖股神经

E. 髂腹下神经

24. 股神经

A. 发自骶丛

B. 经腹股沟管至大腿部

C. 在大腿部位于股动脉的外侧

D. 支配股二头肌

E. 有分支支配小腿前群肌

25. 股四头肌瘫痪说明损伤了

A. 股神经

B. 闭孔神经

C. 坐骨神经

D. 腓浅神经

E. 腓深神经

26. 支配大腿内收肌群的是

A. 股神经

B. 闭孔神经

C. 坐骨神经

D. 阴部神经

E. 隐神经

27. 关于隐神经的描述错误的是

A. 是股神经的一个分支

B. 属皮神经

C. 与小隐静脉伴行

D. 有分支至小腿内侧面皮肤

E. 有分支至足内侧缘皮肤

28. 骶丛
    A. 由第5腰神经和全部骶、尾神
       经的前支组成
    B. 位于梨状肌的后面
    C. 发出闭孔神经
    D. 皮支分布于大腿前面和小腿内
       侧面
    E. 发出阴部神经

29. 不属于骶丛的神经是
    A. 阴部神经
    B. 臀上神经
    C. 坐骨神经
    D. 臀下神经
    E. 股神经

30. 臀上神经
    A. 不支配臀大肌
    B. 不支配臀中肌
    C. 不支配臀小肌
    D. 不支配阔筋膜张肌
    E. 是腰丛的分支

31. 关于坐骨神经的描述错误的是
    A. 发自骶丛
    B. 为混合性神经
    C. 穿梨状肌上孔出骨盆
    D. 经臀大肌深面至大腿后面
    E. 本干发分支支配大腿后群肌

32. 通过坐骨小孔的神经是
    A. 臀下神经
    B. 阴部神经
    C. 坐骨神经
    D. 臀上神经
    E. 闭孔神经

33. 受腓深神经支配的肌是
    A. 腓骨长肌
    B. 腓骨短肌
    C. 比目鱼肌
    D. 胫骨前肌
    E. 胫骨后肌

34. 小腿三头肌瘫痪说明损伤了
    A. 股神经
    B. 闭孔神经
    C. 胫神经
    D. 腓浅神经
    E. 腓深神经

35. 足下垂内翻，趾不能伸，可能损伤
    的神经是
    A. 股神经
    B. 闭孔神经
    C. 胫神经
    D. 腓总神经
    E. 阴部神经

B 型题
    A. 脊神经前支
    B. 脊神经节
    C. 脊神经前根
    D. 脊神经后根
    E. 以上都不是

1. 属于运动性的是
2. 属于感觉性的是
3. 属于混合性的是
4. 假单极神经元胞体聚集的部位是
    A. 胫神经
    B. 膈神经
    C. 股神经
    D. 肌皮神经
    E. 肋下神经

5. 由颈丛发出的神经是
6. 由臂丛发出的神经是
7. 由腰丛发出的神经是
8. 由骶丛发出的神经是
    A. 尺神经
    B. 正中神经
    C. 肌皮神经
    D. 腋神经
    E. 桡神经

9. 支配手掌骨间肌的神经是
10. 支配桡侧腕屈肌的神经是
11. 支配肱二头肌的神经是

12. 支配前臂后群肌的神经是
    A. 正中神经
    B. 尺神经
    C. 肌皮神经
    D. 桡神经
    E. 腋神经
13. 肱骨外科颈骨折最易损伤的神经是
14. 肱骨中段骨折最易损伤的神经是
15. 肱骨内上髁骨折最易损伤的神经是
    A. 正中神经
    B. 尺神经
    C. 桡神经
    D. 腋神经
    E. 肌皮神经
16. 损伤后出现"垂腕"的神经是
17. 损伤后出现"爪形手"的神经是
18. 损伤后出现"猿手"的神经是
19. 损伤后出现"方形肩"的神经是
    A. 正中神经
    B. 尺神经
    C. 桡神经
    D. 腋神经
    E. 肌皮神经
20. 管理手背桡侧半皮肤的神经是
21. 管理手掌桡侧 2/3 皮肤的神经是
22. 管理手掌尺侧 1/3 皮肤的神经是
    A. 第 2 对胸神经前支
    B. 第 6 对胸神经前支
    C. 第 8 对胸神经前支
    D. 第 10 对胸神经前支
    E. 第 12 对胸神经前支
23. 胸骨角平面对应
24. 剑突平面对应
25. 脐与耻骨联合连线的中点平面对应
26. 肋弓下缘平面对应
    A. 臀上神经
    B. 闭孔神经
    C. 股神经
    D. 臀下神经
    E. 坐骨神经
27. 支配大腿内收肌群的是
28. 支配缝匠肌的是
29. 支配臀大肌的是
30. 支配臀中肌、臀小肌的是
    A. 胫神经
    B. 腓总神经
    C. 股神经
    D. 隐神经
    E. 坐骨神经
31. 损伤后呈现"马蹄内翻足"畸形的神经是
32. 损伤后呈现"钩状足"畸形的神经是
33. 经内踝后方至足底的神经是
34. 与大隐静脉伴行的是
35. 腓骨头骨折容易损伤的神经是

四、问答题

1. 试述脊神经的分部及每一部分的数目。
2. 试述颈丛、臂丛、腰丛和骶丛的组成和位置。
3. 试述正中神经的行程、分布及其损伤后的主要表现。
4. 尺神经的行程如何？在什么部位的位置最为表浅？尺神经损伤后的主要表现是什么？为什么？
5. 肱骨中段骨折时易损伤什么神经？该神经损伤后的主要表现如何？为什么？
6. 肱骨外科颈骨折时容易损伤什么神经？该神经损伤后的主要表现如何？为什么？
7. 试述腰丛的主要分支分布。
8. 经梨状肌下孔出骨盆的神经有哪些？各支配何肌？
9. 试述坐骨神经的起始、走行、分支分布及损伤后的表现。

参考答案

一、名词解释

1. 脊神经节是脊神经后根上的一呈椭圆形的膨大部,内含感觉神经元(包括躯体感觉和内脏感觉)的胞体,它们属于假单极神经元,其中枢突组成感觉性的后根进入脊髓;周围突加入脊神经,构成脊神经中的感觉纤维成分。

2. 前根和后根在近椎间孔处合成脊神经。后根上有一椭圆形的脊神经节,内含感觉神经元的胞体,其中枢突组成感觉性的后根,周围突加入脊神经。前根由运动纤维组成,其胞体位于脊髓灰质内,所以由前、后根合成的脊神经都是混合性神经。

3. 脊神经出椎间孔后,主要分为前支和后支。后支细小,分布于项、背部,节段性明显。前支粗大,主要分布于躯干前、外侧部和四肢,其中胸神经的前支在胸、腹部的前、外侧壁呈明显的节段性分布;其余的前支先交织成丛,计有颈丛、臂丛、腰丛和骶丛,自丛发出若干神经至相应分布区。

4. 腰骶干是一粗大的神经干,它由第4腰神经前支一部分及第5腰神经的前支合成,进入骨盆后,与全部骶神经和尾神经的前支共同组成人体最大的神经丛———骶丛。

二、填空题

1. 胸神经　腰神经　骶神经　尾神经
2. 前根　后根　运动　感觉　脊神经节
3. 混合　后支　前支　颈丛　臂丛　腰丛　骶丛
4. 混合　肺根　膈　胸膜　心包　膈下的部分腹膜
5. 第5～8颈神经前支　第1胸神经前支的大部分　斜角肌
6. 肌皮神经　正中神经　尺神经　腋神经
7. 肱二头肌　喙肱肌　肱肌　前臂外侧的皮肤
8. T_4　T_6　T_8　T_{12}
9. 髂腹下　髂腹股沟
10. 股神经　腹股沟韧带　隐神经
11. 臀上神经　臀下神经　阴部神经　坐骨神经
12. 臀下神经　胫神经　腓浅神经

三、选择题

A 型题

1. C　2. A　3. E　4. A　5. C　6. A　7. C　8. B　9. B　10. E　11. B　12. D　13. B　14. B　15. A　16. D　17. C　18. C　19. A　20. D　21. B　22. D　23. C　24. C　25. A　26. B　27. C　28. E　29. E　30. A　31. C　32. B　33. D　34. C　35. D

B 型题

1. C　2. D　3. A　4. B　5. B　6. D　7. C　8. A　9. A　10. B　11. C　12. E　13. E　14. D　15. B　16. C　17. B　18. A　19. D　20. C　21. A　22. B　23. A　24. B

25．E　26．C　27．B　28．C　29．D　30．A　31．B　32．A　33．A　34．D　35．B

四、问答题

1. 脊神经共 31 对，可分为 8 对颈神经，12 对胸神经，5 对腰神经，5 对骶神经，1 对尾神经。

2. ①颈丛由第 1～4 颈神经前支组成，位于胸锁乳突肌上部的深面。②臂丛由第 5～8 颈神经前支和第 1 胸神经前支的大部分组成，自斜角肌间隙穿出，经锁骨后方进入腋窝，5 个根在行程中反复分离、组合，最后围绕腋动脉中段形成内侧束、外侧束和后束。③腰丛由第 12 胸神经前支的一部分、第 1～3 腰神经前支及第 4 腰神经前支的一部分组成，位于腰大肌的深面。④骶丛由第 4 腰神经前支一部分和第 5 腰神经前支合成的腰骶干及全部骶神经和尾神经前支组成，位于盆腔内，骶骨及梨状肌前面。

3. 正中神经由来自内、外侧束的两根合成，与肱动脉伴行，沿肱二头肌内侧沟下降至肘窝，继而在前臂前面沿正中线下行至手掌。正中神经在臂部无分支。在前臂，发出肌支支配除肱桡肌、尺侧腕屈肌和指深屈肌尺侧半以外的所有前臂前群肌。在手部，发出肌支支配鱼际肌（拇收肌除外）和第 1、2 蚓状肌；皮支分布于手掌桡侧 2/3、桡侧三个半指的掌面及其中节和远节背面的皮肤。正中神经伤后的表现为：①因鱼际肌群萎缩而手掌显平坦，呈现所谓的"猿手"。②屈腕能力减弱，前臂不能旋前，拇、示和中指不能屈曲，拇指不能作对掌运动。③感觉障碍以拇、示、中指末节皮肤最明显。

4. 尺神经发自臂丛内侧束，沿肱动脉内侧、肱二头肌内侧沟下行，后转至肱骨内上髁后方的尺神经沟，在此处位置最为表浅，位于皮下，紧贴骨面，活体上可触摸到。继续至前臂前面内侧，与尺动脉伴行至手掌。尺神经损伤后表现为：①因小鱼际群萎缩而显平坦，又因骨间肌和第 3、4 蚓状肌萎缩，手背掌骨间呈现深沟，第 4、5 掌指关节过伸、指间关节屈曲，呈现"爪形手"。②因尺侧腕屈肌和指深屈肌尺侧半瘫痪，屈腕能力减弱；拇收肌瘫痪而不能作拇指内收；由于骨间肌和第 3、4 蚓状肌的瘫痪，内侧四指不能内收和外展；指深屈肌尺侧半的瘫痪导致第 4、5 指末节不能屈曲。③由于尺神经的皮支分布于手掌尺侧 1/3 及尺侧一个半指掌面和手背尺侧半及尺侧两个半指背面的皮肤，所以尺神经损伤后感觉障碍以手内则缘皮肤最明显。

5. 因桡神经紧贴肱骨背面桡神经沟行向外下，所以当肱骨中段骨折时桡神经易受损伤。桡神经损伤后的表现为：①因臂和前臂背侧的伸肌瘫痪，致肘关节屈曲，前臂呈旋前位（旋后肌瘫痪之故），腕部伸腕肌瘫痪而致"垂腕"状态，同时有不能伸肘、腕和指，拇指不能外展，前臂旋后功能减弱等运动障碍。②因桡神经皮支分布于手背桡侧半及桡侧两个半指背面的皮肤，故桡神经损伤后，感觉障碍以第 1、2 掌骨间隙背面的"虎口区"的皮肤最明显。

6. 因腋神经绕肱骨外科颈后方至三角肌深面，其肌支支配三角肌和小圆肌；皮支分布于肩部和臂外侧上部的皮肤，所以当肱骨外科颈骨折时腋神经易受损伤。腋神经损伤后，因三角肌萎缩，肩部失去圆隆外形而呈现为"方形肩"，且因三角肌的瘫痪，使臂不能外展，患者不能做梳头、戴帽等动作；同时三角肌区皮肤感觉减退或丧失。

7. 腰丛的主要分支有：①髂腹下和髂腹股沟神经，分布于腹股沟区的肌和皮肤。②股神经，经腹股沟韧带深方进入大腿部分为若干肌支和皮支，肌支主要支配大腿前肌群；皮支分布于大腿前面和小腿内侧面及足内侧缘皮肤。股神经最大的皮支为隐神经，与大隐静脉伴行，向下分布于小腿内侧面及足内侧缘皮肤。③闭孔神经，经闭孔进入大腿，肌支支配大腿内收肌群，皮支分布大腿内侧皮肤。④生殖股神经，肌支入腹股沟管，支配提睾肌，皮支分布于阴囊（大阴唇）及其附近的大腿部皮肤。

8. 经梨状肌下孔出骨盆的神经有：①臀下神经，支配臀大肌。②阴部神经，支配肛门外括约肌和会阴诸肌。③坐骨神经，在腘窝稍上方又分为胫神经和腓总神经。坐骨神经分支支配大腿后群肌、全部小腿肌群和足肌。

9. 坐骨神经起自骶丛，经梨状肌下孔出骨盆至臀大肌深面，在股骨大转子和坐骨结节之间降至股后区，继而行于股二头肌深面达腘窝，通常在腘窝上角分为胫神经和腓总神经两大终支。在股后区发出分支支配大腿后群肌。

胫神经分布于小腿后群肌和足底肌、小腿后面和足底的皮肤。损伤后，小腿后群肌收缩无力，足不能跖屈，不能屈趾，内翻力减弱，足呈背屈和外翻位，出现"钩状足"畸形。

腓总神经分为腓浅神经和腓深神经，分布于小腿外侧群、前群、足背肌和小腿外侧、足背、趾背的皮肤。损伤后，足不能背屈，趾不能伸，行走时呈"跨阈步态"，出现"马蹄内翻足"畸形。

（田荆华）

第二节　脑神经

内容提要

一、纤维成分

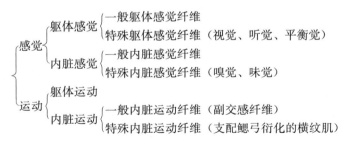

二、十二对脑神经一览表-1

脑神经	与脑相连	分支	性质	纤维成分	相应的核	进出颅腔处
嗅神经	端脑		感觉性	特殊内脏感觉		筛板的筛孔
视神经	间脑		感觉性	特殊躯体感觉	外侧膝状体	视神经管
动眼神经	中脑		运动性	躯体运动	动眼神经核	眶上裂
				一般内脏运动	动眼神经副核	
滑车神经	中脑		运动性	躯体运动	滑车神经核	眶上裂

续表

脑神经	与脑相连	分支	性质	纤维成分	相应的核	进出颅腔处
三叉神经	脑桥	眼神经	混合性	一般躯体感觉	三叉神经脊束核	眶上裂
		上颌神经		一般躯体感觉	三叉神经脑桥核	圆孔
		下颌神经		一般躯体感觉	三叉神经中脑核	卵圆孔
				特殊内脏运动	三叉神经运动核	
展神经	脑桥		运动性	躯体运动	展神经核	眶上裂
面神经	脑桥		混合性	特殊内脏感觉	孤束核-味觉	茎乳孔、内耳门
				一般内脏运动	上泌涎核	
				特殊内脏运动	面神经核	
前庭蜗神经	脑桥	前庭神经	感觉性	特殊躯体感觉	前庭神经核	内耳门
		蜗神经		特殊躯体感觉	蜗神经核	内耳门
舌咽神经	延髓		混合性	一般躯体感觉	三叉神经脊束核	颈静脉孔
				一般内脏感觉	孤束核	
				特殊内脏感觉	孤束核-味觉	
				一般内脏运动	下泌涎核	
				特殊内脏运动	疑核	
迷走神经	延髓		混合性	一般躯体感觉	三叉神经脊束核	颈静脉孔
				一般内脏感觉	孤束核	
				一般内脏运动	迷走神经背核	
				特殊内脏运动	疑核	
副神经	延髓		运动性	特殊内脏运动	疑核、副神经核	颈静脉孔
舌下神经	延髓		运动性	躯体运动	舌下神经核	舌下神经管

三、十二对脑神经一览表-2

脑神经	分支	纤维成分	相应的核	分布	损伤后表现
嗅神经		特殊内脏感觉	鼻腔嗅黏膜		嗅觉障碍
视神经		特殊躯体感觉	外侧膝状体	眼球视网膜	视觉障碍
动眼神经		躯体运动	动眼神经核	上/下/内直肌,下斜肌,上睑提肌	眼外斜视,上睑下垂
		一般内脏运动	动眼神经副核	瞳孔括约肌,睫状肌	对光及调节反射消失
滑车神经		躯体运动	滑车神经核	上斜肌	眼不能外下斜视
三叉神经	眼神经	一般躯体感觉	三叉神经脊束核	头面部皮肤,口腔、鼻腔等黏膜	感觉障碍
	上颌神经	一般躯体感觉	三叉神经脑桥核		
	下颌神经	一般躯体感觉	三叉神经中脑核		
		特殊内脏运动	三叉神经运动核	咀嚼肌	咀嚼肌瘫痪
展神经		躯体运动	展神经核	外直肌	眼内斜视

续表

脑神经	分支	纤维成分	相应的核	分布	损伤后表现
面神经		特殊内脏感觉	孤束核—味觉	舌前2/3味蕾	味觉障碍
		一般内脏运动	上泌涎核	泪腺、下颌下腺、舌下腺及鼻腔和腭的腺体	分泌障碍
		特殊内脏运动	面神经核	面部表情肌、颈阔肌等	额纹消失、眼不能闭合口角歪向健侧,鼻唇沟变浅
前庭蜗神经	前庭神经	特殊躯体感觉	前庭神经核	平衡器的半规管壶腹嵴、球囊斑和椭圆囊斑	眩晕、眼球震颤等
	蜗神经	特殊躯体感觉	蜗神经核	耳蜗螺旋器	听力障碍
舌咽神经		一般躯体感觉	三叉神经脊束核	耳后皮肤	
		一般内脏感觉	孤束核	咽、鼓室、咽鼓管、软腭、舌后1/3的黏膜颈动脉窦,颈动脉球	咽后与舌后1/3感觉障碍、咽反射消失
		特殊内脏感觉	孤束核—味觉	舌后1/3味蕾	舌后1/3味觉丧失
		一般内脏运动	下泌涎核	腮腺	分泌障碍
		特殊内脏运动	疑核	茎突咽肌	
迷走神经		一般躯体感觉	三叉神经脊束核	硬脑膜,耳廓及外耳道皮肤	
		一般内脏感觉	孤束核	胸腹腔脏器、咽喉黏膜	
		一般内脏运动	迷走神经背核	胸腹腔内脏平滑肌、心肌、腺体	心动过速、内脏活动障碍
		特殊内脏运动	疑核	咽喉肌	发音困难、声音嘶哑、发呛、吞咽障碍
副神经		特殊内脏运动	疑核、副神经核	胸锁乳突肌、斜方肌	一侧胸锁乳突肌瘫痪头无力转向对侧;斜方肌瘫痪肩下垂、抬肩无力
舌下神经		躯体运动	舌下神经核	舌内肌和舌外肌	舌肌瘫痪、萎缩、伸舌时舌尖偏向患侧

四、大唾液腺的开口及其有关的脑神经及核

大唾液腺	开口位置	脑神经核	有关的脑神经
腮腺	平对上颌第二磨牙的颊黏膜	下泌涎核	舌咽神经
下颌下腺	舌下阜	上泌涎核	面神经
舌下腺	舌下阜、舌下襞	上泌涎核	面神经

（张卫光）

测 试 题

一、名词解释

1. 鼓索 2. 三叉神经节 3. 喉上神经

二、填空题

1. 脑神经的特殊内脏运动纤维，主要支配_____、_____、_____、_____和_____等。

2. 混合性神经是_____、_____、_____和_____。

3. 含有副交感纤维的脑神经是_____、_____、_____和_____。

4. 嗅神经穿_____入颅，止于端脑的_____。

5. 视神经经_____入颅中窝，连于_____，再经_____连于间脑。

6. 动眼神经的躯体运动纤维支配_____、_____、_____、_____和_____，其内的副交感纤维至_____处换元，节后纤维至眼球内的_____和_____。

7. 滑车神经支配_____，损伤时，患侧瞳孔不能转向_____。

8. 三叉神经的三个大分支为____、____和____，它们依次经____、____、____进出颅腔。

9. 临床上检查三叉神经时，常在_____、_____和_____部位按压，这些部位分别有____、____、____浅出为皮支。

10. 展神经从_____出脑，向前穿_____外侧壁，经_____入眶，支配_____。

11. 面神经中的副交感节后纤维支配_____、_____、和_____的分泌活动。

12. 腮腺手术时，若损伤了面神经的主干，患者会出现口角歪向____侧和____侧鼻唇沟变浅。

13. 左侧喉返神经绕_____，右侧绕_____返回颈部，均沿_____间的沟内上行入喉，肌支支配除_____之外的所有喉肌；感觉纤维分布于_____以下的喉黏膜。

14. 副神经的脊髓根纤维支配_____和_____。

15. 舌下神经经____出颅，支配_____和_____。一侧舌下神经损伤，伸舌时，舌尖偏向____侧。

三、选择题

A 型题

1. 脑神经
   A. 是从脑干发出的神经
   B. 都是混合性神经
   C. 脑神经的成分较脊神经复杂，含有七种纤维成分
   D. 支配咀嚼肌的脑神经纤维属于一般的躯体运动纤维
   E. 可含有副交感纤维或交感纤维

2. 由脚间窝穿出的脑神经是
   A. 视神经
   B. 三叉神经
   C. 动眼神经
   D. 面神经
   E. 滑车神经

3. 从脑干背侧出脑的神经是
   A. 三叉神经
   B. 视神经
   C. 嗅神经
   D. 动眼神经
   E. 滑车神经

4. 视神经
   A. 由感光细胞的突起组成
   B. 传导眼球的一般躯体感觉
   C. 经眶上裂入眶
   D. 连于端脑
   E. 起自视网膜节细胞

5. 关于动眼神经的描述哪项是正确的

A. 含有感觉和运动两种纤维成分

B. 只含躯体运动纤维

C. 含有副交感纤维

D. 支配瞳孔开大肌

E. 损伤后呈现眼内斜视

6. 动眼神经不支配

　A. 上直肌

　B. 下直肌

　C. 下斜肌

　D. 上斜肌

　E. 上睑提肌

7. 眼睑下垂是由于损伤了

　A. 眼神经

　B. 面神经

　C. 动眼神经

　D. 滑车神经

　E. 展神经

8. 眼球不能转向下外方是由于损伤了

　A. 动眼神经

　B. 滑车神经

　C. 眼神经

　D. 展神经

　E. 视神经

9. 穿经眶上裂的结构是

　A. 视神经

　B. 眼动脉

　C. 展神经

　D. 上颌神经

　E. 下颌神经

10. 三叉神经

　A. 属含有副交感纤维的混合性脑神经

　B. 到颅腔外后分为眼神经、上颌神经和下颌神经

　C. 运动纤维支配咀嚼肌

　D. 感觉纤维只分布于面部皮肤

　E. 其三大分支即眼神经、上颌神经和下颌神经均为混合性神经

11. 角膜反射消失可能损伤了

　A. 动眼神经

B. 眼神经

C. 视神经

D. 展神经

E. 滑车神经

12. 关于上颌神经的描述错误的是

　A. 只含感觉纤维

　B. 穿过海绵窦

　C. 经卵圆孔至颅外

　D. 有分支分布于眼裂与口裂之间的面部皮肤

　E. 终支为眶下神经

13. 支配咀嚼肌的神经是

　A. 眼神经

　B. 下颌神经

　C. 面神经

　D. 舌下神经

　E. 上颌神经

14. 下颌神经

　A. 是面神经的分支

　B. 只含感觉纤维

　C. 经圆孔至颅外

　D. 分支只分布到口裂以下的面部、耳前及颞部皮肤

　E. 有分支分布于舌前 2/3 黏膜

15. 面神经

　A. 与延髓相连

　B. 经棘孔至颅外

　C. 控制泪腺的分泌活动

　D. 副交感纤维在膝神经节内换元

　E. 味觉纤维胞体位于下颌下神经节内

16. 面神经不支配

　A. 眼轮匝肌

　B. 口轮匝肌

　C. 颈阔肌

　D. 颞肌

　E. 额肌

17. 面神经管理

　A. 面部皮肤感觉

　B. 舌前 2/3 黏膜痛、温感觉

C. 咀嚼肌运动

D. 下颌下腺分泌活动

E. 全舌的味觉

18. 支配腮腺分泌活动的神经是

    A. 面神经

    B. 迷走神经

    C. 舌咽神经

    D. 耳颞神经

    E. 上颌神经

19. 关于迷走神经的描述错误的是

    A. 是分布范围最广的脑神经

    B. 为含有副交感纤维的混合性神经

    C. 一般内脏运动纤维分布至全部胸、腹腔脏器

    D. 支配喉肌的运动

    E. 主干经颈静脉孔至颅外

20. 喉下神经不支配

    A. 环杓后肌

    B. 环杓侧肌

    C. 甲杓肌

    D. 环甲肌

    E. 杓横肌

21. 喉返神经

    A. 与甲状腺下动脉交叉

    B. 左侧绕左锁骨下动脉返回颈部

    C. 在颈部沿食管前方上行

    D. 属于副交感神经

    E. 只含支配喉肌运动的纤维

22. 副神经

    A. 全部发自脊髓

    B. 只支配胸锁乳突肌

    C. 经枕骨大孔出颅

    D. 一侧损伤，患者头不能向患侧回旋和向健侧侧屈

    E. 双侧损伤不能仰头

23. 舌下神经

    A. 经枕骨大孔出颅

B. 有分支分布于舌前 2/3 黏膜的味蕾

C. 其节前纤维在下颌下神经节内换元

D. 支配舌肌运动

E. 为混合性神经

24. 管理舌后 1/3 一般感觉与味觉的神经是

    A. 舌咽神经

    B. 面神经

    C. 迷走神经

    D. 三叉神经

    E. 舌下神经

25. 与舌无关的神经是

    A. 三叉神经

    B. 面神经

    C. 舌咽神经

    D. 下颌神经

    E. 迷走神经

B 型题

    A. 下斜肌

    B. 上斜肌

    C. 外直肌

    D. 眼轮匝肌

    E. 斜方肌

1. 滑车神经支配

2. 展神经

3. 动眼神经支配

4. 面神经

    A. 环甲肌

    B. 腮腺

    C. 心

    D. 舌前 2/3 味觉

    E. 舌前 2/3 痛温觉

5. 舌神经

6. 面神经

7. 迷走神经

8. 舌咽神经

9. 喉上神经

四、问答题

1. 试述眼球外肌运动的神经支配。

2. 三叉神经运动根随其哪一分支出颅？试述该分支的出颅部位和出颅后的分支分布。

3. 试述迷走神经在胸部的分支分布及临床意义。

4. 试述舌的神经分布。

5. 简述面部皮肤和肌肉的神经支配。

6. 试述面神经的性质、走行、主要支配范围和面神经在面神经管内损伤后的主要表现。

7. 试述十二对脑神经进出入颅和连脑的部位。

参考答案

一、名词解释

1. 面神经中的副交感纤维和特殊内脏感觉纤维，在面神经出茎乳孔之前自主干分出，一起形成鼓索，经鼓室，穿出颅底，向前下加入舌神经，副交感纤维随舌神经至下颌下神经节换元后，节后纤维分布至下颌下腺、舌下腺，支配腺体的分泌；特殊内脏感觉纤维则随舌神经至舌，传导舌前 2/3 的味觉信息。

2. 三叉神经节位于颞骨岩部前面的三叉神经压迹，其内为假单极神经元。假单极神经元的周围突形成三叉神经的三大分支，即眼神经、上颌神经和下颌神经；中枢突则形成感觉根，进入脑桥。

3. 喉上神经为迷走神经在颈部的分支之一，分内、外两支，喉内支穿甲状舌骨膜入喉，分布于声门裂以上的喉黏膜；喉外支与甲状腺上动脉伴行，支配喉的环甲肌。

二、填空题

1. 咀嚼肌　面肌　咽喉肌　胸锁乳突肌　斜方肌

2. 三叉神经　面神经　舌咽神经　迷走神经

3. 动眼神经　面神经　舌咽神经　迷走神经

4. 筛孔　嗅球

5. 视神经管　视交叉　视束

6. 上直肌　下直肌　内直肌　下斜肌　上睑提肌　睫状神经节　瞳孔括约肌　睫状肌

7. 上斜肌　下外方

8. 眼神经　上颌神经　下颌神经　眶上裂　圆孔　卵圆孔

9. 眶上切迹　眶下孔　颏孔　眶上神经　眶下神经　颏神经

10. 延髓脑桥沟　海绵窦　眶上裂　外直肌

11. 泪腺　下颌下腺　舌下腺

12. 对　患

13. 主动脉弓　右锁骨下动脉　气管与食管　环甲肌　声门裂

14. 胸锁乳突肌　斜方肌

15. 舌下神经管　全部舌内肌　大部舌外肌　患

三、选择题

A 型题

1. C　2. C　3. E　4. E　5. C　6. D　7. C　8. B　9. C　10. C　11. B　12. C　13. B

14. D　15. C　16. D　17. D　18. C　19. C　20. D　21. A　22. E　23. D　24. A
25. E

B 型题

1. B　2. C　3. A　4. D　5. E　6. D　7. C　8. B　9. A

四、问答题

1. 支配眼球外肌运动的神经来自第 Ⅲ、Ⅳ 和 Ⅵ 对脑神经，即上、下、内直肌、下斜肌和上睑提肌的运动由动眼神经分支支配，滑车神经支配上斜肌的运动，而外直肌的运动由展神经支配。

2. 三叉神经运动根随下颌神经出颅。下颌神经经卵圆孔出颅至颞下窝，其运动根出颅后即自主干分出，分支分布至咀嚼肌，支配它们的运动，称咀嚼肌神经。下颌神经的感觉纤维主要形成以下分支：①耳颞神经，以两根夹持脑膜中动脉后合成一干，穿腮腺实质浅出向上，与颞浅血管伴行，主要分布于耳前及颞部皮肤。②颊神经，分布于颊部皮肤及口腔侧壁黏膜。③舌神经，呈弓状越过下颌下腺上方向前至舌，分布于口底及舌前 2/3 黏膜，接受一般黏膜感觉冲动。④下牙槽神经，穿经下颌孔入下颌管，终支出颏孔，主要分布于下颌牙、牙龈、颏部及下唇皮肤和黏膜。

3. 迷走神经进入胸腔后，除发心支、支气管支、食管支分别加入心丛、肺丛和食管丛外，最主要的分支是喉返神经。两侧喉返神经返回的路径不同，左侧绕主动脉弓，右侧绕锁骨下动脉返回颈部，均沿气管与食管间的沟内上行入喉，其终支称喉下神经，肌支支配除环甲肌以外的所有喉肌，感觉纤维分布于声门裂以下的喉黏膜。喉返神经在甲状腺侧叶深方上行时，往往与甲状腺下动脉相交。甲状腺手术结扎甲状腺下血管时，应注意勿伤及邻近的喉返神经。

4. 舌内、外肌运动由舌下神经支配；舌前 2/3 的味觉由面神经的鼓索管理，舌后 1/3 的味觉由舌咽神经的舌支管理；舌前 2/3 的痛、温觉由舌神经管理；舌后 1/3 的痛温觉由舌咽神经的舌支管理。

5. 面部皮肤感觉由三叉神经管理，其中眼神经管理眼裂以上皮肤，上颌神经管理眼裂与口裂之间的皮肤，而下颌神经管理口裂以下皮肤感觉。面肌由面神经支配，咀嚼肌由三叉神经的下颌神经支配。

6. 面神经含有 4 种纤维成分：特殊内脏运动纤维，支配面部表情肌；一般内脏运动纤维，分布于泪腺、舌下腺、下颌下腺和鼻、口腔黏膜的腺体；特殊内脏感觉纤维（味觉纤维）管理舌前 2/3 的味觉；含有少量一般躯体感觉纤维，传导耳部皮肤感觉。面神经自延髓脑桥沟出脑后进入内耳门，穿过内耳道底进入面神经管，由茎乳孔出颅，向前穿腮腺到达面部。面神经在管内损伤可出现以下表现：由于面肌瘫痪，出现患侧额纹消失，不能皱眉，眼裂和口裂不能闭合，不能鼓腮，患侧鼻唇沟变浅，口角偏向健侧，患侧角膜反射消失；下颌下腺、舌下腺分泌障碍，出现和口、鼻腔黏膜干燥等；舌前 2/3 味觉障碍；此外，镫骨肌瘫痪可致听觉过敏。若损伤部位在膝神经节可出现泌泪障碍、结膜干燥。

7. 嗅神经连接端脑，经筛孔入颅腔；视神经连接间脑，经视神经管入颅腔；动眼神经经中脑脚间窝出脑，经眶上裂出颅腔；滑车神经从中脑上丘下方出脑，经眶上裂出颅腔；三叉神经经脑桥出入脑，其分支眼神经从眶上裂入颅腔，上颌神经经圆孔入颅腔，下颌神经经卵圆孔出入颅腔；展神经从延髓脑桥沟出脑，经眶上裂出颅腔；面神经由延髓脑桥沟出入脑，经内耳门→内耳道→面神经管→茎乳孔出颅腔；前庭蜗神经由内耳门入颅腔，经延髓脑桥沟入脑。舌咽、迷走、副神经由橄榄后沟出入脑，经颈静脉孔出入颅腔；舌下神经由舌下神经管出颅，经延髓前外侧沟出脑。

（田顺亮）

第三节　内脏神经

内容提要

一、内脏运动神经

（1）交感神经与副交感神经的异同

	交感神经	副交感神经
低级中枢（节前神经元）	脊髓胸段和腰髓1～3节段的灰质侧角内	动眼神经副核，上、下泌涎核，迷走神经背核，骶副交感核
内脏神经节（节后神经元）	椎旁节（交感干神经节） 椎前节（腹腔神经节等）	器官旁节（睫状、翼腭、下颌下、耳神经节等） 器官内节
节前纤维	短	长
节后纤维	长	短
分布	广泛	较局限
功能	相互拮抗、协调、统一	
内脏神经丛	心丛，腹腔丛，下腹下丛（盆丛）	

（2）交感神经节前神经的三去向：1）终止于相应的椎旁节

　　　　　　　　　　　　　　　　　2）在交感干内上/下行，终止于高/低位椎旁节

　　　　　　　　　　　　　　　　　3）穿椎旁节，内脏大、小神经终止于椎前节

（3）交感神经节后神经的三去向：1）返回脊神经，随神经分支分布

　　　　　　　　　　　　　　　　　2）随动脉走行分布

　　　　　　　　　　　　　　　　　3）形成脏支，与副交感神经交织成丛

（4）副交感神经节

1）动眼神经副核──→动眼神经──→睫状神经节──→瞳孔括约肌和睫状肌

2）上泌涎核──→面神经──→翼腭神经节──→泪腺、鼻腔等处的黏膜腺

　　　　　　　　　　　　──→下颌下神经节──→下颌下腺、舌下腺及口腔黏膜腺

3）下泌涎核──→舌咽神经──→耳神经节──→腮腺

4）迷走神经背核──→器官旁节、器官内节──→胸腹腔脏器的平滑肌、腺体、心肌

5）骶副交感核──→器官旁节、器官内节──→盆腔脏器的平滑肌、腺体、心肌

二、内脏感觉神经

＊＊牵涉痛

（张卫光）

测 试 题

一、名词解释

1. 自主神经	2. 植物神经节
3. 交感干	4. 白、灰交通支
5. 交感神经	6. 副交感神经
7. 腹腔丛	8. 盆丛

二、填空题

1. 内脏运动神经支配_____；内脏感觉神经将来自_____等处的感觉冲动传入中枢。

2. 位于脑干或脊髓内的内脏运动神经元称_____，其轴突称_____；内脏神经节内的神经元称_____，其轴突称_____。

3. 交感神经的节前神经元胞体位于_____，节后神经元胞体位于_____和_____。

4. 交感干是由同侧的_____以_____相连而形成的一对串珠样结构。交感干上的胸1交感神经节往往与颈下神经节合并，特称_____或_____。

5. _____神经的节前纤维短，节后纤维长；_____神经的节前纤维长，节后纤维短。

6. 白交通支见于_____脊神经；灰交通支见于_____脊神经。

7. 自胸髓6～12节段的部分节前纤维，穿过相应的椎旁神经节，组成_____神经，它们分别主要在_____和_____及_____换元，节后纤维加入腹腔丛。

8. 副交感神经的节前神经元胞体位于_____和_____。

9. 副交感神经的节后神经元的胞体位于_____、_____、_____、_____和器官旁节或器官内节。

10. 内脏神经丛是由_____、_____和_____在分布到脏器的过程中相互交织形成的。在众多的内脏神经丛中最为重要的有_____。

11. 心丛由_____及_____和_____组成，位于_____，丛中有小的_____。

12. 内脏感觉神经元的胞体位于_____内，其中枢突随_____进入脊髓，或随_____进入脑干；周围突随_____分布于各器官。

三、选择题

A 型题

1. 关于内脏运动神经的描述哪项是错误的

A. 不直接受意志控制

B. 受大脑皮质和皮质下中枢的控制和调节

C. 支配心肌、平滑肌和腺体

D. 包括交感神经和副交感神经

E. 从中枢发出后直达所支配的器官

2. 交感神经的低级中枢位于
   A. 脑干内
   B. 全部胸髓和上部腰髓的侧角
   C. 骶髓 2~4 节段内
   D. 椎旁神经节
   E. 椎旁神经节和椎前神经节

3. 支配瞳孔开大肌的纤维来自
   A. 动眼神经
   B. 交感神经
   C. 眼神经
   D. 视神经
   E. 副交感神经

4. 内脏大神经中最主要的纤维是
   A. 交感神经节后纤维
   B. 副交感神经节后纤维
   C. 交感神经节前纤维
   D. 副交感神经节前纤维
   E. 特殊内脏运动纤维

5. 不含副交感神经节前纤维的神经是
   A. 三叉神经
   B. 面神经
   C. 动眼神经
   D. 舌咽神经
   E. 迷走神经

6. 直接支配瞳孔括约肌的神经纤维发自
   A. 动眼神经副核

B. 翼腭神经节

C. 睫状神经节

D. 膝神经节

E. 耳神经节

7. 关于盆内脏神经的描述哪项是错误的
   A. 发自全部骶髓
   B. 随骶神经出骶前孔
   C. 是副交感神经的节前纤维
   D. 在器官旁节或器官内节中换元
   E. 加入盆丛

B 型题
   A. 膝神经节
   B. 睫状神经节
   C. 侧角
   D. 颈上神经节
   E. 三叉神经节

1. 交感神经节后神经元的胞体位于

2. 副交感神经节后神经元的胞体位于

3. 味觉神经元的胞体位于

4. 接受头面部皮肤感觉的神经元胞体位于
   A. 翼腭神经节
   B. 三叉神经节
   C. 耳神经节
   D. 下颌下神经节
   E. 星状神经节

5. 与舌下腺分泌活动有关的神经节是

6. 与腮腺分泌活动有关的神经节是

7. 与泪腺分泌活动有关的神经节是

8. 与舌前部黏膜痛觉有关的神经节是

四、问答题

1. 内脏运动神经与躯体运动神经的主要的区别有哪些?

2. 内脏运动神经包括哪几部分?试比较它们的异同。

3. 交感神经节包括哪些?简述除交感神经节外,交感神经的周围部还包括哪些结构?

4. 简述交感神经节前纤维和节后纤维的行进和分布概况。

5. 写出在颅部与脑神经相联系的副交感神经节的名称及其节后纤维的去向。

参考答案

一、名词解释

1. 内脏神经分布于内脏、心血管、平滑肌和腺体。与躯体神经一样，内脏神经也包括有运动神经和感觉神经。内脏运动神经支配心肌、平滑肌的运动和腺体的分泌，这些活动不受人的意志控制，故又称自主神经；又因为它主要控制和调节动、植物共有的物质代谢活动，并不支配动物所特有的骨骼肌的运动，所以自主神经又称植物神经系统。

2. 内脏运动神经自脑干和脊髓发出后，不能直接到达效应器，而必须在内脏神经节中换神经元，由此节内的神经元再发出纤维才能到达效应器，如心肌、平滑肌和腺体。此类内脏神经节又称植物神经节，内含植物神经节后神经元的胞体。

3. 位于脊柱两侧，由同侧椎旁神经节以节间支相连而形成的一对串珠样结构，上自颅底外面，下达尾骨前面的奇神经节。

4. 交感干神经节借交通支与相应的脊神经相连接。脊髓侧角细胞发出的交感节前纤维，随脊神经前根出椎间孔，经前根、脊神经前支始段、交通支入相应椎旁节，由于有髓鞘而发亮白色，故称此类由节前纤维组成的交通支为白交通支。而椎旁神经节发出的部分节后纤维经交通支返回脊神经，由于这些纤维缺乏髓鞘而呈灰色，故此类由节后纤维组成的交通支称灰交通支。

5. 交感神经是指低级中枢位于全部胸髓和腰髓1～3节段灰质侧角内的内脏运动神经，又称植物神经的胸腰部。其周围部由交感神经节、交感干，以及由节发出的神经和神经丛组成。

6. 副交感神经是低级中枢位于脑干和2～4节骶髓的内脏运动神经，又称植物神经的颅骶部。其周围部由副交感神经节和进、出此节的神经纤维组成。

7. 腹腔丛是最大的内脏神经丛，位于腹腔干和肠系膜上动脉根部周围。主要由内脏大、小神经与迷走神经的腹腔支组成。丛内有成对的腹腔神经节、主动脉肾神经节和肠系膜上神经节；内脏大、小神经的交感节前纤维在此换元，节后纤维与迷走神经的腹腔支共同组成腹腔丛，丛的分支随动脉分支分布于肝、脾、胰、肾及结肠左曲以上的消化管。

8. 盆丛又称下腹下丛，主要由盆内脏神经和腰交感干的节后纤维组成，位于直肠两侧，丛的分支随髂内动脉分支分布到盆腔各脏器。

二、填空题

1. 心肌、平滑肌的运动和腺体的分泌　内脏、心血管
2. 节前神经元　节前纤维　节后神经元　节后纤维
3. 脊髓全部胸节和腰髓1～3节的侧角　椎旁神经节（交感干神经节）　椎前神经节
4. 椎旁神经节　节间支　颈胸神经节　星状神经节
5. 交感　副交感
6. 胸1～腰3（$T_1 \sim L_3$）15对　全部（31对）
7. 内脏大神经和内脏小　腹腔神经节　主动脉肾神经节　肠系膜上神经节
8. 脑干内的一般内脏运动性核团　骶髓2～4节的骶副交感核

9. 睫状神经节　翼腭神经节　下颌下神经节　耳神经节

10. 交感神经　副交感神经　内脏感觉神经　心丛、肺丛、腹腔丛和下腹下丛（盆丛）

11. 颈交感节发出的心上、中、下神经　上5个胸交感节发出的心支　迷走神经的心支　主动脉弓的前下及后方　副交感神经节

12. 脊神经节或脑神经节　脊神经后根　脑神经　交感神经或副交感神经

三、选择题

A 型题

1. E　2. B　3. B　4. C　5. A　6. C　7. A

B 型题

1. D　2. B　3. A　4. E　5. D　6. C　7. A　8. B

四、问答题

1. 内脏运动神经与躯体运动神经在结构、功能和分布上存在以下重要区别：

（1）躯体运动神经支配骨骼肌，受意志控制；内脏运动神经支配平滑肌、心肌和腺体，一定程度上不受意志直接控制。（2）躯体运动神经的低级中枢位于脑干内的躯体运动神经核和脊髓灰质前柱；而内脏运动神经的低级中枢则分散位于脑干的内脏运动核和脊髓第1胸节至第3腰节的侧角以及第2～4骶节的骶副交感核。（3）躯体运动神经自低级中枢的运动神经元发出后，直接到达骨骼肌；而内脏运动神经自低级中枢发出后，必须先在内脏神经节（植物神经节）中换元，再由这些节内的神经元发出纤维到达心肌、平滑肌和腺体。因此，内脏运动神经自低级中枢至效应器需经2个神经元：位于脑干或脊髓内的内脏运动神经元称节前神经元，其轴突称节前纤维；内脏神经节内的神经元称节后神经元，其轴突称节后纤维，节后纤维才能直接支配效应器。（4）躯体运动神经只有1种纤维成分；内脏运动神经却有交感和副交感2种纤维成分，多数内脏器官同时接受此2种神经纤维的双重支配。

2. 内脏运动神经根据形态结构和机能特点的不同，分为交感神经和副交感神经两部分，它们有各自的中枢部和周围部。交感神经和副交感神经的相同之处在于它们均支配平滑肌、心肌和腺体；从低级中枢至效应器都含有两级神经元，即节前和节后神经元。大多脏器接受交感和副交感神经的双重支配。二者的不同之处在于：①低级中枢的部位不同：交感神经者位于脊髓全部胸节和腰1～3节的侧角；副交感神经者位于脑干内一般内脏运动核团和骶髓2～4节的骶副交感核。因此，交感神经又称为内脏运动神经的胸腰部，副交感神经又称为内脏运动神经的颅骶部。②周围部内脏神经节的位置不同：交感神经节位于脊柱两侧（椎旁神经节）和脊柱前方（椎前神经节），副交感神经节位于器官附近的器官旁节或器官内节。③节前和节后纤维相对长度不同：交感神经节前纤维相对较短，节后纤维相对较长；副交感神经则相反，节前纤维长而节后纤维短。④二者分布范围不同：全身皮肤的血管、竖毛肌和汗腺仅有交感神经分布，而无副交感神经分布，因此，交感神经分布范围广泛，副交感纤维分布比较局限。⑤交感和副交感神经对同一器官的作用既统一又相互拮抗：在应激状态下，交感神经兴奋性相对增强；在平静时，副交感神经活动相对占优势。二者的功能既对立又统一，共同维持着机体内环境的动态平衡，使机体更好地适应内、外环境的变化。

3. 交感神经节据所在位置不同可分为椎旁神经节和椎前神经节。椎旁神经节位于脊柱两侧，每侧约有19～24个节；椎前神经节位于脊柱前方，主要有成对的腹腔神经节、主动

脉肾神经节及单个的肠系膜上神经节和肠系膜下神经节。除交感神经节外，交感神经的周围部还应包括交感干、交通支以及自节发出的神经、神经丛等。交感干是由同侧椎旁神经节以节间支连接起来形成的一对串珠样结构。因而，椎旁神经节又称交感干神经节。交感干上自颅底外面，下达尾骨前方，可分颈、胸、腰、骶、尾五部。交感干神经节借交通支与相应脊神经相连。交通支分白交通支和灰交通支两类，白交通支主要由交感神经节前纤维组成，仅见于胸、腰段交感干；灰交通支由节后纤维组成，所有交感干神经节均发出节后纤维经灰交通支返回 31 对脊神经。由交感神经节发出的神经纤维，或伴随脊神经分布，伴随动脉分支分布，或参与内脏神经丛，进而到达所支配的器官。

4.（1）交感神经节前纤维的行进：脊髓侧角内的交感节前神经元发出的交感节前纤维，随脊神经前根出椎间孔，经白交通支入相应交感干神经节，然后有三种不同去向：①终止于相应交感干神经节。②在交感干内上升或下行一段，再终止于高位或低位的交感干神经节。③穿出交感干神经节，终止于椎前神经节，如来自胸髓 6~12 节段的部分节前纤维，穿过相应的椎旁神经节，组成内脏大神经和内脏小神经，分别终止于腹腔神经节和主动脉肾神经节及肠系膜上神经节。（2）交感神经节后纤维的行进及分布概况：交感神经节后纤维也有三种去向：①交感干上所有椎旁神经节均发出节后纤维，经灰交通支返回 31 对脊神经，随脊神经的前、后支分布至全身皮肤的血管、汗腺和竖毛肌。②节后纤维攀附于动脉干上，形成神经丛，并随动脉干的分支分布到与动脉供血相应的器官。③节后纤维单独形成脏支，直接到达所支配的器官，但是，脏支多在器官附近与副交感神经的分支交织成丛，然后共同支配该脏器，如：颈上、中、下神经节发出的心上、中、下神经（脏支），参与形成心丛，该丛的分支分布至心。类似的神经丛还有肺丛、食管丛等。骶部的交感干神经节发出的脏支参加盆丛，分布到盆腔脏器。

5.与动眼神经联系的副交感神经节是睫状神经节，其节后纤维进入眼球分布至瞳孔括约肌和睫状肌。与面神经相联系的副交感神经节是翼腭神经节和下颌下神经节。翼腭神经节发出的节后纤维至泪腺和鼻腔及腭部的黏膜腺。下颌下神经节发出的节后纤维至下颌下腺和舌下腺及部分口腔黏膜腺。与舌咽神经相联系的副交感神经节是耳神经节，它发出的节后纤维分布至腮腺。

（宋宇宏）

第十五章 中枢神经系统

第一节 脊 髓

内容提要

一、位置及外部形态

脊髓位于椎管内，呈前后略扁的圆柱形，上接延髓，下端形成脊髓圆锥，并以终丝（马尾）终止于尾骨。全长可分为 31 个脊髓节段。

＊＊前正中裂、后正中沟、前外侧沟和后外侧沟

＊＊脊髓圆锥：成人终止于第一腰椎的下缘，新生儿可达第三腰椎。

＊＊颈膨大（$C_4 \sim T_1$）与腰骶膨大（$L_2 \sim S_3$）

＊＊脊髓节段与椎骨的对应关系：

脊髓节段	椎 骨	脊髓节段	椎 骨
$C_{1\sim4}$	同序数椎骨	$T_{9\sim12}$	同序数椎骨的上三节锥体
$C_{5\sim8}$,$T_{1\sim4}$	同序数椎骨的上一节锥体	$L_{1\sim5}$	平对 11 和 12 胸椎
$T_{5\sim8}$	同序数椎骨的上两节锥体	$S_{1\sim5}$,Co_1	平对第一腰椎

二、脊髓的内部结构

（1）灰质

1）前角：前角运动神经元（α、γ）的内侧群、外侧群

2）侧角：即中间外侧柱，$T_1 \sim L_3$，交感神经节前神经元的胞体

骶副交感核：$S_{2\sim4}$，副交感神经节前神经元的胞体

3）后角：后角边缘核，胶状质，后角固有核，胸核（背核）：$C_8 \sim L_2$

4）脊髓灰质板层：

板层	脊髓灰质	板层	脊髓灰质
I	后角边缘核	VI	后角基部
II	胶状质	VII	中间带
III	后角固有核	VIII	前角基部
IV		IX	前角运动神经元
V	后角基部	X	中央管的周围灰质

（2）白质（后索、外侧索、前索）

1）上行纤维束（感觉性）：

纤维束	位置	Ⅰ级神经元	Ⅱ级神经元	交叉	Ⅲ级神经元	功能
薄束	后索	脊神经节	薄束核	内侧丘系交叉	背侧丘脑腹后外侧核	传递同侧 T_4 以下躯干和下肢的本体感觉和精细触觉
楔束	后索	脊神经节	楔束核			传递同侧 T_4 以上躯干和上肢的本体感觉和精细触觉
脊髓丘脑束	外侧索和前索	脊神经节	脊髓后角Ⅰ、Ⅳ、Ⅴ层	白质前连合交叉	背侧丘脑腹后外侧核	传递对侧躯干和四肢的浅感觉（痛温觉、粗触压觉等）
脊髓小脑后束	外侧索	脊神经节	胸核和中间带			传递下肢非意识性的本体觉
脊髓小脑前束	外侧索	脊神经节	腰骶膨大节段第Ⅴ～Ⅶ			

2）下行纤维束（运动性）：

①皮质脊髓束：

皮质脊髓侧束：外侧索，锥体交叉，对侧脊髓前角运动神经元（下运动神经元），支配躯干和四肢骨骼肌的随意运动。

皮质脊髓前束：前索，白质前连合交叉，双侧脊髓前角运动神经元（下运动神经元），支配上肢和颈部的骨骼肌。

②其他：红核脊髓束、前庭脊髓束、顶盖脊髓束、内侧纵束、固有束

（张卫光）

测 试 题

一、名词解释

1. 脊髓圆锥　2. 马尾　3. 骶副交感核　4. 胸核　5. 固有束　6. 背外侧束

二、填空题

1. 脊髓，胚胎时期起源于＿＿＿＿＿＿＿＿，位于＿＿＿＿＿＿＿＿，上端在＿＿＿＿＿＿处与延髓相连，下端终为＿＿＿＿＿＿＿＿。

2. 人类脊髓可藉脊神经根的出入范围划分为＿＿＿＿＿＿＿＿节，其中颈膨大位于＿＿＿＿＿＿＿＿（节段），腰骶膨大位于＿＿＿＿＿＿＿＿（节段）。

3. 位于脊髓中央管周围、连接两侧脊髓灰质的部分称为＿＿＿＿＿＿＿＿；在中央管前方，左右前索间有纤维越边，称为＿＿＿＿＿＿＿＿；在前、后角之间的外侧，灰、白质交织称为＿＿＿＿＿＿＿＿。

4. 前角运动神经元有两种，其中大型的为＿＿＿＿＿＿＿＿，纤维支配＿＿＿＿＿＿＿＿；小型细胞为＿＿＿＿＿＿＿＿，支配＿＿＿＿＿＿＿＿。

5. 前角运动神经元内侧群支配＿＿＿＿＿＿＿＿，这些细胞接受＿＿＿＿＿＿＿＿侧皮质

脊髓束的支配；外侧群在_____（节段）发达，支配_____。

6. 脊髓侧角中间外侧柱位于_____和_____（节段）；后角基部内侧的胸核位于_____（节段）；骶副交感核位于_____（节段）。

7. 依据_____对脊髓灰质细胞构筑的研究，将脊髓灰质自背侧向腹侧划分为10个板层。其中胶状质位于_____，胸核位于_____，前角运动神经元位于_____。

8. 脊髓长的上行纤维束中，楔束起于_____，脊髓小脑后束起于_____，脊髓丘脑束起于_____。脊髓后索损伤后病人出现伤面水平以下_____（功能）丧失。

三、选择题

A 型题

1. 成人脊髓圆锥下端平齐
   A. 第 1 腰椎体下缘
   B. 第 2 腰椎体下缘
   C. 第 3 腰椎体下缘
   D. 第 1 骶椎体下缘
   E. 第 2 骶椎体下缘

2. 马尾主要由
   A. 腰神经根围绕终丝而形成
   B. 骶神经根围绕终丝而形成
   C. 骶、尾神经根围绕终丝而形成
   D. 腰、骶神经根围绕终丝而形成
   E. 腰、骶、尾神经根围绕终丝而形成

3. 脊髓第 6 颈节段平对
   A. 第 4 颈椎体
   B. 第 5 颈椎体
   C. 第 6 颈椎体
   D. 第 7 颈椎体
   E. 第 8 颈椎体

4. 成人骶髓和尾髓约平对
   A. 第 3 腰椎
   B. 第 2 腰椎
   C. 第 1 腰椎
   D. 第 1 骶椎
   E. 第 2 骶椎

5. 关于中间外侧柱的描述错误的是
   A. 为内脏运动性核团
   B. 其轴突经前外侧沟出脊髓

C. 其轴突直接支配平滑肌、心肌的运动
D. 其轴突参与构成前根
E. 位于脊髓灰质的第 Ⅶ 层中

6. 前角运动神经元损伤导致骨骼肌失去随意运动，表现为
   A. 不能完成反射活动
   B. 肌张力增高
   C. 不出现肌萎缩
   D. 属痉挛性瘫痪
   E. 伴有痛温觉丧失

7. 楔束
   A. 位于脊髓后索全长
   B. 主要传导下肢的深感觉和精细触觉
   C. 在脊髓后索中位于薄束的内侧
   D. 止于背侧丘脑的腹后外侧核
   E. 起于脊髓胸 4 节段以上的脊神经节细胞

8. 脊髓丘脑束
   A. 只位于脊髓外侧索中
   B. 它的外侧与脊髓小脑后束毗邻
   C. 在白质前连合中越边
   D. 纤维起于对侧的脊神经节细胞
   E. 传导同侧的痛、温、触、压觉

9. 若脊髓颈膨大节段的白质前连合损伤，患者会出现
   A. 右侧躯干、下肢痛、温觉丧失
   B. 左侧躯干、下肢痛、温觉丧失

C. 两侧躯干、下肢痛、温觉丧失

D. 两侧上肢痛、温觉丧失

E. 两侧损伤节段以下痛温觉丧失

10. 皮质脊髓束

    A. 皮质脊髓前束纤维都经白质前连合越边止于对侧前角运动神经元

    B. 皮质脊髓侧束纵贯脊髓全长

    C. 皮质脊髓束在脊髓全部直接止于前角运动神经元

    D. 在脊髓节段损伤皮质脊髓侧束同侧伤面水平以下产生弛缓性瘫痪

    E. 皮质脊髓前束仅止于同侧脊髓灰质前角

B 型题

    A. 依据 Rexed 脊髓灰质Ⅰ层

    B. 依据 Rexed 脊髓灰质Ⅱ层

    C. 依据 Rexed 脊髓灰质Ⅲ～Ⅳ层

    D. 依据 Rexed 脊髓灰质Ⅸ层

    E. 依据 Rexed 脊髓灰质Ⅶ层

1. 后角固有核位于

2. 中间外侧核位于

3. 胸核位于

4. 前角运动神经元位于

5. 后角边缘核位于

    A. α-运动神经元

    B. γ-运动神经元

    C. 后角边缘核

    D. 胶状质

    E. 胸核

6. 与肌张力的维持有关的是

7. 参与脊髓节段间的联系的是

8. 参加脊髓丘脑束起始的神经元是

9. 脊髓小脑后束起始的神经元是

    A. 兴奋屈肌运动神经元和抑制伸肌运动神经元

    B. 兴奋伸肌运动神经元和抑制屈肌运动神经元

    C. 参与完成与身体平衡有关的反射活动

    D. 完成脊髓节段间联系

    E. 参与完成视、听反射

10. 前庭脊髓束的主要功能是

11. 内侧纵束的主要功能是

12. 红核脊髓束的主要功能是

13. 顶盖脊髓束

四、问答题

简述脊髓外伤或髓外肿瘤引起脊髓半边横断性损伤后出现的症状和原因。

参考答案

一、名词解释

1. 脊髓外形呈圆柱形，前后稍扁，下端逐渐变细，成为脊髓圆锥，终于第一腰椎体下缘。

2. 前根和后根在与脊髓节段相应的椎间孔处合成一条脊神经，并穿出相应的椎间孔而分支分布。因椎管长于脊髓，腰、骶、尾部的脊神经根距各自相应的椎间孔自上而下越来越远，其前、后根在通过相应的椎间孔之前，围绕终丝在椎管内向下行走一段距离，这些神经根形成马尾。成年人一般第一腰椎下已无脊髓，只有马尾，故临床上常在第 3、4 或第 4、5 腰椎棘突之间行蛛网膜下隙穿刺或麻醉术，以免损伤脊髓。

3. 在脊髓骶 2～4 节段中，虽无侧角，但前角基部相当侧角位置的神经元，是骶部副交感神经的节前神经元，称为骶副交感核，它发出的纤维组成盆内脏神经。

4. 在脊髓后角基部的内侧有边界明确的一团大型细胞，称为胸核，仅见于自颈髓 8 至腰髓 3 节段。脊髓小脑后束起于同侧胸核，在同侧白质外侧索上行，经小脑下脚止于小脑皮质。

5. 脊髓白质主要有长的上行、下行纤维和短的固有束。固有束紧贴脊髓灰质周围，它们起于脊髓不同节段，在脊髓内上行或下行数节段后，再止于脊髓，完成脊髓节段间和节段内的联系。

6. 背外侧束位于胶状质的背外方。后根外侧部纤维，进入脊髓上升或下降 1~2 节，在胶状质背外侧聚成背外侧束。此束发出的侧支或终支进入后角。此纤维束参与躯干、四肢痛、温觉的传导。

二、填空题

1. 神经管的后部　椎管内　平齐枕骨大孔　脊髓圆锥

2. 31　C_4~T_1　L_2~S_3

3. 灰质连合　白质前连合　网状结构

4. α-运动神经元　梭外骨骼肌　γ-运动神经元　梭内骨骼肌

5. 躯干固有肌　双　颈膨大部和腰骶膨大部　上、下（四）肢肌

6. 胸髓 1~12 节　腰髓 1~2 或 3 节　颈髓 8 至腰髓 3 节　骶髓 2~4 节

7. Rexed　Ⅱ层　Ⅶ层　Ⅸ层

8. 同侧 T_4 以上的脊神经节细胞　同侧胸核　对侧脊髓灰质Ⅰ、Ⅳ~Ⅶ层　同侧本体感觉和同侧精细触觉

三、选择题

A 型题

1. A　2. E　3. B　4. C　5. C　6. A　7. E　8. C　9. D　10. B

B 型题

1. C　2. E　3. E　4. D　5. A　6. B　7. D　8. C　9. E　10. B　11. C　12. A

13. E

四、问答题

脊髓半边横断性损伤后可出现如下症状：①在同侧损伤节段以下出现痉挛性瘫痪，表现为肌张力升高，腱反射亢进，肌并不萎缩，并可出现病理反射，如 Babinski 症。原因是皮质脊髓侧束阻断，失去皮质脊髓束控制骨骼肌随意运动的功能。②在同侧损伤节段以下出现运动、位置和振动觉以及皮肤两点辨别觉障碍。原因是后索的薄束和楔束被阻断，使传导肌、腱、关节、皮肤的本体感觉和精细触觉被阻断。③在对侧损伤平面 1~2 节段以下痛、温觉丧失。原因是脊髓丘脑束被阻断。传导浅感觉的脊髓丘脑束主要起于脊髓灰质Ⅰ和Ⅳ~Ⅶ层，经白质前连合交叉并斜越 1 节至对侧。因此，对侧痛、温觉的传导被阻断。

（张卫光　石献忠）

第二节　脑　干

内容提要

一、位置及外部形态

（1）脑干腹侧面：

延髓：前正中裂、前外侧沟、延髓脑桥沟，锥体、锥体交叉，橄榄，脑神经（Ⅸ，Ⅹ，Ⅺ，Ⅻ）

脑桥：基底沟，小脑中脚，脑神经（Ⅴ，Ⅵ，Ⅶ，Ⅷ）

中脑：大脑脚、脚间窝，脑神经（Ⅲ）

（2）脑干背侧面：

延髓：薄束结节、楔束结节，小脑下脚

脑桥：小脑上脚，前髓帆

菱形窝（第四脑室底）：正中沟、界沟、髓纹，内侧隆起、面神经丘，前庭区、听结节、舌下神经三角、迷走神经三角，蓝斑、最后区、闩

中脑：上丘、下丘，脑神经（Ⅳ）

二、内部结构

（1）脑神经核：与第Ⅲ～第Ⅻ对脑神经相关的脑神经核在脑干内的排列与功能

功能柱		躯体运动柱	特殊内脏运动柱	一般内脏运动柱		内脏感觉柱（一般和特殊）	一般躯体感觉柱	特殊躯体运动柱	
位　置		在中线两侧	在躯体运动柱的腹外侧	在躯体运动柱的背外侧		在一般内脏运动柱的外侧	在内脏感觉柱的外侧	在最外侧（前庭区深方）	
中脑	上丘	动眼神经核（Ⅲ）		动眼神经副核（Ⅲ）			三叉神经中脑核（Ⅴ）		
	下丘	滑车神经核（Ⅳ）							
脑桥	中部		三叉神经运动核（Ⅴ）		界沟		三叉神经脑桥核（Ⅴ）		
	中下部	展神经核（Ⅵ）	面神经核（Ⅶ）	上泌涎核（Ⅶ）				前庭神经核（Ⅷ）	蜗神经核（Ⅷ）
延髓	橄榄上部			下泌涎核（Ⅸ）		孤束核（Ⅶ、Ⅸ、Ⅹ）	三叉神经脊束核（Ⅴ、Ⅸ、Ⅹ）		
	橄榄中部	舌下神经核（Ⅻ）	疑核（Ⅸ、Ⅹ、Ⅺ）	迷走神经背核（Ⅹ）					
	内侧丘系交叉								
	锥体交叉		副神经核（Ⅺ）						

脑神经核	位置	性质	传入纤维	传出纤维	功　能
动眼神经核	中脑上丘,中央灰质腹侧中线的两旁,恰在左右内侧纵束所形成的凹槽内	躯体运动	双侧皮质核束	动眼神经	支配下直肌(其外侧核的背侧细胞,同侧)、下斜肌(其外侧核的中间细胞,同侧)、内直肌(其外侧核的腹侧细胞,同侧)、上直肌(其外侧核的内侧细胞,对侧)、上睑提肌(其中央尾侧核,双侧)
动眼神经副核	中脑上丘,动眼神经核前部的背内侧	一般内脏运动	双侧顶盖前区的纤维	经动眼神经至睫状神经节	支配睫状肌和瞳孔括约肌
滑车神经核	中脑下丘,中央灰质的腹侧,其腹侧面是内侧纵束	躯体运动	双侧皮质核束	滑车神经	眼上斜肌
三叉神经中脑核	脑桥和中脑部,三叉神经脑桥核向上的延续	一般躯体感觉	三叉神经(下颌神经)		面肌、咀嚼肌、牙的本体感觉
三叉神经脑桥核	三叉神经脊束核的上部	一般躯体感觉	三叉神经(眼神经、上颌神经和下颌神经),经三叉神经节,其中枢突形成三叉神经脊束	经三叉丘系,到达背侧丘脑腹后内侧核	头面部一般皮肤、黏膜感觉
三叉神经脊束核	延髓、脑桥前庭神经核的前外侧	一般躯体感觉			
三叉神经运动核	三叉神经根的内侧	特殊内脏运动	双侧皮质核束	三叉神经	支配咀嚼肌
展神经核	面神经丘的深面	躯体运动	双侧皮质核束	展神经	眼外直肌
面神经核	脑桥网状结构中	特殊内脏运动	核上部接受双侧皮质核束纤维,下部接受对侧皮质核束的纤维	面神经	支配面肌
上泌涎核	脑桥网状结构中	一般内脏运动		面神经	控制下颌下腺、舌下腺、泪腺等的分泌
孤束核	迷走神经背核前外侧	一般及特殊内脏感觉	孤束		膝神经节(面神经,舌前2/3味蕾)、下神经节(舌咽神经,舌后1/3味蕾)、下神经节(迷走神经,内脏感觉)
前庭神经核	前庭神经三角的深面	特殊躯体感觉	壶腹嵴、球囊斑、椭圆囊斑的位置觉纤维	到小脑、脊髓等	感受位置觉
蜗神经核	听结节的深面	特殊躯体感觉	螺旋器的听觉纤维	形成外侧丘系,到达下丘	感受听觉
下泌涎核	延髓网状结构中	一般内脏运动		舌咽神经	控制腮腺的分泌
疑核	延髓的网状结构中	特殊内脏运动	双侧皮质核束	舌咽神经、迷走神经和副神经	支配咽喉肌
迷走神经背核	迷走神经三角的深面	一般内脏运动		迷走神经	控制大部分的胸腹腔脏器,如心肌、结肠左曲以上消化管的平滑肌和腺体等。
副神经核	疑核尾端(延髓部)、上5/6颈髓前角(脊髓部)	特殊内脏运动	双侧皮质核束	副神经	支配咽喉肌、斜方肌、胸锁乳突肌
舌下神经核	舌下神经三角的深面	躯体运动	对侧皮质核束	舌下神经	支配舌内肌和舌外肌(颏舌肌)

（2）非脑神经核

中脑：上丘、下丘，红核，黑质；

脑桥：脑桥核；

延髓：薄束核、楔束核，下橄榄核。

非脑神经核	位置	传入纤维	传出纤维	功能
上丘(核)	中脑上丘	来自视网膜、大脑皮质视区、下丘、脊髓的纤维	经被盖背侧交叉，形成顶盖脊髓束	与视觉有关，参与视觉、听觉反射
下丘核	中脑下丘	来自外侧丘系和听觉感受器	经下丘臂到达内侧膝状体，形成顶盖脊髓束，完成听觉反射	是听觉通路上的重要中继核、听觉反射中枢
红核	中脑上丘	来自小脑齿状核(经小脑上脚)和大脑皮质的投射纤维	经被盖腹侧交叉，形成红核脊髓束	与躯体运动的控制有关
黑质	大脑脚底与中脑被盖之间	来自新纹状体的纤维	到达新纹状体、颞叶的杏仁核、背侧丘脑	参与运动的调节(Parkinson病)
脑桥核	脑桥基底部	皮质脑桥纤维	经脑桥小脑纤维到达端脑小脑	是大脑皮质向小脑发送信息的最重要的中继站
薄束核	薄束结节深方	薄束	内侧丘系	传递躯干及四肢的本体感觉、精细触觉
楔束核	薄束结节深方	薄束		
下橄榄核	橄榄深方	皮质、脊髓、红核等处纤维	小脑下脚	参与小脑对运动的控制和对运动的学习记忆

（3）上行纤维束

	起	交叉	止	行程	功能
内侧丘系	薄束核、楔束核	内侧丘系交叉	对侧背侧丘脑腹后外侧核	延髓中线两侧、锥体背侧，脑桥被盖腹侧、中脑被盖外侧	传导躯干和四肢的本体感觉和精细触觉
脊髓丘脑束	脊髓灰质 Ⅰ、Ⅳ～Ⅷ层	脊髓白质前连合	对侧背侧丘脑腹后外侧核	脊髓外侧索、延髓下橄榄核背外侧、脑桥、中脑内侧丘系外侧	躯干和四肢皮肤痛温觉和粗略触觉
三叉丘系	三叉神经脊束核、脑桥核	在脑干内交叉	对侧背侧丘脑腹后内侧核	内侧丘系背外侧	头面部痛、温、触觉
外侧丘系	蜗神经核	斜方体、髓纹交叉或不交叉	双侧下丘核	经斜方体、内侧丘系的背外侧	听觉

（4）下行纤维束：1）锥体束：大脑脚底中 3/5，脑桥基底部，锥体，锥体交叉。

　　　　　　　　2）其他下行纤维束：红核脊髓束、顶盖脊髓束、前庭脊髓束等。

（5）脑干网状结构

（张卫光）

测试题

一、名词解释

1. 脑桥小脑三角　2. 上髓帆　3. 内侧隆起　4. 功能柱　5. 黑质　6. 内侧丘系交叉

7. 锥体交叉

二、填空题

1. 延髓脑桥沟中自内侧向外侧依次排列的三对脑神经为_____、_____和_____。橄榄与锥体之间的前外侧沟中有_____神经根出脑。

2. 脑桥腹面正中线上有纵行的_____沟，容纳_____。脑桥腹面两侧有粗大的_____神经根。延髓、脑桥和小脑的交角处，临床上称为_____。

3. 中脑腹侧有由大脑皮质下行纤维组成的隆起称为_____。脚间窝处有血管穿入称为_____。中脑背侧两对隆起分别称为_____和_____。

4. 在延髓的侧面、橄榄的背方，自上而下可见依次排列的神经根丝为_____、_____和_____。

5. 前庭区的外侧角上有一小隆起为_____，内隐_____核。舌下神经三角的深方隐_____核，迷走神经三角的深方隐_____核。

6. 脑干内的内脏感觉性核团是_____，其头端接受_____纤维，其余部分接受_____纤维。脑神经核在脑干内排列成_____个功能柱。

7. 自疑核发出的纤维出脑后分别加入_____、_____和_____神经，主要支配_____。

8. 脑干内面神经的主要核团包括支配面肌的纤维起自_____核，支配下颌下腺和舌下腺等腺体分泌的纤维起自_____核，接受舌前 2/3 味觉的纤维止于_____核。

9. 在脑干内，舌咽神经支配腮腺分泌的纤维起自_____核，支配咽肌的纤维起自_____核，接受舌后 1/3 味觉及一般黏膜感觉的纤维止于_____核，接受耳后皮肤感觉的纤维止于_____核。

10. 脑干内属一般内脏运动柱的核团有_____、_____和_____。

11. 下丘的传出纤维止于_____和_____，再由_____发出下行纤维，完成由声音引起的反射活动。

12. 黑质主要由_____能神经元组成，与_____有往返纤维联系，参与_____功能。

13. 皮质核束在脑干下行过程中，陆续离开_____，止于双侧的脑神经运动核；但_____和_____只接受对侧皮质核束的支配。

14. 脑桥内部结构以横行的_____前缘为界，可分为_____和_____两部分。

三、选择题

A 型题

1. 颅腔内听神经瘤最容易压迫的神经是

A. 三叉神经

B. 展神经

C. 面神经

D. 迷走神经

E. 舌咽神经

2. 延髓锥体

A. 位于延髓的背面后正中沟两侧

B. 位于橄榄的外侧

C. 所含全部纤维左右交叉形成锥体交叉

D. 其内侧有舌下神经根出脑

E. 损伤后出现对侧肢体痉挛性瘫痪

3. 延髓后面后正中沟两旁的隆起是

A. 小脑下脚

B. 楔束结节

C. 橄榄

D. 薄束结节

E. 锥体

4. 唯一自脑干背面出脑的脑神经是

A. 动眼神经

B. 滑车神经

C. 三叉神经

D. 展神经

E. 面神经

5. 脑干

A. 灰质内细胞核连贯成柱

B. 第四脑室位于延髓、脑桥、中脑与小脑之间

C. 12 对脑神经的核团都位于脑干内

D. 网状结构范围比脊髓网状结构扩大

E. 特殊躯体感觉核团都位于脑干内

6. 在延髓与动眼神经副核属于同一功能柱的核团是

A. 上泌涎核

B. 下泌涎核

C. 疑核

D. 副神经核

E. 舌下神经核

7. 在脑干内属于特殊内脏运动柱的核团是

A. 舌下神经核

B. 疑核

C. 展神经核

D. 滑车神经核

E. 动眼神副经核

8. 发出舌咽神经的一般内脏运动纤维的核团是

A. 上泌涎核

B. 下泌涎核

C. 疑核

D. 孤束核

E. 楔束核

9. 在脑桥与疑核属于同一功能柱的核团是

A. 三叉神经脑桥核

B. 面神经核

C. 上橄榄核

D. 上泌涎核

E. 孤束核

10. 与咀嚼肌的运动有关的核团是

A. 三叉神经脊束核

B. 三叉神经运动核

C. 三叉神经脑桥核

D. 孤束核

E. 疑核

11. 发出纤维不越边的核团是

A. 前庭神经核

B. 蜗神经核

C. 三叉神经脊束核

D. 薄束核

E. 胸核

12. 支配瞳孔括约肌和睫状肌的纤维起于

A. 动眼神经核

B. 动眼神经副核

C. 滑车神经核

D. 展神经核

E. 面神经核

13. 关于孤束的描述不正确的是

A. 有经面神经入脑的舌前 2/3 味觉纤维

B. 有经舌咽神经入脑的舌后 1/3

165

味觉纤维

    C. 有经三叉神经入脑的头面部本
       体感觉纤维

    D. 有经舌咽神经入脑的一般粘膜
       感觉纤维

    E. 有经迷走神经入脑的一般内脏
       感觉纤维

14. 不经大脑脚底的纤维束有

    A. 锥体束

    B. 额桥束

    C. 顶、枕、颞桥束

    D. 内侧纵束

    E. 皮质脑桥束

15. 内侧纵束

    A. 纵贯脊髓前索全长

    B. 属特殊躯体感觉纤维

    C. 上行可达大脑皮质

    D. 起于延髓和脑桥的前庭神经
       核群

    E. 主要止于小脑

B 型题

    A. 薄束结节、楔束结节和小脑下脚

    B. 薄束结节、楔束结节和小脑中脚

    C. 薄束结节、楔束结节和小脑上脚

    D. 小脑上脚

    E. 小脑下脚

1. 菱形窝的上部边界为

2. 菱形窝的下部边界为

3. 属小脑传出纤维的是

4. 属小脑传入纤维的是

    A. 大脑脚

    B. 大脑脚底

    C. 顶盖

    D. 被盖部

    E. 基底部

5. 中脑背侧部的上丘和下丘合称

6. 脑桥以斜方体的前缘为界，背侧
   部为

7. 位于黑质腹侧的是

8. 脑桥核位于

    A. 三叉神经运动核

    B. 疑核

    C. 副神经核

    D. 面神经核

    E. 动眼神经副核

9. 支配咀嚼肌的核团是

10. 不属于特殊内脏运动柱的核团是

11. 属副交感核的是

12. 与瞳孔对光反射有关的核团是

    A. 孤束核

    B. 前庭核群

    C. 疑核

    D. 迷走神经背核

    E. 三叉神经脊束核

13. 接受内脏感觉纤维的核团是

14. 属副交感节前神经元胞体的核团是

15. 支配由腮弓衍化来的骨骼肌的核
    团是

    A. 红核

    B. 黑质

    C. 中缝核

    D. 视上核

    E. 蓝斑

16. 富含多巴胺的神经元位于

17. 富含 5-羟色胺的核团是

18. 富含去甲肾上腺素的核团是

19. 可分泌催产素的核团是

    A. 孤束核

    B. 迷走神经背核

    C. 三叉神经脑桥核

    D. 胸核

    E. 脊髓灰质 Rexed 的 Ⅰ、Ⅳ～Ⅶ
       板层

20. 接受躯干和肢体的痛温觉纤维的核
    团是

21. 接受头面部皮肤、黏膜一般感觉纤
    维的核团是

22. 接受味觉纤维的核团是

四、问答题

1. 简述菱形窝的构成和主要形态结构。

2. 在脑干内与骨骼肌随意运动有关的脑神经核有哪些？它们分别位于什么脑部？并简单说明它们的纤维联系。

3. 脑干内与迷走神经相联系的核团有哪些？它们分别属何功能柱？简单说明它们的功能。

参考答案

一、名词解释

1. 脑干的腹面，延髓、脑桥和小脑的交角处，称为脑桥小脑三角。前庭蜗神经和面神经根位于此三角内。此处的肿瘤常能引起涉及前庭蜗神经和面神经及小脑等多种临床症状。

2. 脑桥的背面构成第四脑室底的上半，此处室底的外侧壁为左、右小脑上脚，两脚间夹有薄层白质板，称上髓帆（前髓帆）。参与构成第四脑室顶的前部。上髓帆上有滑车神经根出脑。

3. 在第四脑室底正中沟与界沟之间有一纵向隆起，称为内侧隆起。髓纹以下的内侧隆起上，可见两个小三角区：靠内上方的为舌下神经三角，内隐舌下神经核；靠外下方的称迷走神经三角，内隐迷走神经背核。在髓纹的上方，内侧隆起上有一圆形隆凸，为面神经丘，内隐展神经核。

4. 脑干内功能性质不同的脑神经核排列成六个纵行的细胞柱。不过每一个柱并非纵贯脑干全长，多数是断开的，可以包括数个核团，但它们的功能性质相同、位置相当。故每一个柱代表一个单独的功能体系，称之为功能柱。

5. 黑质位于中脑被盖和大脑脚底之间，主要见于中脑的全长。黑质细胞大多含有黑色素，是脑内合成多巴胺的主要核团。黑质主要与端脑的新纹状体（尾状核和壳）有往返纤维联系。由于某些原因使黑质细胞变性，多巴胺合成减少，是引起震颤麻痹（Parkinson 病）的主要病因。在正常生理状态下，黑质是调节运动的重要中枢。

6. 延髓薄束核、楔束核发出的纤维，弓形走向中央管腹侧，左、右交叉，称为内侧丘系交叉，因交叉后的纤维在中线两侧上行成为内侧丘系。

7. 在延髓的下部腹面、锥体尾侧的中线处，行于锥体中的皮质脊髓束大部分纤维经此越边至对侧，形成交叉纤维，称锥体交叉。

二、填空题

1. 展神经　面神经　前庭蜗神经　舌下

2. 基底　基底动脉　三叉（Ⅴ）　脑桥小脑三角

3. 大脑脚底　后穿质　上丘　下丘

4. 舌咽神经（Ⅸ）　迷走神经（Ⅹ）　副神经（Ⅺ）

5. 听结节　蜗神经　舌下神经　迷走神经背

6. 孤束核　味觉（特殊内脏感觉）　一般内脏感觉　6

7. 舌咽　迷走　副　咽喉肌

8. 面神经　上泌涎　孤束

9. 下泌涎　疑　孤束　三叉神经脊束

10. 动眼神经副核　上泌涎核　下泌涎核　迷走神经背核

11. 内侧膝状体　上丘　上丘

12. 多巴胺　新纹状体　运动调节

13. 锥体束　舌下神经核　面神经核中支配下部面肌的细胞

14. 斜方体　被盖部　基底部

三、选择题

A 型题

1. C　2. E　3. D　4. B　5. D　6. B　7. B　8. B　9. B　10. B　11. E　12. B　13. C　14. D　15. D

B 型题

1. D　2. A　3. D　4. E　5. C　6. D　7. B　8. E　9. A　10. E　11. E　12. E　13. A　14. D　15. C　16. B　17. C　18. E　19. D　20. E　21. C　22. A

四、问答题

1. 菱形窝由延髓上部和脑桥的背面构成。菱形窝正中有纵行的正中沟，它的外侧有纵行的界沟。髓纹自菱形窝的外侧角横行至中线。菱形窝界沟外侧区域呈三角形，称前庭区，其外侧角上有一小隆起，称听结节，内稳蜗神经核；界沟与正中沟之间的区域称内侧隆起，其髓纹以下的延髓部可见两个三角区，即居背内侧的舌下神经三角及居腹外侧的迷走神经三角，分别内隐舌下神经核和迷走神经背核。靠近髓纹上方，内侧隆起上有隆起的面神经丘，内隐展神经核。在界沟的上端有蓝斑，深方有富含去甲肾上腺素能神经元的核团。

2. 脑干内与骨骼肌随意运动有关的脑神经核，在中脑有动眼神经核和滑车神经核；在脑桥有展神经核、三叉神经运动核和面神经核；在延髓有舌下神经核、疑核和副神经核。上述核团大多接受双侧皮质核束的支配，但舌下神经核和面神经核中支配下部面肌的细胞只接受对侧皮质核束的支配。

上述核团的传出纤维支配如下：

展神经核支配外直肌。滑车神经核支配上斜肌。动眼神经核支配其余五块眼球外肌。

舌下神经核支配舌内、外肌。三叉神经运动核支配咀嚼肌。面神经核主要支配面肌。

疑核主要支配咽喉肌。副神经核支配胸锁乳突肌和斜方肌。

3. 在脑干内与迷走神经相联系的核团有迷走神经背核、孤束核、疑核和三叉神经脊束核。

迷走神经背核属一般内脏运动柱。孤束核属一般内脏感觉柱。疑核属特殊内脏运动柱。三叉神经脊束核属一般躯体感觉柱。迷走神经背核是副交感核，控制大部分胸腹腔脏器的活动。孤束核接受大部分胸腹腔脏器的一般内脏感觉冲动。疑核支配咽喉肌。三神经神脊束核接受耳部皮肤的一般感觉冲动。

（张卫光　石献忠）

第三节　小脑和间脑

内容提要

一、小脑

1. 位置及外部形态

小脑位于颅后窝，借三对小脑脚连于脑干的背面。其上面较平坦，下面中部凹陷（小脑谷）。

左、右小脑半球、小脑蚓，原裂、水平裂，绒球和小结、小脑扁桃体

＊＊小脑的分部：绒球小结叶（又称古小脑或前庭小脑）、小脑前叶（又称旧小脑或脊髓小脑）和小脑后叶（又称新小脑或端脑小脑）。

2. 内部结构

（1）小脑皮质和髓质

（2）小脑核（顶核、栓状核、球状核、齿状核）

（3）纤维联系

小脑脚	曾用名	主要的纤维束（感觉）	主要的纤维束（运动）
小脑上脚	结合臂	脊髓小脑前束	小脑齿状红核丘脑纤维
小脑中脚	脑桥臂		脑桥小脑纤维
小脑下脚	绳状体	脊髓小脑后束，前庭小脑束	

	传入纤维	传出纤维	功能
前庭小脑	前庭神经核，前庭神经	经前庭神经核，前庭脊髓束、内侧纵束	维持身体平衡
脊髓小脑	脊髓小脑前束、后束	经顶核、球状核和栓状核，前庭脊髓束、网状脊髓束	调节肌张力
端脑小脑	大脑皮质、脑桥核，小脑中脚（脑桥小脑纤维）	经齿状核到背侧丘脑腹外侧核、红核，再到中央前回	协调机体运动

3. 功能及临床意义

（1）小脑的功能：维持平衡、调节肌张力、协调机体运动

（2）临床意义：闭目难立和走模特步（儿童的成神经管细胞瘤），震颤性麻痹，指鼻试验

二、间脑

1. 位置及外部形态

间脑位于脑干的上方，大部分被大脑半球所覆盖，两侧间脑之间为第三脑室。

（1）背侧丘脑：丘脑前结节，丘脑枕，丘脑间粘合、下丘脑沟

（2）下丘脑：视交叉、漏斗、垂体、乳头体和灰结节

（3）后丘脑：内侧膝状体、外侧膝状体

（4）上丘脑：丘脑髓纹、缰三角、缰连合、松果体

（5）底丘脑：底丘脑核

2. 内部结构

（1）背侧丘脑（丘脑）：为一对卵圆形的灰质团块，外邻内囊，内邻第三脑室。因其内有一"Y"形的纤维板——内髓板，背侧丘脑被划分为前核群、内侧核群和外侧核群三部分，外侧核群又分为背层和腹层，其中腹层又分腹前核、腹外侧核和腹后核，腹后核再分为腹后内侧核和腹后外侧核。

背侧丘脑的外侧借外囊与屏状核相邻，屏状核的外侧还有最外囊和岛叶皮质。

＊＊<u>特异性中继核团</u>：<u>腹后内侧核</u>——接受三叉丘系和味觉纤维

<u>腹后外侧核</u>——接受内侧丘系和脊丘系的纤维

<u>腹前核、腹外侧核</u>——接受新小脑、黑质、苍白球的纤维

纤维联系：丘脑中央辐射，大脑皮层躯体感觉区

（2）后丘脑：<u>内侧膝状体</u>：听觉的皮质下中枢，听辐射，颞横回

<u>外侧膝状体</u>：视觉的皮质下中枢，视辐射，视觉皮质

（3）下丘脑

1）重要的核：视上核和室旁核（加压素和催产素）、乳头体核、视交叉上核等。

2）纤维联系：前脑内侧束、穹窿，乳头丘脑束、视上垂体束、室旁垂体束等。

3）临床意义：感觉异常（如被针刺时会有烧灼感），尿崩症（抗利尿激素），昼夜节律性和体温的调节等。

（张卫光）

测 试 题

一、名词解释

1. 小脑下脚　2. 小脑扁桃体　3. 小脑前叶　4. 丘脑间粘合

二、填空题

1. 小脑以三对小脑脚连接于脑干的背面。其中主要进入小脑的纤维是＿＿＿＿＿＿和＿＿＿＿＿＿；主要出小脑的纤维是＿＿＿＿＿＿。小脑上面前1/3与后2/3交界处有一横行深沟称＿＿＿＿＿＿。

2. 人类脑干内最大的两个与小脑联系的中继核团是＿＿＿＿＿＿和＿＿＿＿＿＿，它们发纤维分别加入对侧的＿＿＿＿＿＿和＿＿＿＿＿＿。

3. 小脑髓体内的灰质核团称为小脑核，由＿＿＿＿＿＿、＿＿＿＿＿＿、＿＿＿＿＿＿和＿＿＿＿＿＿组成。

4. 丘脑的前端背面隆起，称为＿＿＿＿＿＿；后端膨大，称为＿＿＿＿＿＿；内侧

面参与构成第三脑室侧壁的上份，其下缘以一前后走向的_____与下丘脑分界。两侧丘脑借_____连接。

5. 丘脑背侧面和内侧面交界处有一束纵行纤维，称为_____。它向后进入缰三角。左、右缰三角间为_____，它的后方连有_____。

6. 间脑的室腔称为_____，它后通_____；向前经_____与_____相通。

7. 在脑的底面，下丘脑视交叉的后方是_____，其后方有一对_____，前者向下移行为_____，下端与_____相连。

8. 下丘脑为_____以下的第三脑室旁壁和室底的结构，前界为_____和_____，后界为_____的后缘。

9. 背侧丘脑的外侧核群可分为背、腹两层，腹层的核团从前向后分别是_____、_____和_____。

10. 背侧丘脑的腹后核可分为_____和_____，它们发出纤维投射至_____。

11. 背侧丘脑的腹外侧核和腹前核主要接受_____、_____和_____的纤维，发出纤维至_____。

12. 下丘脑垂体束包括_____、_____和_____，其中与将神经内分泌物质经垂体门脉系运送至垂体前叶，调节垂体前叶的内分泌功能有关的是_____。

三、选择题

A 型题

1. 原裂
   A. 将小脑分成叶片的浅沟
   B. 绒球小结叶与小脑半球之间的沟
   C. 绒球小结叶与小脑后叶之间的沟
   D. 小脑前叶与小脑后叶的分界
   E. 小脑下面前 1/3 与后 2/3 交界处的横行深沟

2. 关于小脑的描述错误的是
   A. 属锥体系
   B. 主要对躯体运动进行调节
   C. 中间部狭窄称蚓
   D. 小脑皮质各部结构相同
   E. 皮质中 Purkinje 细胞的轴突是小脑皮质唯一的传出通路

3. 属于旧小脑的结构是
   A. 绒球
   B. 蚓垂
   C. 小脑扁桃体

   D. 小脑叶片
   E. 小脑半球的外侧部

4. 关于背侧丘脑的描述错误的是
   A. 背侧面的外缘处有前后走向的丘脑髓纹
   B. 内侧面参与构成第三脑室的旁壁
   C. 以下丘脑沟与下丘脑分界
   D. 外邻端脑的内囊
   E. 后下方邻接内侧膝状体

5. 背侧丘脑的外侧核群可分为背腹两层，背层最后部核团的名称是
   A. 后丘脑
   B. 枕
   C. 腹后内侧核
   D. 腹后外侧核
   E. 腹后核

6. 背侧丘脑内接受三叉丘系纤维的核团是
   A. 腹前核

B. 腹外侧核

C. 腹后外侧核

D. 腹后内侧核

E. 前核

7. 间脑特异性中继核团中，与躯体运动的调节有关的是

A. 腹前核

B. 腹后核

C. 内侧膝状体

D. 外侧膝状体

E. 前核

8. 属于上丘脑的结构是

A. 上丘

B. 内侧膝状体

C. 松果体

D. 枕

E. 穹窿

9. 下丘脑的前界是

A. 前连合

B. 终板

C. 视交叉

D. 前连合和视交叉

E. 视交叉和终板

10. 下丘脑与垂体前叶功能有关的核团是

A. 视上核

B. 室旁核

C. 乳头体核

D. 漏斗核

E. 视交叉上核

11. 具有神经内分泌功能的核团是

A. 乳头体核

B. 室旁核

C. 丘脑前核群

D. 丘脑腹前核

E. 丘脑腹后核

B 型题

A. 旧小脑

B. 新小脑

C. 原小脑

D. 绒球脚

E. 小脑扁桃体

1. 主要功能是维持身体平衡的是

2. 主要功能与调节骨骼肌的张力有关的是

3. 主要功能是调节骨骼肌运动协调的是

A. 松果体

B. 视交叉

C. 枕

D. 外侧膝状体

E. 底丘脑

4. 上述结构中属下丘脑的是

5. 上述结构中属上丘脑的是

6. 上述结构中属背侧丘脑的是

7. 上述结构中属后丘脑的是

A. 下丘脑

B. 下丘

C. 上丘脑

D. 上丘

E. 外侧膝状体

8. 是听觉传导通路上的重要中继站并参与听觉反射的是

9. 主要是视觉反射中枢，完成由光、声音所引起的反射活动的是

10. 发出轴突组成视辐射的是

A. 丘脑髓纹

B. 下丘脑沟

C. 髓纹

D. 内髓板

E. 界沟

11. 作为延髓和脑桥背面的分界线的是

12. 是延髓和脑桥内运动性核团和感觉性核团的分界的是

13. 位于背侧丘脑背侧面与内侧面交界处的是

14. 作为背侧丘脑与下丘脑的分界的是

A. 背侧丘脑前核群

B. 背侧丘脑腹前核和腹外侧核

C. 背侧丘脑枕

  D. 背侧丘脑腹后内侧核和腹后外
   侧核
  E. 背侧丘脑内侧核群
15. 位于内髓板前部分叉处的核团是
16. 属躯体感觉的特异性中继核团的是
17. 接受小脑上脚纤维的核团是
18. 接受苍白球纤维的核团是
  A. 乳头丘脑束
  B. 前脑内侧束

  C. 结节漏斗束
  D. 室旁垂体束
  E. 穹窿
19. 主要起自隔区的纤维束是
20. 止于乳头体核的纤维束是
21. 运送加压素至垂体后叶并释放入血
  液的纤维束是
22. 运送影响垂体前叶细胞分泌活动的
  激素至垂体门脉系的纤维束是

四、问答题

间脑中特异性中继核团有哪些？简述它们的纤维联系。

参考答案

一、名词解释

  1. 下橄榄核发出的纤维走向对侧，与脊髓小脑后束共同组成粗大的入小脑纤维，称为小脑下脚。

  2. 小脑下面的中间部凹陷，两侧为小脑半球，近枕骨大孔处，小脑蚓两旁的半球部分比较膨出，称小脑扁桃体。当颅脑外伤或颅内肿瘤等导致颅内压升高时，小脑扁桃体可移位嵌入枕骨大孔，形成小脑扁桃体疝，压迫延髓，危及生命。

  3. 小脑依其表面的沟裂分叶。小脑前叶，在小脑上面的前部，包括原裂以前的半球和小脑蚓。小脑前叶加上小脑下面正中部的蚓锥体和蚓垂，合称旧小脑。

  4. 在背侧丘脑内侧面、下丘脑沟的背方，有一卵圆形的结构连接两侧背侧丘脑，称为丘脑间粘合。

二、填空题

1. 小脑下脚 小脑中脚 小脑上脚 原裂
2. 下橄榄核 脑桥核 小脑下脚 小脑中脚
3. 顶核 球状核 栓状核 齿状核
4. 丘脑前结节 枕 下丘脑沟 丘脑间粘合
5. 丘脑髓纹 缰连合 松果体
6. 第三脑室 中脑水管 室间孔 侧脑室
7. 灰结节 乳头体 漏斗 垂体
8. 下丘脑沟 视交叉 终板 乳头体
9. 腹前核 腹外侧核 腹后核
10. 腹后内侧核 腹后外侧核 大脑皮质中央后回的躯体感觉区
11. 小脑齿状核 苍白球 黑质 大脑皮质的躯体运动区
12. 视上垂体束 室旁垂体束 结节垂体束（结节漏斗束） 结节垂体束（结节漏斗束）

三、选择题

A 型题

1. D　2. A　3. B　4. A　5. B　6. D　7. A　8. C　9. E　10. D　11. B

B 型题

1. C　2. A　3. B　4. B　5. A　6. C　7. D　8. B　9. D　10. E　11. C　12. E
13. A　14. B　15. A　16. D　17. B　18. B　19. B　20. E　21. D　22. C

四、问答题

间脑特异性中继核团功能上最重要，包括：

（1）腹后内侧核：接受三叉丘系和来自孤束核的味觉纤维，发出纤维投射至大脑皮质躯体感觉区下部。（2）腹后外侧核：接受内侧丘系和脊髓丘脑束的纤维，发出纤维投射至大脑皮质躯体感觉区中、上部。（3）内侧膝状体：接受下丘（经下丘臂）来的听觉纤维，发出纤维形成听辐射，投射至颞叶的听觉皮质（颞横回）。（4）外侧膝状体：接受视束纤维，发出纤维形成视辐射，投射至枕叶的视觉皮质（距状沟两侧皮质）。以上四核都是感觉传导通路上的重要中继核。（5）腹前核和腹外侧核：主要接受小脑上脚、黑质和苍白球的纤维，发出纤维投射至大脑皮质躯体运动区，参与对随意运动的调节。

（张卫光　石献忠）

第四节　端　脑

内容提要

一、位置及外部形态

1. 端脑的外形

大脑位于间脑、小脑和脑干的上面，借大脑纵裂分左、右大脑半球，两者间以横行的纤维束——胼胝体相连，每侧的大脑半球分上外侧面、内侧面和底面。借大脑横裂与小脑相邻。

（1）大脑半球上的沟：中央沟、外侧沟和顶枕沟，额上/下沟、距状沟、枕颞沟、扣带沟等。

（2）大脑半球分叶：额叶、顶叶、枕叶、颞叶、岛叶（脑岛）。

（3）大脑半球上的主要脑回：

	主要脑回
额叶	中央前回,额上/中/下回,中央旁小叶前部,嗅球、嗅束、嗅三角、直回
顶叶	中央后回,中央旁小叶后部,缘上回和角回(语言中枢),顶上小叶
颞叶	枕颞内/外侧回,颞上/中/下回,颞横回,海马旁回、钩、海马、齿状回
枕叶	距状裂两侧的皮质,楔叶,舌回,扣带回
岛叶	岛长回,岛短回

2. 内部结构

（1）侧脑室：位于左、右大脑半球的内部，为一对不规则腔隙，内含脑脊液和产生脑脊液的脉络丛。分前角、中央部、后角和下角。

（2）基底核：位于大脑半球的底部，深埋于白质中。包括尾状核、豆状核（壳和苍白球）、杏仁体、屏状核。

＊＊纹状体：新纹状体（尾状核和壳）、旧纹状体（苍白球）

（3）大脑髓质

1）连合纤维：胼胝体、前连合、穹窿连合

2）联络纤维：上、下纵束，钩束，扣带

3）投射纤维：内囊

＊＊内囊（internal capsule）：在脑的水平切面上，内囊是位于尾状核、豆状核、背侧丘脑之间，呈尖向内侧的"V"字形的白质板。可分内囊前脚肢、内囊膝（皮质核束）和内囊后脚肢（皮质脊髓束、丘脑中央辐射、听辐射、视辐射）三部分。内囊处集聚了所有出入大脑半球的纤维束。

临床意义：内囊损伤可造成"三偏综合征"，即对侧偏身感觉丧失，对侧肢体运动丧失（偏瘫）、双眼对侧视野偏盲。

（4）大脑皮质的分区及功能定位

大脑皮质		功能定位
第Ⅰ躯体运动区		中央前回和中央旁小叶的前部(4、6区)
第Ⅰ躯体感觉区		中央后回和中央旁小叶的后部(3、1、2区)
视区（视觉中枢）		距状沟两侧的皮质(17区)
听区（听觉中枢）		颞横回(41、42区)
语言中枢	运动性语言中枢	额下回的后部(44、45区)
	书写中枢	额中回的后部(8区)
	视觉性语言中枢	角回(39区)
	听觉性语言中枢	颞上回的后部(22区)

（5）边缘系统

（张卫光）

测 试 题

一、名词解释

1. 岛叶　2. 穹窿　3. 基底核　4. Broca区　5. 边缘系统

二、填空题

1. 大脑半球背外侧面，顶下小叶分为两部分：包绕颞上沟末端的脑回为＿＿＿＿＿＿＿；包绕外侧沟后端的脑回称为＿＿＿＿＿＿＿＿。颞上回转入外侧沟的下壁上，有两个横行的脑回为＿＿＿＿＿＿＿。

2. 额叶下面靠内侧有一条纤维束称_____，其前端膨大称为_____，后端扩展为_____。前穿质位于_____与视束之间。

3. 侧脑室中央部位于_____内，前角伸入_____，后角伸入_____，下角伸入_____。

4. 新纹状体主要接受来自_____和_____的纤维，传出纤维一部分返回_____，主要终于_____。

5. Brodmann分区法将大脑皮质分为_____区。按Brodmann分区法，第Ⅰ躯体感觉区位于_____区；视区位于_____区；听区位于_____区。

6. 第Ⅰ躯体运动区位于Brodmann_____区和_____区，其第_____层的_____细胞的轴突是锥体束中最粗大的纤维，支配精细的随意运动。

7. 大脑髓质可分为三类纤维，即_____、_____和_____。其中连接两侧半球最大的纤维束称_____。

8. 连合系是指连接左、右大脑半球皮质的纤维，包括_____、_____和_____。

9. 内囊位于_____、_____与_____之间，它是大脑半球髓质的_____系纤维绝大部分要经过的地方。

三、选择题

A型题

1. 端脑
    A. 左右大脑半球由大脑纵裂将其完全分隔开
    B. 大脑半球内侧面距状沟与枕前切迹之间为楔叶
    C. 岛叶藏于外侧沟的深部
    D. 海马和齿状回属于海马旁回
    E. 角回包绕外侧沟后端

2. 距状沟下方为
    A. 顶下小叶
    B. 楔叶
    C. 舌回
    D. 海马旁回
    E. 角回

3. 属于海马结构的是
    A. 海马旁回
    B. 钩
    C. 扣带回
    D. 齿状回
    E. 舌回

4. 新纹状体是指
    A. 尾状核
    B. 豆状核
    C. 尾状核和豆状核
    D. 尾状核和壳
    E. 尾状核和苍白球

5. 与黑质有往返纤维联系的核团是
    A. 旧纹状体
    B. 新纹状体
    C. 杏仁体
    D. 乳头体
    E. 屏状核

6. 不经过内囊后脚及后脚的后部的纤维是
    A. 丘脑中央辐射
    B. 皮质脊髓束
    C. 额桥束
    D. 视辐射
    E. 听辐射

7. 内囊位于
    A. 豆状核、尾状核和纹状体之间

B. 豆状核、尾状核和壳之间

C. 豆状核、尾状核和背侧丘脑之间

D. 豆状核、背侧丘脑和苍白球之间

E. 尾状核、背侧丘脑和新纹状体之间

8. 第Ⅰ躯体运动区中与下肢的运动有关的部位是

    A. 中央前回的下部和中央旁小叶前部

    B. 中央前回的下部和中央旁小叶后部

    C. 中央前回的上部和中央旁小叶前部

    D. 中央前回的上部和中央旁小叶后部

    E. 中央前回的中部和中央旁小叶后部

9. 第Ⅰ躯体运动区主要接受的传入纤维是来自

    A. 中央后回

    B. 背侧丘脑腹外侧核

    C. 背侧丘脑前核群

    D. 中央后回和背侧丘脑腹前核、腹外侧核

    E. 新小脑皮质

B 型题

    A. 下丘脑

    B. 嗅脑

    C. 岛叶

    D. 海马

    E. 枕

1. 属原皮质的脑部是

2. 属旧皮质的脑部是

3. 属新皮质的脑部是

4. 具有六层结构的脑部是

    A. 中央旁小叶

    B. 扣带回

    C. 齿状回

    D. 海马

    E. 钩

5. 中央前、后回上端延伸至大脑半球内侧面的部分是

6. 海马旁回前端膨大向后弯曲形成的结构是

7. 围绕胼胝体的是

8. 与边缘系统无关的是

9. 与下肢的运动和感觉有关的结构是

    A. 尾状核

    B. 豆状核

    C. 屏状核

    D. 杏仁体

    E. 苍白球

10. 位于海马回钩深方的核是

11. 仅属旧纹状体的核是

12. 仅属新纹状体的核是

13. 全长都与侧脑室相邻的核是

    A. 距状沟两侧皮质

    B. 颞上回后部皮质

    C. 角回

    D. 颞横回皮质

    E. 缘上回皮质

14. 视区位于

15. 视觉性语言中枢位于

16. 听区位于

17. 听觉性语言中枢位于

    A. 失读症

    B. 失写症

    C. 感觉性失语症

    D. 运动性失语症

    E. 舌肌瘫痪

18. Broca 区损伤可发生

19. 角回损伤可发生

20. 颞上回后部损伤可发生

21. 额中回后部损伤可发生

四、问答题

内囊可分为哪几部分？简述各部的位置及通行的重要纤维束。若一侧内囊损伤，患者会

出现什么功能障碍？

参考答案

一、名词解释

1. 岛叶形似三角形岛状，位于外侧沟的深方，被额、顶、颞叶所掩盖，豆状核及屏状核位于岛叶的深部。

2. 穹窿是下丘脑最粗大的传入纤维束，并属于大脑半球髓质内连接两半球皮质的连合系纤维。穹窿起于海马，纤维弓形向上，贴在胼胝体的下面前行，并互相靠近，其中一部分纤维越至对侧，称为穹窿连合。过了穹窿连合，仍以两束纤维并行向前向下，深入下丘脑，止于乳头体核。

3. 大脑皮质深方是髓质，深部髓质中包埋的灰质团块称为基底核，包括有尾状核、豆状核、屏状核和杏仁核。其中尾状核和豆状核合称为纹状体，是躯体运动的重要调节中枢。杏仁核属边缘系统，主要与内脏活动有关；屏状核功能不清。

4. 运动性语言中枢（说话中枢），位于额下回后部，又称 Broca 区。此区受损，虽唇、舌、咽喉肌未瘫痪，但患者丧失了说话能力，称为运动性失语症。

5. 在大脑半球的内侧面，围绕胼胝体的隔区、扣带回及海马旁回、海马和齿状回，合称边缘叶。边缘叶再加上有关的皮质和皮质下结构（如杏仁体、隔核、下丘脑、上丘脑、背侧丘脑的前核群、中脑被盖等），共同组成边缘系统，功能主要与嗅觉和内脏活动有关，还涉及生殖行为、情绪、记忆等活动。

二、填空题

1. 角回　缘上回　颞横回
2. 嗅束　嗅球　嗅三角　嗅三角
3. 顶叶　额叶　枕叶　颞叶
4. 大脑皮质　黑质　黑质　苍白球
5. 52　3、1、2　17　41、42
6. 4　6　五　Betz（巨型锥体细胞）
7. 连合纤维　联络纤维　投射纤维　胼胝体
8. 胼胝体　前连合　穹窿连合
9. 尾状核　背侧丘脑　豆状核　投射

三、选择题

A 型题

1. C　2. C　3. D　4. D　5. B　6. C　7. C　8. C　9. D

B 型题

1. D　2. B　3. C　4. C　5. A　6. E　7. B　8. A　9. A　10. D　11. E　12. A
13. A　14. A　15. C　16. D　17. B　18. D　19. A　20. C　21. B

四、问答题

内囊可分为内囊前肢、内囊后肢和内囊膝三部分。内囊前肢位于尾状核与豆状核之间，主要有额桥束通过。内囊后肢位于丘脑与豆状核之间，主要有皮质脊髓束和丘脑腹后核向皮质的投射纤维（丘脑中央辐射），后肢的后部和后下部还分别有视辐射和听辐射通过。内囊膝位于内囊前、后肢的汇合处，内有皮质核束通过。一侧内囊损伤，患者出现对侧半身浅、深感觉丧失，对侧半身痉挛性瘫痪；两眼视野对侧半偏盲（"三偏症"）。

（张卫光　石献忠）

第十六章　神经系统的传导通路

内容提要

一、感觉（上行）传导通路

特点：三级神经元传导；Ⅱ级纤维越边，交叉到对侧；Ⅲ级纤维经过内囊后肢投射。

（1）躯干、四肢的浅感觉（痛、温、粗触觉）

皮肤感受器 $\xrightarrow{\text{周围突}}$ 脊神经节（Ⅰ）$\xrightarrow{\text{中枢突}}$ 脊髓灰质后角（Ⅱ）$\xrightarrow{\text{越边}}$ 脊髓丘脑束——丘脑腹后外侧核（Ⅲ）$\xrightarrow{\text{丘脑大脑束}}$ 内囊后肢——中央后回上 2/3

（2）头面部的浅感觉（痛、温、粗触觉）

皮肤感受器 $\xrightarrow{\text{周围突}}$ 三叉神经节（Ⅰ）$\xrightarrow{\text{中枢突}}$ 三叉神经核（Ⅱ）$\xrightarrow{\text{越边}}$ 三叉丘系——丘脑腹后内侧核（Ⅲ）——内囊后肢——中央后回下 1/3

（3）躯干、四肢的本体感觉

本体感受器 $\xrightarrow{\text{周围突}}$ 脊神经节（Ⅰ）$\xrightarrow{\text{中枢突形成薄束、楔束}}$ 薄束核、楔束核（Ⅱ）$\xrightarrow{\text{越边}}$ 内侧丘系——丘脑腹后外侧核（Ⅲ）——内囊后肢——中央后回上 2/3 及中央前回

（4）视觉传导通路

光线——视网膜视杆、视锥细胞——双极细胞——节细胞 $\xrightarrow{\text{轴突}}$ 视神经——视交叉——视束——外侧膝状体——视辐射——视觉皮质（17 区）

（5）瞳孔对光反射通路

光照一侧瞳孔——视杆、视锥细胞——双极细胞——节细胞 $\xrightarrow{\text{轴突}}$ 视神经——视交叉——视束 $\xrightarrow{\text{上丘臂}}$ 顶盖前区——双侧动眼神经副核——睫状神经节（换元）$\xrightarrow{\text{节后纤维}}$ 瞳孔括约肌——双侧瞳孔缩小

二、运动（下行）传导通路：锥体系和锥体外系

（1）锥体系：支配骨骼肌的随意运动

中央前回等 $\nearrow$ 皮质脑干束 $\xrightarrow{\text{内囊膝}}$ 脑干的脑神经运动核——头面部肌肉

中央前回等 ——皮质脊髓束 $\xrightarrow{\text{内囊后肢、大脑脚底、脑桥基底部、延髓锥体和锥体交叉}}$ 脊髓前角运动神经元——躯干和四肢骨骼肌

（2）锥体外系

（张卫光）

180

测 试 题

一、名词解释

1. 上运动神经元　2. 下运动神经元　3. 面神经核上瘫　4. 面神经核下瘫　5. 本体感觉

二、填空题

1. 在神经系统内存在着两大类传导通路，即_____和_____。

2. 感觉传导通路中，第一级神经元胞体在脊神经节的通路有_____和_____。

3. 感觉传导通路中，第三级纤维经内囊后肢投射到大脑皮质中央后回和中央旁小叶后部的通路有_____、_____和_____。

4. 传导头面部痛温觉的纤维入脑后主要止于_____；而传导触压觉的纤维入脑后主要止于_____。

5. 传导听觉的第一级神经元胞体位于_____节，节内为_____细胞，其周围突分布于_____；中枢突入脑后止于_____。

6. 一侧_____及其以上的听觉传导通路受损，不会引起明显的听觉障碍，但损伤_____或_____或_____，则引起患侧听觉障碍。

7. 皮质脊髓束起于中央前回上、中部和中央旁小叶前半部皮质的锥体细胞，纤维向下经内囊的_____、中脑的_____、脑桥的_____、延髓的锥体深方至延髓下部，大部纤维经_____越至对侧下行；小部分纤维仍在同侧下行入脊髓。

8. 一般躯体感觉传导通路的第三级神经元胞体在_____和_____，它们发出的纤维称_____。

9. 舌下神经核下瘫时，_____侧舌肌瘫痪，伸舌时舌尖歪向_____侧。

10. 锥体外系中新纹状体—黑质的回路中，_____和_____与黑质有往返的纤维联系。

11. 一侧皮质脊髓束受损，主要引起_____瘫痪，_____运动无明显影响。

三、选择题

A 型题

1. 本体感觉的传导通路
   A. 传导皮肤的痛、温觉
   B. 第一级纤维在脊髓形成薄束和楔束
   C. 第二级纤维交叉后在脑干外侧索上行
   D. 第二级纤维形成外侧丘系
   E. 第三级纤维通过内囊膝到大脑皮质感觉区

2. 对精细触觉传导通路的描述哪项不正确

    A. 第二级纤维在延髓中央灰质腹侧交叉

    B. 第二级纤维穿斜方体上行

    C. 第二级纤维止于背侧丘脑的腹外侧核

    D. 第三级纤维经内囊后肢主要投射到中央后回和中央旁小叶的后部

    E. 此通路也是深感觉传导通路

3. 躯干四肢浅感觉的传导通路

    A. 第一级神经元胞体位于脊髓灰质

    B. 第二级纤维在延髓中央灰质腹侧交叉

    C. 第二级神经元胞体位于脊髓后角

    D. 第三级纤维经内囊前肢

    E. 最后投射至大脑皮质躯体感觉区的下部

4. 头面部浅感觉的传导通路

    A. 第一级神经元胞体位于脊神经节

    B. 三叉神经脊束是第二级纤维

    C. 第二级神经元胞体位于三叉神经运动核

    D. 第三级纤维投射至大脑皮质中央后回中、上部和中央旁小叶后部

    E. 第三级神经元的胞体位于背侧丘脑的腹后内侧核

5. 视觉传导通路

    A. 节细胞感受光的刺激

    B. 一侧视束含来自两眼视网膜同侧半的纤维

    C. 两侧视神经纤维全部在视交叉处交叉至对侧

    D. 一侧视神经损伤后出现双眼视野对侧半同向性偏盲

    E. 视交叉中央部损伤后出现双眼视野鼻侧半偏盲

6. 瞳孔对光反射

    A. 仅顶盖前区是瞳孔对光反射通路的中枢

    B. 一侧视神经受损后，光照健侧眼球时，双侧瞳孔不能缩小

    C. 一侧视束受损后，光照健侧眼球时，患侧瞳孔不能缩小

    D. 一侧动眼神经受损后，光照健侧眼球时，可引起双侧瞳孔缩小

    E. 一侧动眼神经损伤后，光照患侧眼球时，双侧瞳孔均不能缩小

7. 听觉传导通路

    A. 蜗神经核发出纤维全部交叉形成斜方体

    B. 第二级神经元胞体位于蜗神经核

    C. 外侧丘系主要止于内侧膝状体

    D. 下丘发出纤维形成听辐射

    E. 听辐射纤维投射至距状沟两侧的皮质

8. 关于锥体系中皮质脊髓束的叙述哪项不正确

    A. 躯干肌接受双侧皮质脊髓束的支配

    B. 在锥体下端约 $75\% \sim 90\%$ 的纤维交叉

    C. 皮质脊髓前束只达脊髓上胸节段

    D. 含少量不交叉纤维

    E. 损伤皮质脊髓侧束，可引起对侧肢体瘫痪

9. 关于锥体系中皮质核束的叙述错误的是

    A. 主要由中央前回下部皮质的锥体细胞轴突构成

    B. 一侧皮质核束损伤，可引起对侧眼裂以下面肌痉挛性瘫痪

    C. 一侧皮质核束损伤，伸舌时舌尖偏向病灶对侧

    D. 下行经内囊膝

    E. 下行经大脑脚底外 1/5

10. 关于锥体外系的描述哪项是错误的

    A. 结构复杂，联系广泛，在种系发生上比锥体系晚

    B. 主要功能是调节肌张力，协调

肌的运动，维持体态姿势和习惯性动作等

C. 从大脑皮质至脊髓前角运动细胞常需多次换元

D. 与锥体系联系密切，功能上协调一致

E. 可以影响大脑皮质躯体运动区的活动

11. 锥体外系中皮质—脑桥—小脑—皮质环路中

  A. 皮质脑桥束止于脑桥核

  B. 皮质脑桥束全部经内囊后肢下行

  C. 脑桥核发出的纤维进入同侧小脑

  D. 皮质脑桥束属上运动神经元

  E. 皮质脑桥束损伤，引起对侧肢体瘫痪

12. 与感觉传导通路有关的神经节是

  A. 椎旁节

  B. 脊神经节

  C. 腹腔神经节

  D. 三叉神经节

  E. 睫状神经节

B 型题

  A. 薄束核和楔束核

  B. 脊髓胶状质

  C. 三叉神经脊束核

  D. 孤束核

  E. 三叉神经节

1. 本体感觉和精细触觉传导通路上的第二级神经元胞体位于

2. 头面部浅感觉传导通路的第一级神经元胞体位于

3. 头面部浅感觉传导通路的第二级神经元胞体位于

  A. 脊神经节

  B. 脊髓胶状质

  C. 脊髓后角固有核

  D. 脊髓灰质 I、IV～VII层

  E. 胸核

4. 躯干四肢的浅感觉传导通路的第一级神经元胞体位于

5. 躯干四肢的浅感觉传导通路的第二级神经元胞体位于

  A. 顶盖前区

  B. 右侧动眼神经

  C. 右侧视神经

  D. 右侧外侧膝状体

  E. 右侧视束

6. 光照患者左眼，左眼瞳孔缩小，右眼瞳孔不缩小，病灶在

7. 光照患者左眼，双眼瞳孔缩小，而光照右眼时，双眼瞳孔均不缩小，病灶在

8. 瞳孔对光反射通路的中枢位于

  A. 对侧鼻唇沟变浅或消失

  B. 伸舌时舌尖偏向病灶对侧

  C. 同侧鼻唇沟变浅或消失

  D. 伸舌时舌尖偏向病灶侧

  E. 病灶侧胸锁乳突肌发生瘫痪

9. 面神经核下瘫的特点是

10. 舌下神经核下瘫的特点是

四、问答题

1. 叙述瞳孔对光反射通路。

2. 针刺中指，痛觉经何途径传至大脑皮质？

3. 叙述视觉传导通路。分析通路上一侧视神经损伤、视交叉中央部损伤、视交叉外侧部损伤、一侧视束或视觉皮质损伤后出现的视野缺损。

4. 试述皮质核束的起止、行程和功能。

参考答案

一、名词解释

1. 锥体系主要包括上、下两个运动神经元。上运动神经元的胞体主要位于大脑皮质躯体运动区的锥体细胞，这些细胞的轴突组成下行的锥体束，其中下行至脊髓的纤维称为皮质脊髓束；沿途陆续离开锥体束，直接或间接止于脑神经运动核的纤维为皮质核束。临床上，上运动神经元损伤引起的随意运动麻痹，伴有肌张力增高，呈痉挛性瘫痪；深反射亢进；浅反射（如腹壁反射、提睾反射等）减弱或消失；可出现病理反射（如 Babinski 征）；因为下运动神经元正常，病程早期肌不出现萎缩。

2. 在锥体系中下运动神经元的胞体位于脑神经运动核和脊髓前角运动细胞，它们的轴突分别组成脑神经和脊神经，支配全身骨骼肌的随意运动。下运动神经元受损时，由于肌失去神经支配，肌张力降低，呈弛缓性瘫痪；肌因营养障碍而萎缩；因为所有反射弧都中断，浅、深反射均消失；无病理反射。

3. 面神经核上瘫是指损伤发生在面神经核以上节段，属上运动神经元损伤。如一侧皮质核束或其起始区锥体细胞受损，可产生对侧眼裂以下的面肌和对侧舌肌瘫痪，表现为对侧鼻唇沟变浅或消失、口角低垂、嘴歪向病灶侧、流口水，不能做鼓腮、露齿和吹哨等动作；伸舌时舌尖偏向病灶对侧。

4. 面神经核下瘫是指脑干内的面神经核或其轴突组成的面神经根纤维损伤引起的瘫痪，属下运动神经元损伤。面神经核下瘫的特点是损伤同侧所有面肌瘫痪，表现为额横纹消失、眼不能闭、口角下垂、鼻唇沟消失、嘴歪向病灶对侧，与核上瘫一样流口水，不能做鼓腮、露齿和吹哨等动作。

5. 本体感觉：指肌、腱、关节等运动器官本身在不同状态（运动或者静止）时产生的感觉，又称深感觉，包括位置觉、运动觉和震动觉。

二、填空题

1. 感觉传导通路　运动传导通路
2. 躯干四肢的本体感觉和精细触觉传导通路　躯干四肢的浅感觉传导通路
3. 躯干四肢的本体感觉和精细触觉传导通路　躯干四肢的浅感觉传导通路　头面部的浅感觉传导通路
4. 三叉神经脊束核　三叉神经脑桥核
5. 蜗（螺旋）神经　双极　螺旋器　蜗神经核
6. 外侧丘系　蜗神经　蜗神经核　内耳
7. 后肢　大脑脚底中部 3/5　基底部　锥体交叉
8. 背侧丘脑的腹侧后外核　背侧丘脑的腹侧后内核　丘脑中央辐射
9. 同　病灶
10. 尾状核　壳
11. 对侧肢体　躯干肌

三、选择题

A 型题

1. B 2. C 3. C 4. E 5. B 6. B 7. B 8. E 9. E 10. A 11. A 12. B

B 型题

1. A 2. E 3. C 4. A 5. D 6. B 7. C 8. A 9. C 10. D

四、问答题

1. 瞳孔对光反射是指光照一眼，引起双眼瞳孔缩小的反应。瞳孔对光反射通路是由视网膜起始，经视神经、视交叉和视束，再经上丘臂到达顶盖前区，此区发出的纤维止于两侧的动眼神经副核。动眼神经副核的轴突经动眼神经到睫状神经节更换神经元，节后纤维支配瞳孔括约肌，引起双侧瞳孔缩小。

2. 针刺中指尖端，痛觉经正中神经传入 $C_5 \sim T_1$ 的脊神经节（脊神经节是痛觉传导通路中第一级神经元）。脊神经节细胞的中枢突经后根外侧部进入相应节段的脊髓背外侧束，上升 $1 \sim 2$ 节后，止于脊髓灰质后角。

第二级神经元胞体位于相应脊髓节段的第 Ⅰ、Ⅳ～Ⅶ 层中，这些神经元发出的第二级纤维经白质前连合向颅侧斜越 $1 \sim 2$ 个节段到对侧的外侧索上行，加入脊髓丘脑侧束。此束向上经延髓、脑桥和中脑止于背侧丘脑的腹后外侧核。

第三级神经元胞体位于背侧丘脑的腹后外侧核。此核发出的第三级纤维经内囊后肢投射至中央后回中部。中指尖端的痛觉经上述三级神经元传至大脑皮质，产生痛觉。

3. 视觉传导通路的第一级神经元为视网膜双极神经元，周围突至视觉感受器视锥细胞和视杆细胞，中枢突止于视网膜的节细胞。

第二级神经元为节细胞，节细胞的轴突在视神经盘处向后穿出眼球形成视神经，在视交叉处来自两侧视网膜鼻侧半的纤维左、右交叉，来自颞侧半的纤维不交叉。视交叉向后延为视束。视束向后绕大脑脚主要止于外侧膝状体。

第三级神经元的胞体在外侧膝状体，其轴突组成视辐射，经内囊后肢投射到距状沟两侧的视觉皮质。

视觉传导通路的不同部位受损伤时，可引起不同的视野缺损：

一侧视神经损伤，患侧视野全盲。

视交叉中央部损伤，可引起双眼视野颞侧偏盲。

视交叉外侧部的不交叉纤维损伤，患侧眼的视野鼻侧偏盲。

一侧视束、外侧膝状体、视辐射或视觉皮质损伤，可引起双眼视野对侧同向性偏盲，即同侧眼的鼻侧视野和对侧眼的颞侧视野偏盲。

4. 皮质核束起于大脑皮质第一躯体运动区的下部，向下经内囊膝、大脑脚底中部 3/5、脑桥基底部和延髓锥体的深方。皮质核束下行过程中陆续分出纤维，大部分止于双侧脑神经运动核（动眼神经核、滑车神经核、展神经核、三叉神经运动核、面神经核支配面上部肌的细胞群、疑核和副神经核），小部分纤维完全交叉到对侧，止于面神经核支配面下部肌的细胞群和舌下神经核。皮质核束的功能是支配眼外肌、咀嚼肌、面肌、舌肌、咽喉肌、胸锁乳突肌和斜方肌的随意运动。

（周　速）

第十七章 脑和脊髓的被膜、血管和脑脊液循环

内容提要

一、脑和脊髓的被膜

(1) 硬膜：硬脑膜（静脉）窦
(2) 蛛网膜：蛛网膜（颗）粒
(3) 软膜：脉络丛（产生脑脊液）
＊＊硬膜外腔与蛛网膜下腔（内含脑脊液）
＊＊硬脑膜（静脉）窦：上/下矢状窦、海绵窦、直窦、横窦、乙状窦、窦汇、岩上/下窦

二、脑和脊髓的血管

(1) 脑的动脉

	主要分支	分　布
颈内动脉系	大脑前动脉	大脑半球的内侧面及上外侧面上部,内囊前脚等
	大脑中动脉	大脑半球的上外侧面大部及岛叶、内囊等
	前/后交通动脉	
	脉络丛前动脉	侧脑室脉络丛、内囊后脚、大脑脚底等
椎-基底动脉系	大脑后动脉	颞叶的底面和内侧面、枕叶,间脑等
	脊髓前、后动脉	脊髓
	小脑上动脉	小脑上部
	小脑下后动脉	小脑下面后部,延髓后外侧
	小脑下前动脉	小脑下面前部
	脑桥动脉	脑桥基底部
	迷路动脉	内耳迷路

大脑动脉环（Willis 环）：由前交通动脉、大脑前动脉、颈内动脉末端、后交通动脉、大脑后动脉吻合而成。位于颅底正中，环绕视交叉、灰结节、乳头体。
(2) 脑的静脉：大脑大静脉等。

三、脑脊液循环

侧脑室（CSF）——室间孔——→第三脑室（CSF）——→中脑水管——→第四脑室（CSF）——正中孔、外侧孔——→

蛛网膜下腔——蛛网膜粒——→硬脑膜静脉窦——→静脉

（张卫光）

测 试 题

一、名词解释

1. 硬膜外隙　2. 海绵窦　3. 终池　4. 脑脊液　5. 脉络丛　6. 大脑动脉环

二、填空题

1. 脑和脊髓外面均包有 3 层被膜，由内向外依次为____、____ 和 ____。

2. 硬脑膜的内层在某些部位折叠成双层，其中伸入大脑纵裂内的称____；伸入到大脑半球枕叶与小脑之间者称____。硬脑膜的 2 层分开处，内衬内皮细胞形成_____。

3. 主要的硬膜窦包括有____、____、____、____、____和____等。

4. 硬脑膜窦中，由_____与_____在枕内隆凸处汇合成____。

5. 位于蝶鞍两侧的硬脑膜窦称_____，其血液向后汇入____和____，向前与面部静脉借_____相交通。

6. 硬脊膜与椎管内面的_____之间有一间隙称_____。蛛网膜与软膜之间腔隙为____，隙内充满____。

7. 脑的供血动脉来源于____和____。脊髓的供血动脉来源于____和____。

8. 颈内动脉的分支有____、_____、_____和_____等。

9. 总体来看，颈内动脉的血液供应大脑半球的_____和部分间脑；椎动脉的血液供应大脑半球的_____、部分间脑、_____和_____。

10. 在_____、_____和_____有能产生脑脊液的脉络丛。

11. 脑室系统内的脑脊液经_____和_____流入蛛网膜下隙，最后经_____渗入_____，回归静脉。

三、选择题

A 型题

1. 关于硬膜外隙的说法，错误的是
   A. 腔内呈负压状态
   B. 有脊神经根通过
   C. 与颅内相通
   D. 内含静脉丛
   E. 是硬膜外麻醉的部位

2. 硬脑膜

A. 硬脑膜由两层合成
B. 脑和脊髓的硬膜外隙互通
C. 硬脑膜的内外两层伸入两大脑半球之间形成大脑镰
D. 硬脑膜与颅底骨之间容易分开
E. 颅部硬膜外血肿发生在硬膜外隙内

3. 对小脑幕的描述，错误的是

A. 后缘处有乙状窦

B. 位于大脑与小脑之间

C. 前缘游离凹陷形成小脑幕切迹

D. 当幕上脑部病变引起颅内压增高时,可形成小脑幕切迹疝

E. 属硬脑膜形成的结构

4. 颈内动脉通过海绵窦的

A. 外侧壁

B. 内侧壁

C. 外侧

D. 腔内

E. 内侧

5. 与海绵窦无关的神经是

A. 上颌神经

B. 下颌神经

C. 动眼神经

D. 滑车神经

E. 眼神经

6. 患垂体瘤时,首先压迫其侧方的神经是

A. 上颌神经

B. 下颌神经

C. 眼神经

D. 展神经

E. 滑车神经

7. 对蛛网膜下隙的描述,错误的是

A. 与第Ⅳ脑室相通

B. 脑和脊髓的蛛网膜下隙相延续

C. 小脑延髓池属蛛网膜下隙的一部分

D. 其内循环着脑脊液

E. 有脊神经通过

8. 临床上进行腰穿是将针头刺入

A. 硬膜外隙

B. 硬膜下隙

C. 蛛网膜下隙

D. 蛛网膜粒

E. 硬脑膜窦

9. 终丝

A. 由神经纤维构成

B. 由脊髓下端的白质延伸而成

C. 属脊神经的根丝

D. 由软脊膜形成

E. 由神经膜构成

10. 对齿状韧带的描述,错误的是

A. 位于脊髓的两侧

B. 由脊髓蛛网膜构成

C. 经脊神经前、后根之间

D. 外侧附着于硬脊膜

E. 对脊髓有固定作用

11. 颈内动脉分支不包括

A. 大脑前动脉

B. 大脑中动脉

C. 大脑后动脉

D. 后交通动脉

E. 脉络丛前动脉

12. 属颈内动脉的分支是

A. 后交通动脉

B. 前交通动脉

C. 大脑后动脉

D. 脑膜中动脉

E. 小脑上动脉

13. 颈内动脉与椎－基底动脉的吻合支是

A. 前交通动脉

B. 大脑中动脉

C. 大脑后动脉

D. 后交通动脉

E. 脉络丛前动脉

14. 大脑半球深部静脉最后注入

A. 乙状窦

B. 大脑上静脉

C. 大脑下静脉

D. 大脑大静脉

E. 下矢状窦

15. 从海绵窦外侧壁内通过的神经不包括

A. 动眼神经

B. 滑车神经

C. 展神经

D. 眼神经

E. 上颌神经

16. 大脑中动脉分布的结构不包括
    A. 豆状核
    B. 尾状核
    C. 内囊膝
    D. 内囊前肢
    E. 内囊后肢前部

17. 形成脑底动脉环不包括
    A. 大脑前动脉
    B. 大脑中动脉
    C. 大脑后动脉
    D. 颈内动脉
    E. 前交通动脉

18. 中央前回中 1/3 的供血来自
    A. 大脑前动脉
    B. 大脑中动脉
    C. 大脑后动脉
    D. 基底动脉
    E. 后交通动脉

19. 脑脊液产生的部位是
    A. 上矢状窦
    B. 蛛网膜粒
    C. 脉络组织
    D. 脉络丛
    E. 蛛网膜

20. 关于脑脊液的描述，错误的是
    A. 为无色透明的液体
    B. 相当于周围器官的淋巴
    C. 有维持颅内压的作用
    D. 最后回归静脉
    E. 循环于脑室内

21. 椎管内面骨膜与硬脊膜之间的是
    A. 硬膜外隙
    B. 终池
    C. 蛛网膜下隙
    D. 小脑延髓池
    E. 硬膜下隙

22. 马尾位于
    A. 侧脑室

B. 蛛网膜下隙

C. 终池

D. 小脑延髓池

E. 第三脑室

23. 齿状韧带位于
    A. 硬膜外隙
    B. 脊髓两侧
    C. 第三脑室
    D. 小脑延髓池
    E. 硬膜下隙

24. 使脑脊液渗入静脉的是
    A. 脉络丛
    B. 蛛网膜粒
    C. 终丝
    D. 软膜
    E. 蛛网膜

25. 与脉络丛的形成有关的是
    A. 大脑镰
    B. 蛛网膜粒
    C. 小脑幕
    D. 软脑膜
    E. 蛛网膜

26. 汇入直窦的是
    A. 下矢状窦
    B. 海绵窦
    C. 上矢状窦
    D. 软膜
    E. 蛛网膜

27. 大脑前动脉分布于
    A. 顶下小叶
    B. 绒球小结叶
    C. 海马旁回
    D. 内囊前肢
    E. 脑干

28. 大脑中动脉分布于
    A. 中央前回
    B. 绒球小结叶
    C. 海马旁回
    D. 大脑额叶
    E. 大脑脚底

29. 大脑后动脉分布于
    A. 岛叶
    B. 绒球小结叶
    C. 大脑枕叶
    D. 扣带回
    E. 大脑脚底

30. 视觉皮质的血液供应来自
    A. 大脑前动脉
    B. 大脑中动脉
    C. 大脑后动脉
    D. 眼动脉
    E. 颈内动脉

31. 听觉皮质的血液供应来自
    A. 大脑前动脉
    B. 大脑中动脉
    C. 大脑后动脉
    D. 基底动脉
    E. 颈内动脉

32. 大脑岛叶的血液供应来自
    A. 大脑前动脉
    B. 大脑中动脉
    C. 大脑后动脉
    D. 豆纹动脉
    E. 颈内动脉

33. 中央旁小叶的血液供应来自
    A. 大脑前动脉
    B. 大脑中动脉
    C. 大脑后动脉
    D. 脑膜中动脉
    E. 颈内动脉

34. 脊髓的血液供应来自
    A. 大脑前动脉
    B. 大脑中动脉
    C. 大脑后动脉
    D. 椎动脉
    E. 颈内动脉

35. 从海绵窦腔内穿过的神经是
    A. 动眼神经
    B. 三叉神经
    C. 展神经
    D. 面神经
    E. 迷走神经

B型题
    A. 侧脑室
    B. 第Ⅲ脑室
    C. 第Ⅳ脑室
    D. 中脑水管
    E. 中央管

1. 与蛛网膜下隙直接相通的是
2. 室间孔阻塞而发生脑积水的部位是
3. 侧脑室和第Ⅲ脑室发生脑积水，可能是何部位阻塞
    A. 上矢状窦
    B. 横窦
    C. 直窦
    D. 海绵窦
    E. 乙状窦
4. 位于大脑镰上缘的是
5. 位于大脑镰与小脑幕连接处的是
6. 位于小脑幕后缘处的是
7. 位于蝶骨体两侧的是
8. 下矢状窦注入

四、问答题

1. 简单说明硬脑膜的特点及临床意义。
2. 成人宜在何部位进行腰椎穿刺？为什么？由浅入深要经过哪些结构？
3. 试述椎动脉的起始、走行、分支及血液供应范围。
4. 内囊由何动脉供血？若一侧内囊血管破裂出血，患者可出现哪些主要症状？为什么？
5. 假设某药物能够通过血-脑脊液屏障（限制某些物质从血液进入脑脊液的结构），经贵要静脉注射后，经何途径到达侧脑室，并循环至上矢状窦，回归入颈内静脉？

参考答案

一、名词解释

1. 在硬脊膜与椎管内面的骨膜之间有一间隙，称为硬膜外隙，腔内呈负压，内含脊神经根、静脉丛、淋巴管、脂肪和疏松结缔组织，为临床上进行硬膜外阻滞麻醉的部位。

2. 海绵窦属硬脑膜窦，它位于颅中窝蝶骨体的两侧，窦的腔内有颈内动脉和展神经通过；外侧壁内有动眼神经、滑车神经、眼神经和上颌神经通过。海绵窦可借眼静脉与面静脉交通，故面部感染可经此途径蔓延至颅内。

3. 终池是蛛网膜下隙中一比较扩大的部位，故属蛛网膜下池，它的位置在脊髓下端至第 2 骶椎水平之间，此处已无脊髓，池内只有马尾并充满脑脊液。临床常在此处穿刺，抽取脑脊液或注入药物（腰穿或腰麻），而不致伤及脊髓。

4. 脑脊液由各脑室的脉络丛产生，为无色透明液体，主要循环于脑室系统和蛛网膜下隙内。其功能相当于外周组织中的淋巴，对中枢神经有缓冲、保护、营养、运输代谢产物以及维持正常颅内压的作用。

5. 在脑室的某些部位，软脑膜及其上的血管与室管膜上皮共同构成脉络组织，其中有些部位血管反复分支成丛，连同软脑膜和室管膜上皮一起突入脑室形成脉络丛，为产生脑脊液的结构。

6. 大脑动脉环又称 Willis 环，位于脑底视交叉、灰结节及乳头体的周围，由前交通动脉、两侧大脑前动脉起始段、两侧颈内动脉末端、两侧后交通动脉和两侧大脑后动脉起始段相互吻合而成，在调节脑局部血流量和损伤后血供代偿过程中发挥重要作用。

二、填空题

1. 软膜　蛛网膜　硬膜
2. 大脑镰　小脑幕　硬脑膜窦
3. 上矢状窦　下矢状窦　横窦　乙状窦　直窦　海绵窦
4. 上矢状窦　直窦　窦汇
5. 海绵窦　横窦　颈内静脉　眼静脉
6. 骨膜　硬膜外隙　蛛网膜下隙　脑脊液
7. 颈内动脉　椎动脉　椎动脉　节段性动脉
8. 大脑前动脉　大脑中动脉　后交通动脉　脉络丛前动脉
9. 前 2/3　后 1/3　脑干　小脑
10. 左、右侧脑室　第Ⅲ脑室　第Ⅳ脑室
11. 第Ⅳ脑室正中孔　两侧第Ⅳ脑室外侧孔　蛛网膜粒　上矢状窦

三、选择题

A 型题

1. C　2. A　3. A　4. D　5. B　6. D　7. E　8. C　9. D　10. B　11. C　12. A
13. C　14. D　15. C　16. D　17. B　18. B　19. D　20. E　21. A　22. C　23. B　24. B

25. D　26. A　27. D　28. A　29. C　30. C　31. B　32. B　33. A　34. D　35. C

B 型题

1. C　2. A　3. D　4. A　5. C　6. B　7. D　8. C

四、问答题

1. 硬脑膜由内外 2 层合成，外层实为颅骨内面的骨膜，故颅内无硬脑膜外隙，与颅盖骨结合疏松，外伤易造成硬膜外血肿；与颅底骨结合紧密，颅底骨折可致脑脊液外漏（伤及硬脑膜和蛛网膜）；内层在某些部位可折成双层伸入各脑部之间（如大脑镰、小脑幕）；内、外 2 层在某些部位分开形成硬脑膜窦，因其壁内无平滑肌，故损伤后不易止血。

2. 成人腰椎穿刺宜在第 3、4 或 4、5 腰椎棘突之间进行，以两侧髂嵴最高点之间的连线平对第 4 腰椎棘突为标准，确定进针部位，由浅入深依次经过的结构为：皮肤、皮下组织、棘上韧带、棘间韧带、黄韧带、硬膜外隙、硬脊膜入蛛网膜，最终到达蛛网膜下隙，此处正是蛛网膜下隙扩大形成的终池，其内只有终丝和马尾，而无脊髓，故是最安全的抽取脑脊液之处。

3. 椎动脉起自锁骨下动脉，向上穿上 6 个颈椎的横突孔，经枕骨大孔入颅，至脑桥腹侧下缘，左、右椎动脉合成 1 条基底动脉。基底动脉向前上行至脑桥上缘处，分为左、右两条大脑后动脉；椎动脉和基底动脉沿途发出许多分支至脊髓、延髓、脑桥、小脑和内耳迷路，其中最主要的分支是大脑后动脉。大脑后动脉是基底动脉的终支，绕大脑脚向后至颞叶内侧面，终支沿顶枕沟向后上伸延，皮质支分布于颞叶底面及内侧面和枕叶全部；中央支至间脑大部（背侧丘脑、内外侧膝状体、下丘脑和底丘脑等）。

4. 内囊主要由大脑中动脉的中央支供血，供应内囊膝及后肢；此外还有大脑前动脉的中央支供应内囊前肢。若一侧内囊血管破裂出血，患者可出现对侧半身瘫痪和对侧半身感觉消失，还会出现两眼视野对侧半同向性偏盲（即"三偏症"），这是由于压迫损伤了通过内囊膝的皮质核束，通过内囊肢的皮质脊髓束、丘脑中央辐射和视辐射，使这些纤维束传导受阻之故。

5. 其途径为：贵要静脉→肱静脉→腋静脉→锁骨下静脉→头臂静脉→上腔静脉→右心房→右心室→肺动脉→肺→肺静脉→左心房→左心室→升主动脉→主动脉弓→颈总动脉→颈内动脉→脉络丛前动脉→侧脑室脉络丛→侧脑室 <u>室间孔</u>→第Ⅲ脑室 <u>中脑水管</u>→第Ⅳ脑室 <u>正中孔、外侧孔</u>→蛛网膜下隙 <u>蛛网膜粒</u>→上矢状窦→颈内静脉。

（段德金）

第十八章 内分泌器官

内容提要

内分泌系统的概念及结构特点

由内分泌器官和内分泌组织组成,内分泌器官在结构上独立存在,内分泌组织则是散在于其他器官组织中。内分泌系统和神经系统在结构和功能上都有密切联系。

内分泌腺	形态及位置	功 能
垂体	椭圆形,重约0.5g,位于垂体窝内。上端借垂体柄连于下丘脑,前上方与视交叉相邻。由腺垂体和神经垂体两部分组成	垂体前叶能分泌生长激素、促甲状腺激素等,而垂体后叶则可以释放一些由下丘脑视上核和室旁核产生的重要激素(如抗利尿激素和催产素等);漏斗核还可与周围组织合成分泌多种激素释放因子或抑制因子,影响垂体前叶内分泌活动
甲状腺	呈"H"形,分左、右两个侧叶和峡。左、右侧叶上平甲状软骨中点,下至第6气管软骨的前外侧,后方平对第5~7颈椎高度;甲状腺峡位于第2~4气管软骨环前方	分泌甲状腺素和降钙素,调控机体的基础代谢并影响生长发育
肾上腺	呈黄色,右侧为三角形,左侧近似半月形。位于腹膜之后,附于肾的内上方,肾上腺与肾共同包于肾筋膜内	肾上腺皮质可以分泌盐皮质激素(醛固酮)、糖皮质激素(皮质醇)及性激素(孕酮、雌激素和雄激素),肾上腺髓质还可分泌肾上腺素和去甲肾上腺素

(闫军浩)

测 试 题

一、名词解释

1. 内分泌器官 2. 甲状腺峡 3. 靶器官 4. 垂体

二、填空题

1. 内分泌系统包括＿＿＿＿和＿＿＿＿。

2. 人体重要的内分泌器官主要有＿＿＿、＿＿＿、＿＿＿、＿＿＿和＿＿＿＿等。

3. 甲状腺的形态一般可分为＿＿＿和＿＿＿＿。垂体可分为＿＿＿和＿＿＿2个部分。

4. 甲状腺血供丰富,其动脉主要有起于＿＿＿的＿＿＿＿和起于＿＿＿＿的＿＿＿＿动脉。

5. 甲状腺有时可有1个锥体叶,它从＿＿＿向＿＿＿＿伸出,可达＿＿＿＿高度。

6. 甲状旁腺位于＿＿＿＿,其分泌功能低下时,出现＿＿＿＿＿症。

7. 左侧肾上腺呈＿＿＿形,右侧为＿＿＿＿形,肾上腺与肾共同包于＿＿＿＿内。肾上腺实质可分为＿＿＿和＿＿＿2个部分。

8. 垂体位于蝶骨体上面的＿＿＿内，借＿＿＿＿连于＿＿＿。

9. 松果体位于＿＿＿＿＿的后上方，借细柄连于＿＿＿顶的后部，它分泌的激素有＿＿＿＿的作用。

10. 甲状腺主要分泌＿＿＿＿，其作用是调节机体的＿＿＿＿和维持正常的＿＿＿＿，尤其对骨骼和神经系统的发育更为重要。

三、选择题

A 型题

1. 内分泌系统
   A. 是独立于神经系统之外的调节系统
   B. 由内分泌器官组成
   C. 内分泌腺细胞的分泌物首先由排泄管导入腺腔内，然后渗入血液或淋巴
   D. 内分泌腺产生的某种激素经血液循环可影响全身各器官的功能活动
   E. 内分泌系统是将体液性信息物质传递到全身各细胞，发挥其对靶细胞的生物作用

2. 内分泌腺
   A. 与神经系统无关
   B. 包括甲状腺、肾上腺、垂体、松果体等
   C. 有排泄管
   D. 作用无特异性
   E. 其分泌物直接运送至靶器官

3. 不属于内分泌腺的是
   A. 甲状腺
   B. 垂体
   C. 腮腺
   D. 松果体
   E. 肾上腺

4. 垂体
   A. 位于颅前窝
   B. 成对
   C. 由神经组织组成
   D. 借漏斗连于下丘脑
   E. 是身体内最简单的内分泌腺

5. 甲状腺位于颈前部
   A. 舌骨上肌群的深面
   B. 舌骨下肌群的深面
   C. 颈阔肌的深面
   D. 甲状软骨的前面
   E. 胸锁乳突肌的深面

6. 甲状腺峡横过
   A. 第 1～2 气管软骨环的前方
   B. 第 1～3 气管软骨环的前方
   C. 第 2～4 气管软骨环的前方
   D. 第 3～5 气管软骨环的前方
   E. 环状软骨弓的前方

7. 缺碘可引起肿大的内分泌腺是
   A. 松果体
   B. 甲状腺
   C. 甲状旁腺
   D. 垂体
   E. 肾上腺

8. 儿童时期，其分泌功能低下时，会导致呆小症的内分泌腺是
   A. 生殖腺
   B. 甲状腺
   C. 甲状旁腺
   D. 松果体
   E. 垂体

9. 分泌功能亢进时，容易发生骨折的内分泌腺是
   A. 甲状腺
   B. 垂体
   C. 甲状旁腺
   D. 松果体
   E. 肾上腺

10. 关于甲状旁腺的叙述，错误的是

A. 位于甲状腺侧叶的后缘

B. 为 1 对黄豆状小体

C. 分泌的激素主要参与调节钙磷代谢

D. 功能亢进时，发生骨中钙盐过度溶解，造成骨质疏松，易发生骨折

E. 有时可埋于甲状腺组织中

11. 肾上腺

A. 左肾上腺呈三角形

B. 右肾上腺呈半月形

C. 位于肾的上方偏外侧

D. 位于肾的上极偏内侧

E. 与肾一起包于肾纤维囊内

12. 关于垂体的描述，错误的是

A. 位于蝶骨体上方的垂体窝内

B. 借漏斗连于下丘脑

C. 可分为腺垂体和神经垂体两部分

D. 前叶分泌的生长激素可促进骨和软骨的生长发育

E. 后叶产生加压素和催产素

13. 在神经垂体内贮存的激素有

A. 加压素和催产素

B. 生长激素和抗利尿激素

C. 促甲状腺素和生长激素

D. 生长激素和促肾上腺皮质激素

E. 促性腺激素和促甲状腺素

14. 关于松果体的描述，错误的是

A. 位于背侧丘脑的后上方

B. 借细柄连于第Ⅲ脑室顶的后部

C. 儿童时期机能活动基本处于静止状态，成年后分泌机能活跃

D. 为不成对器官

E. 退化后由于钙盐沉着形成脑砂

15. 能影响性腺发育的是

A. 甲状腺

B. 胸腺

C. 甲状旁腺

D. 松果体

E. 肾上腺

16. 分泌功能受碘的调节和影响的内分泌腺

A. 甲状腺

B. 肾上腺

C. 甲状旁腺

D. 垂体

E. 松果体

17. 儿童时期机能低下，导致侏儒症的是

A. 肾上腺

B. 甲状旁腺

C. 甲状腺

D. 垂体

E. 松果体

18. 成年后可部分钙化的内分泌腺是

A. 垂体

B. 甲状旁腺

C. 肾上腺

D. 甲状腺

E. 松果体

19. 分泌降钙素的是

A. 松果体

B. 甲状旁腺

C. 肾上腺

D. 垂体

E. 甲状腺

20. 分泌的激素可使心跳加快、小血管收缩等以适应机体的应激状态的是

A. 甲状腺

B. 肾上腺

C. 松果体

D. 垂体

E. 甲状旁腺

21. 分泌的激素可促进中枢神经系统发育的是

A. 松果体

B. 肾上腺

C. 垂体

D. 甲状腺

E. 甲状旁腺

22. 视上核产生的激素在何处释放入血
    A. 垂体
    B. 肾上腺
    C. 松果体
    D. 甲状腺
    E. 甲状旁腺

23. 由肾上腺分泌产生的是
    A. 催产素
    B. 促肾上腺皮质激素
    C. 去甲肾上腺素
    D. 抗利尿激素
    E. 加压素

24. 垂体前叶分泌产生的是
    A. 促肾上腺皮质激素
    B. 催产素
    C. 去甲肾上腺素
    D. 抗利尿激素
    E. 加压素

25. 肾上腺分泌的激素不包括
    A. 盐皮质激素
    B. 糖皮质激素

C. 去甲肾上腺素
D. 肾上腺素
E. 生长激素

B 型题
    A. 甲状腺
    B. 甲状旁腺
    C. 肾上腺
    D. 垂体
    E. 松果体

1. 属于上丘脑的是
2. 结构可分为皮质和髓质两部的是
    A. 甲状旁腺功能亢进
    B. 甲状腺功能亢进
    C. 甲状腺功能低下
    D. 松果体分泌不足
    E. 松果体分泌过盛
3. 出现性早熟或生殖器官过度发育是由于
4. 婴儿患呆小症是由于
5. 骨质疏松是由于
6. 突眼性甲状腺肿是由于

四、问答题

1. 简述内分泌系统的组成。
2. 试述甲状腺的位置和形态。甲状腺的动脉供应有哪几对？
3. 简述垂体的位置、形态及与下丘脑的关系。

参考答案

一、名词解释

1. 内分泌器官是指结构上独立存在、主要由具有内分泌功能的腺上皮细胞组成的器官。主要的内分泌器官有垂体、甲状腺、甲状旁腺、肾上腺、松果体和胸腺等。

2. 甲状腺左、右两个侧叶之间的部分为甲状腺峡，多位于第 2 至第 4 气管软骨环的前方，临床急救进行气管切开时，要尽量避开甲状腺峡。

3. 激素的作用有特异性。某种激素只能对特定的器官起作用。这种特定器官称为该激素的靶器官。

4. 垂体是机体重要的 1 个内分泌腺，呈椭圆形，位于蝶骨体上方的垂体窝内，借漏斗连于下丘脑。垂体可分为腺垂体和神经垂体 2 个部分。垂体可分泌多种激素，参与调节机体的新陈代谢、生长发育及生殖等活动，保持机体内环境的平衡和稳定。

二、填空题

1. 弥散神经内分泌系统　固有内分泌系统
2. 甲状腺　甲状旁腺　肾上腺　垂体　松果体
3. 两个侧叶　1个峡部　腺垂体　神经垂体
4. 颈外动脉　甲状腺上动脉　甲状颈干　甲状腺下
5. 甲状腺峡　上　舌骨
6. 甲状腺侧叶后缘　手足搐搦
7. 半月　三角　肾筋膜　皮质　髓质
8. 垂体窝　漏斗　下丘脑
9. 背侧丘脑　第Ⅲ脑室　抑制性腺发育
10. 甲状腺激素　基础代谢　生长发育

三、选择题

A 型题

1. E　2. B　3. C　4. D　5. B　6. C　7. B　8. B　9. C　10. B　11. D　12. E　13. A　14. C　15. D　16. A　17. D　18. E　19. B　20. B　21. D　22. A　23. C　24. A　25. E

B 型题

1. E　2. C　3. D　4. C　5. A　6. B

四、问答题

1. 内分泌系统包括弥散神经内分泌系统和固有内分泌系统。弥散神经内分泌系统又分中枢部和周围部，中枢部包括下丘脑—垂体和松果体细胞；周围部包括分散在胃肠道、肺、脑、肝、心肌、泌尿生殖道、血管、血液等处散在的内分泌细胞。固有内分泌系统是由无导管腺组成的固有内分泌器官，主要包括垂体、甲状腺、甲状旁腺、肾上腺、松果体、胸腺等。

2. 甲状腺位于颈前部、舌骨下肌群的深面，形似"H"，棕红色，分为左、右两个侧叶和中间的甲状腺峡，侧叶位于喉和气管的两侧，介于甲状软骨中部至第 6 气管软骨环之间；峡部连于两侧叶之间，横过第 2 至第 4 气管软骨环的前方。甲状腺有时还有 1 个锥状叶，它自甲状腺峡向上伸出，可达舌骨高度。甲状腺的动脉供应有甲状腺上动脉和甲状腺下动脉 2 对。

3. 垂体为不成对器官，呈椭圆形，位于蝶骨体上面的垂体窝内，前邻视交叉，两侧为海绵窦。垂体与下丘脑的关系密切：一方面，在结构上借漏斗与下丘脑相连，其神经垂体与下丘脑实际上是一整体，下丘脑的视上核、室旁核神经元发出的轴突，伸入神经垂体，构成神经垂体的主要组成成分，后叶是视上核和室旁核合成的催产素和加压素暂时贮存和释放的场所；另一方面，下丘脑中的某些核团，通过神经内分泌活动，控制腺垂体的功能活动。例如，下丘脑细胞产生的生长激素释放激素可促进垂体前叶生长激素的合成与分泌。

（段德金）

模拟试卷（A 卷）

一、名词解释（1 分/题，共 10 分）

1. 矢状面　2. 胸骨角　3. 上呼吸道　4. 齿状线　5. 肺门　6. 肾区　7. 体循环　8. 静脉角　9. 虹膜角膜角　10. 灰质

二、填空题（1 分/空，共 30 分）

1. 按照解剖学姿势，给人体规定的三种轴是_____、_____和_____。
2. 关节的基本结构有_____、_____和_____。
3. 肘关节包括三个关节，即_____、_____和_____。
4. 腹股沟三角由_____、_____和_____围成。
5. 消化系统由_____和_____组成。
6. 喉腔可分为上，中，下三部分，分别称为_____、_____和_____。
7. 心的静脉主要经_____回流入右心房，它在右心房的开口称_____。
8. 掌浅弓由_____和_____吻合而成；掌深弓由_____和_____吻合而成。
9. 胸导管起自_____，最后注入_____。
10. 脑可分为_____、_____、_____和端脑四部分。
11. 躯干、四肢本体觉传导通路中，第一级神经元胞体位于____节、第二级神经元胞体位于____核、第三级神经元胞体位于____核。

三、选择题

A 型题（0.5 分/题，共 15 分）

1. 位于颅后窝的结构是
   A. 棘孔
   B. 筛孔
   C. 三叉神经压迹
   D. 颈动脉沟
   E. 乙状窦沟

2. 近侧列腕骨不包括
   A. 手舟骨
   B. 月骨
   C. 三角骨
   D. 钩骨
   E. 豌豆骨

3. 含有鼻旁窦的骨是

   A. 额骨
   B. 下颌骨
   C. 颞骨
   D. 顶骨
   E. 枕骨

4. 有关节盘的关节是
   A. 寰枕关节
   B. 髋关节
   C. 肩关节
   D. 桡尺近侧关节
   E. 颞下颌关节

5. 外展肩关节的肌
   A. 背阔肌
   B. 三角肌

C. 肱二头肌

D. 肩胛下肌

E. 肱三头肌

6. 不含味蕾的舌乳头是

A. 丝状乳头

B. 菌状乳头

C. 轮廓乳头

D. 叶状乳头

E. 舌两侧缘后部的舌乳头

7. 鼻咽癌的好发部位

A. 口咽

B. 喉咽

C. 梨状隐窝

D. 咽后壁

E. 咽隐窝

8. 十二指肠大乳头位于

A. 上部

B. 降部

C. 水平部

D. 升部

E. 十二指肠空肠曲

9. 额窦开口于

A. 上鼻道的前部

B. 上鼻道的后部

C. 下鼻道

D. 中鼻道

E. 上鼻道的后上方

10. 呼吸道中完整的软骨是

A. 气管软骨环

B. 甲状软骨

C. 环状软骨

D. 会厌软骨

E. 杓状软骨

11. 左肾上端平第几椎体下缘

A. 第 12 胸椎

B. 第 11 胸椎

C. 第 1 腰椎

D. 第 2 腰椎

E. 第 3 腰椎

12. 男性生殖腺

A. 前列腺

B. 尿道球腺

C. 精囊

D. 睾丸

E. 附睾

13. 射精管开口于尿道的

A. 前列腺部

B. 膜部

C. 尿道球部

D. 海绵体部

E. 舟状窝

14. 女性腹膜腔的最低部位在

A. 直肠膀胱陷凹

B. 膀胱子宫陷凹

C. 直肠子宫陷凹

D. 阴道前穹

E. 阴道后穹

15. 肺循环起于

A. 左心室

B. 左心房

C. 右心室

D. 右心房

E. 主动脉根部

16. 窦房结

A. 是心的正常起搏点

B. 位于左心耳的心外膜深面

C. 呈圆形

D. 由神经组织构成

E. 直接与房室束相连

17. 脑膜中动脉直接起自

A. 颈内动脉

B. 颈外动脉

C. 上颌动脉

D. 大脑中动脉

E. 颞浅动脉

18. 肠系膜上动脉分支不包括

A. 回结肠动脉

B. 右结肠动脉

C. 左结肠动脉

D. 中结肠动脉

E. 空肠动脉

19. 自大隐静脉脱落的栓子沿血流最后会栓塞于
    A. 心
    B. 肺
    C. 脑
    D. 肝
    E. 肾

20. 门脉系统的属支不包括
    A. 肠系膜上静脉
    B. 肠系膜下静脉
    C. 肝静脉
    D. 胃左静脉
    E. 脾静脉

21. 沟通眼球前、后房的结构
    A. 虹膜角膜角
    B. 巩膜静脉窦
    C. 泪点
    D. 瞳孔
    E. 眼静脉

22. 能调节晶状体曲度的肌
    A. 眼轮匝肌
    B. 提上睑肌
    C. 瞳孔开大肌
    D. 睫状肌
    E. 瞳孔括约肌

23. 与位置无关的结构是
    A. 椭圆囊斑
    B. 球囊斑
    C. 壶腹嵴
    D. 螺旋器
    E. 前庭神经节

24. 对脊髓节段的叙述，错误的是
    A. 共有 31 节
    B. 7 个颈节
    C. 12 个胸节
    D. 5 个腰节
    E. 5 个骶节

25. 连于脑干背面的脑神经
    A. 动眼神经

B. 滑车神经
C. 舌下神经
D. 副神经
E. 展神经

26. 新纹状体是指
    A. 尾状核
    B. 豆状核
    C. 尾状核和豆状核
    D. 尾状核和壳
    E. 尾状核和苍白球

27. 运动性语言中枢位于
    A. 中央前回下部
    B. 优势半球中央后回下部
    C. 优势半球颞上回后部
    D. 优势半球额下回后部
    E. 角回

28. 肱骨中段骨折最容易损伤的神经
    A. 肌皮神经
    B. 正中神经
    C. 尺神经
    D. 桡神经
    E. 腋神经

29. 支配大腿内收肌群的是
    A. 股神经
    B. 闭孔神经
    C. 坐骨神经
    D. 阴部神经
    E. 隐神经

30. 支配面部表情肌的神经
    A. 下颌神经
    B. 面神经
    C. 舌咽神经
    D. 上颌神经
    E. 迷走神经

B 型题（0.5 分/题，共 10 分）
    A. 颈静脉孔
    B. 横窦沟
    C. 颈动脉管
    D. 颏孔
    E. 垂直板

1. 属于枕骨的结构是

2. 属于颞骨的结构是

    A. 椎间盘

    B. 项韧带

    C. 黄韧带

    D. 棘上韧带

    E. 棘间韧带

3. 位于相邻椎体之间的结构

4. 行腰穿时最深层的韧带

    A. 肛柱

    B. 肛瓣

    C. 肛梳

    D. 肛管

    E. 肛门

5. 位于白线与齿状线之间的环状部分是

6. 纵行的黏膜皱襞为

    A. 上鼻道

    B. 中鼻道

    C. 下鼻道

    D. 蝶筛隐窝

    E. 鼻前庭

7. 上颌窦的开口部位

8. 蝶窦的开口部位

    A. 子宫阔韧带

    B. 卵巢悬韧带

    C. 卵巢固有韧带

    D. 子宫主韧带

    E. 子宫骶韧带

9. 可限制子宫向两侧移动的是

10. 绕过直肠两侧的是

    A. 左冠状动脉旋支

    B. 左冠状动脉前室间支

    C. 右冠状动脉

    D. 右冠状动脉后室间支

    E. 右冠状动脉左室后支

11. 可引起左心室侧壁心肌梗死的动脉常是

12. 可引起左心室前壁心肌梗死常为哪个动脉或支闭塞所致

    A. 有静脉瓣

    B. 结构与静脉相同

    C. 注入左静脉角

    D. 注入右静脉角

    E. 比毛细血管通透性大

13. 右淋巴导管

14. 胸导管

    A. 视锥细胞

    B. 视杆细胞

    C. 双极细胞

    D. 色素上皮

    E. 节细胞

15. 能感受强光的结构

16. 组成视神经的结构

    A. 孤束核

    B. 前庭核群

    C. 疑核

    D. 迷走神经背核

    E. 三叉神经脊束核

17. 接受内脏感觉纤维的核团是

18. 属副交感节前神经元胞体的核团是

    A. 后正中沟

    B. 前正中裂

    C. 前外侧沟

    D. 后外侧沟

    E. 后中间沟

19. 脊神经前根连于

20. 脊神经节中枢突连于

X 型题 (0.5 分/题，共 10 分)

1. 开口于中鼻道的鼻旁窦有

    A. 蝶窦

    B. 额窦

    C. 上颌窦

    D. 筛窦前，中群小房

    E. 筛窦后群小房

2. 位于颅后窝的结构

    A. 内耳门

    B. 舌下神经管

    C. 视神经管

D. 破裂孔

E. 垂体窝

3. 胸椎的形态特点

A. 侧面有肋凹

B. 棘突末端分叉

C. 横突有孔

D. 棘突向后下倾斜

E. 椎体粗大

4. 体表骨性标志

A. 下颌角

B. 胸骨角

C. 股骨头

D. 小转子

E. 髂前上棘

5. 脊柱的生理弯曲

A. 颈曲凸向前

B. 胸曲凸向后

C. 腰曲凸向前

D. 骶曲凸向后

E. 颈曲凸向后

6. 屈膝关节的肌

A. 缝匠肌

B. 腓肠肌

C. 股四头肌

D. 臀大肌

E. 股二头肌

7. 穿行膈的结构有

A. 降主动脉

B. 迷走神经

C. 下腔静脉

D. 膈神经

E. 食管

8. 将腹部分为 9 区的标志线

A. 两侧肋弓最低点的连线

B. 两侧锁骨中线

C. 两侧髂结节的连线

D. 通过脐的水平线

E. 经腹股沟韧带中点的垂线

9. 腹膜间位器官

A. 肝

B. 胰

C. 肾

D. 膀胱

E. 子宫

10. 壁胸膜包括

A. 肋胸膜

B. 胸膜顶

C. 纵隔胸膜

D. 肺胸膜

E. 膈胸膜

11. 分泌物参与组成精液的结构

A. 前列腺

B. 阴茎

C. 膀胱

D. 尿道球腺

E. 精囊腺

12. 维持子宫前倾前屈位的主要结构

A. 子宫阔韧带

B. 子宫圆韧带

C. 子宫主韧带

D. 骶子宫韧带

E. 盆底肌

13. 心的位置

A. 心位于中纵隔内

B. 约 1/3 在正中线的左侧

C. 约 2/3 在正中线的右侧

D. 前面全部被胸膜所遮盖

E. 心的后方有食管和胸主动脉

14. 左心房

A. 构成心底的大部分

B. 左心房内为静脉血

C. 左心耳内面有梳状肌

D. 每侧各有一个肺静脉口

E. 流出口为左房室口

15. 锁骨下动脉的分支

A. 椎动脉

B. 胸廓内动脉

C. 甲状颈干

D. 甲状腺上动脉

E. 面动脉

16. 在活体上可触及搏动的动脉
    A. 颞浅动脉
    B. 桡动脉
    C. 股动脉
    D. 足背动脉
    E. 肱动脉

17. 胸导管
    A. 起自乳糜池
    B. 穿主动脉裂孔入胸腔
    C. 贴食管前面上行
    D. 收集上半身的淋巴
    E. 注入左静脉角

18. 房水的作用有
    A. 屈光
    B. 促进眼的静脉血回流
    C. 维持眼内压
    D. 营养角膜和晶状体
    E. 防止视网膜脱落

19. 位于中脑的结构
    A. 红核
    B. 大脑脚
    C. 副神经
    D. 黑质
    E. 内侧膝状体

20. 经梨状肌下孔走行的神经有
    A. 阴部神经
    B. 坐骨神经
    C. 股神经
    D. 臀下神经
    E. 闭孔神经

四、问答题（5分/题，共25分）

1. 胆汁的分泌及排出途径。
2. 阑尾位于何处？手术时寻找阑尾的标志是什么？
3. 简述纵隔的分部。
4. 运用解剖学知识解释输精管、输卵管结扎术的部位及术后对人体的影响。
5. 说出5条在体表可摸到其搏动的动脉。

参考答案

一、名词解释

1. 于前后方向将人体纵切为左右两部分的切面。人体正中的矢状面称正中矢状面。

2. 胸骨柄与胸骨体连接处微向前突，称胸骨角。其两侧平对第2肋，向后平对第4胸椎体下缘，是计数肋的重要标志。

3. 临床上将鼻、咽、喉称为上呼吸道。

4. 为肛柱下端与肛瓣边缘连成的锯齿状线，它是临床区分内痔、外痔的分界线。

5. 肺内侧面中部的凹陷称肺门，内有主支气管、血管、淋巴管和神经等结构出入。

6. 为肾门在腹后壁的体表投影区，在竖脊肌外侧缘与第十二肋所成的夹角内。当肾患某些疾病时，该区出现压痛或叩击痛。

7. 又称大循环，血液经左心室射出（动脉血）→主动脉→全身各级动脉→全身各组织器官的毛细血管（物质交换）→全身各级静脉（静脉血）→上、下腔静脉、冠状窦→右心房。

8. 颈内静脉和锁骨下静脉汇合而成的夹角称静脉角。左静脉角有胸导管注入，右静脉角有右淋巴导管注入。

9. 为虹膜和角膜所形成的夹角（环型裂隙），房水由此渗入巩膜静脉窦。

10. 在中枢神经系统内，主要由神经元的胞体和树突组成，色泽灰暗称灰质。

二、填空题

1. 冠状轴　矢状轴　垂直轴
2. 关节面　关节囊　关节腔
3. 肱尺关节　肱桡关节　桡尺近侧关节
4. 腹直肌外侧缘　腹股沟韧带　腹壁下动脉
5. 消化道　消化腺
6. 喉前庭　喉中间腔　声门下腔
7. 冠状窦　冠状窦口
8. 桡动脉掌浅支　尺动脉末端　桡动脉末端　尺动脉的掌深支
9. 乳糜池　左静脉角
10. 脑干　间脑　小脑
11. 脊神经　薄束、楔束　丘脑腹后

三、选择题

A 型题

1. E　2. D　3. A　4. E　5. B　6. A　7. E　8. B　9. D　10. C　11. B　12. D　13. A　14. C　15. C　16. A　17. C　18. C　19. B　20. C　21. D　22. D　23. D　24. B　25. B　26. D　27. D　28. D　29. B　30. B

B 型题

1. B　2. C　3. A　4. C　5. C　6. A　7. B　8. D　9. A　10. E　11. A　12. B　13. D　14. C　15. A　16. E　17. A　18. D　19. C　20. D

X 型题

1. BCD　2. AB　3. AD　4. ABE　5. ABCD　6. ABE　7. ABCE　8. ACE　9. ADE　10. ABCE　11. ADE　12. BD　13. AE　14. ACE　15. ABC　16. ABCDE　17. ABE　18. ACDE　19. ABD　20. ABD

四、问答题

1. 肝胰壶腹括约肌在未进食时保持收缩状态，由肝分泌的胆汁，经肝左、右管、肝总管、胆囊管进入胆囊内贮存。进食后，尤其进高脂肪食物，在神经体液因素调节下，胆囊收缩，肝胰壶腹括约肌舒张，使胆汁自胆囊经胆囊管、胆总管、肝胰壶腹、十二指肠大乳头，排入十二指肠腔内。

2. 阑尾位于右髂窝，其根部的位置较恒定，体表投影为麦氏点，手术时寻盲肠三条结肠带可找到阑尾。

3. 纵隔以胸骨角平面为界分为上纵隔和下纵隔。下纵隔又以心包为界为分前纵隔、中纵隔和后纵隔三部分。

4. 输精管在阴囊根部位置表浅，是临床行输精管结扎术的常选部位。输精管结扎，阻断了精子的排出途径，但不影响精液分泌和排出，不影响性生活。输卵管峡部是临床行输卵管结扎术的常选部位，输卵管结扎阻断了受精过程，但不影响女性激素的分泌和性生活。

5. 颞浅动脉、肱动脉、桡动脉、股动脉、足背动脉。

（闫军浩）

模拟试卷 （*B* 卷）

一、名词解释 （1分/题，共10分）

1. 解剖学　2. 冠状轴　3. 椎间盘　4. 肋弓　5. 咽峡　6. 麦氏点　7. 鼻旁窦　8. 颈动脉窦　9. 大脑动脉环　10. 内脏大神经

二、填空题 （1分/空，共30分）

1. 运动系统由_____、_____和_____组成。
2. 翼点位于顶骨与_____、_____和_____骨会合处，其内面紧邻_____。
3. 胸骨由_____、_____和_____三部分组成。
4. 腹膜陷凹女性有_____和_____，男性只有_____。
5. 胸膜分为_____和_____两部分。
6. 泌尿系统由_____、_____、_____和_____组成。
7. 腹腔干的直接分支有_____、_____和_____。
8. 鼓膜位于_____和_____之间。
9. 薄束和楔束上升至延髓后，分别止于_____核和_____核。
10. 在脑干内，舌咽神经支配腮腺分泌的纤维起自_____核，支配咽肌的纤维起自_____核，接受舌后 1/3 味觉及一般黏膜感觉的纤维止于_____核，接受耳后皮肤感觉的纤维止于_____核。

三、选择题

A 型题 （0.5分/题，共15分）

1. 与脑膜中动脉沟相延续的结构是
   A. 圆孔
   B. 卵圆孔
   C. 棘孔
   D. 茎乳孔
   E. 破裂孔

2. 胸骨角
   A. 平对第 2 肋间隙
   B. 平对第 2 肋软骨
   C. 为胸骨体与剑突形成的结构
   D. 凸向内面
   E. 是两肋弓的夹角

3. 在体表不能摸到的结构
   A. 肩峰

B. 肩胛下窝
C. 桡骨茎突
D. 肱骨内上髁
E. 肩胛下角

4. 与关节盂构成关节的结构是
   A. 锁骨肩峰端
   B. 肱骨头
   C. 肩胛冈
   D. 肋头
   E. 肱骨小结节

5. 膝关节的主要运动形式
   A. 环转运动
   B. 屈和伸
   C. 内收和外展
   D. 旋内和旋外

E. 内翻和外翻

6. 牵拉肩胛骨向前的肌是
    A. 胸大肌
    B. 前锯肌
    C. 肩胛下肌
    D. 斜方肌
    E. 小圆肌

7. 重要的呼吸肌有
    A. 胸大肌
    B. 膈
    C. 胸小肌
    D. 前锯肌
    E. 腹直肌

8. 最强大的伸髋关节肌
    A. 半腱肌
    B. 半膜肌
    C. 股二头肌
    D. 臀大肌
    E. 臀中肌

9. 伸膝关节的肌
    A. 缝匠肌
    B. 臀大肌
    C. 股四头肌
    D. 梨状肌
    E. 髂腰肌

10. 牙周组织
    A. 釉质
    B. 牙龈
    C. 牙髓
    D. 牙腔
    E. 牙骨质

11. 胃的分部不包括
    A. 贲门部
    B. 胃底
    C. 胃体
    D. 幽门部
    E. 角切迹

12. 食管第三处狭窄距中切牙
    A. 15cm
    B. 25cm

C. 40cm
D. 50cm
E. 60cm

13. 能分泌胆汁的结构
    A. 胆囊
    B. 胆小管
    C. 小叶间胆管
    D. 肝细胞
    E. 贮脂细胞

14. 肝外胆道不包括
    A. 肝左管
    B. 肝右管
    C. 胆囊管
    D. 胰管
    E. 肝总管

15. 鼻黏膜易出血部位
    A. 下鼻甲
    B. 中鼻甲
    C. Little 区
    D. 上鼻甲
    E. 鼻中隔上部

16. 输尿管
    A. 输尿管可分为腹段和盆段两部分
    B. 腹段和盆段均走行于腹膜的后方
    C. 在盆段子宫动脉越过其后方
    D. 膀胱输尿管口是输尿管的第三个狭窄处
    E. 输尿管腔大壁薄，只有较薄的平滑肌层，可使尿液不断地流入膀胱

17. 女性尿道后方邻
    A. 直肠
    B. 子宫
    C. 膀胱底
    D. 阴道
    E. 肛管

18. 精子产生于
    A. 睾丸间质细胞
    B. 精曲小管
    C. 精直小管

D. 睾丸纵隔

E. 睾丸网

19. 成熟卵泡排卵后形成的结构

A. 白体

B. 黄体

C. 白膜

D. 原始卵泡

E. 闭锁卵泡

20. 受精部位常在

A. 子宫

B. 阴道

C. 输卵管子宫部

D. 输卵管壶腹部

E. 输卵管漏斗部

21. 冠状窦开口于

A. 左心房

B. 左心室

C. 右心房

D. 右心室

E. 下腔静脉

22. 颈总动脉

A. 两侧均起于主动脉弓

B. 左颈总动脉起于头臂干

C. 起始处发出甲状腺上动脉

D. 分支为颈内、颈外动脉

E. 右侧起于主动脉弓

23. 阑尾动脉发自

A. 肠系膜上动脉

B. 肠系膜下动脉

C. 右结肠动脉

D. 回结肠动脉

E. 左结肠动脉

24. 在体表摸不到脉搏的动脉

A. 桡动脉

B. 颞浅动脉

C. 足背动脉

D. 髂内动脉

E. 股动脉

25. 属上肢浅静脉

A. 尺静脉

B. 桡静脉

C. 肘正中静脉

D. 腋静脉

E. 锁骨下静脉

26. 属于下肢浅静脉

A. 胫前静脉

B. 胫后静脉

C. 腘静脉

D. 大隐静脉

E. 股静脉

27. 胸导管收集的范围

A. 上半身的淋巴

B. 左半身的淋巴

C. 下半身与左侧上半身的淋巴

D. 下半身与右侧上半身的淋巴

E. 右侧上半身的淋巴

28. 使瞳孔转向上外方的是

A. 上直肌

B. 下直肌

C. 上斜肌

D. 下斜肌

E. 外直肌

29. 背侧丘脑内接受三叉丘系纤维的核团是

A. 腹前核

B. 腹外侧核

C. 腹后外侧核

D. 腹后内侧核

E. 前核

30. 右侧内囊受损，出现

A. 全身瘫痪

B. 左半身瘫痪

C. 右半身瘫痪

D. 头面部全部肌肉瘫痪

E. 左眼全盲

B 型题（0.5 分/题，共 10 分）

A. 椎骨

B. 手舟骨

C. 胸骨

D. 肱骨

E. 骶骨
1. 属于扁骨
2. 属于不规则骨
   A. 肩关节
   B. 膝关节
   C. 髋关节
   D. 桡关节
   E. 肘关节
3. 有关节半月板的关节
4. 稳固性差灵活性大的关节
   A. 腹直肌
   B. 腹外斜肌
   C. 腹内斜肌
   D. 髂腰肌
   E. 腹横肌
5. 腹前外侧壁最外层的扁肌
6. 其腱膜形成腹股沟韧带的肌
   A. 十二指肠大乳头
   B. 十二指肠小乳头
   C. 十二指肠球
   D. 十二指肠悬肌
   E. 十二指肠水平部
7. 胆总管的开口部位
8. 十二指肠与空肠的分界标志
   A. 尿道海绵体
   B. 尿道球
   C. 附睾
   D. 睾丸
   E. 精囊
9. 属男性附属腺体的是
10. 能暂时贮存精子的是
   A. 颈外动脉
   B. 锁骨下动脉
   C. 甲状颈干
   D. 上颌动脉
   E. 胸廓内动脉
11. 甲状腺上动脉发自
12. 脑膜中动脉发自
   A. 股四头肌
   B. 股内侧肌群

   C. 股二头肌
   D. 腓肠肌
   E. 臀小肌
13. 坐骨神经支配
14. 闭孔神经支配
   A. 表情肌
   B. 咀嚼肌
   C. 舌肌
   D. 舌骨下肌群
   E. 斜方肌
15. 三叉神经支配
16. 副神经支配
   A. 加压素
   B. 催乳素
   C. 雌激素
   D. 雄激素
   E. 高血糖素
17. 腺垂体分泌的激素
18. 神经垂体贮存的激素
   A. 下丘脑
   B. 下丘
   C. 上丘脑
   D. 上丘
   E. 外侧膝状体
19. 主要是视听反射中枢，完成由光、声音所引起的反射活动的是
20. 发出轴突组成视辐射的是

X型题（0.5分/题，共10分）

1. 关于解剖学姿势的叙述，下列哪项正确
   A. 手掌向内侧
   B. 两眼平视前方
   C. 身体直立
   D. 两足并拢
   E. 足尖向前
2. 关于方位术语的表述，正确的是
   A. 近头者为上，近足者为下
   B. 距正中矢状切面近者为内，反之为外
   C. 距体表近者为外侧

D. 近背者为前，近腹者为后

E. 近肢体附着部者为近侧，反之为远侧

3. 颅底外面的结构

A. 枕骨大孔

B. 鼻后孔

C. 鞍背

D. 茎乳孔

E. 乳突

4. 躯干骨包括

A. 椎骨

B. 胸骨

C. 肋骨

D. 锁骨

E. 骶骨

5. 脑颅骨

A. 额骨

B. 鼻骨

C. 顶骨

D. 颞骨

E. 泪骨

6. 构成桡腕关节的有

A. 尺骨下端关节面

B. 桡骨下端关节面

C. 三角骨

D. 月骨

E. 手周骨

7. 参与构成腹直肌鞘的结构

A. 腹外斜肌腱膜

B. 腹内斜肌腱膜

C. 腹横肌腱膜

D. 腹直肌

E. 前锯肌

8. 唾液腺包括

A. 腮腺

B. 肝

C. 舌下腺

D. 下颌下腺

E. 胰

9. 出入肾门的结构有

A. 肾动脉

B. 肾静脉

C. 输尿管

D. 肾盂

E. 肾窦

10. 直接开口于男尿道的有

A. 输精管

B. 射精管

C. 输尿管

D. 前列腺排泄管

E. 精囊排泄管

11. 心的外形

A. 心略呈倒置的圆锥形

B. 心底朝向左后上方

C. 心的右缘由右心室构成

D. 心的左缘主要由左心室构成

E. 冠状沟有血管经过

12. 大隐静脉的属支有

A. 腹壁浅静脉

B. 腹壁下静脉

C. 阴部外静脉

D. 股外侧浅静脉

E. 股内侧浅静脉

13. 腹腔干的分支布于

A. 肝

B. 胆囊

C. 胰

D. 肾

E. 脾

14. 对眼球的描述，正确的是

A. 位于眼眶内

B. 角膜属于血管膜

C. 内容物均有折光作用

D. 周围有 7 块运动眼球的肌

E. 角膜内含有丰富的神经末梢

15. 房水

A. 属细胞外液

B. 有屈光作用

C. 由睫状体产生

D. 可维持眼内压

E. 可营养角膜

16. 有脑脊液的结构
 A. 侧脑室
 B. 第三脑室
 C. 终池
 D. 蛛网膜下隙
 E. 硬膜外隙

17. 经过内囊后脚及后脚后部的纤维是
 A. 丘脑中央辐射
 B. 皮质脊髓束
 C. 皮质红核束
 D. 视辐射
 E. 听辐射

18. 动眼神经支配
 A. 上睑提肌
 B. 下斜肌

C. 下直肌
D. 外直肌
E. 上斜肌

19. 运动性脑神经
 A. 动眼神经
 B. 滑车神经
 C. 展神经
 D. 副神经
 E. 舌下神经

20. 属于副交感神经节的是
 A. 睫状神经节
 B. 下颌下神经节
 C. 腹腔神经节
 D. 耳神经节
 E. 肠系膜上神经节

四、问答题（5分/题，共25分）

1. 简述肘关节的组成及运动。
2. 输尿管的生理狭窄及其临床意义。
3. 从右手背静脉网注入药物，可经何途径到达甲状腺？
4. 用解剖学知识分析一侧内囊损伤后的临床表现。
5. 针刺右拇指指腹，其痛觉冲动经何途径传至中枢？

参考答案

一、名词解释

1. 主要通过用刀解剖并凭借肉眼观察的方法，对正常人体形态结构进行研究的一门形态科学，又称大体解剖学。
2. 为左右方向的水平轴，此轴与垂直轴和矢状轴垂直。
3. 是连结相邻两个椎体的纤维软骨盘，中央部为髓核，富有弹性。周围部为纤维环，由多层纤维软骨环接同心圆排列组成，富于坚韧性，保护髓核并限制髓核向周围膨出。
4. 第8、9、10肋的肋软骨依次与上位肋软骨相连形成的肋软骨缘，称肋弓。
5. 由腭垂、两侧的腭舌弓和舌根共同围成，是口腔和咽的分界。
6. 为脐与右髂前上棘连线中外1/3的交点，此点为阑尾根部的体表投影点。
7. 又称副鼻窦，为鼻腔周围部分颅骨的含气空腔，内衬黏膜。共4对：上颌窦、额窦、蝶窦和筛窦。
8. 颈总动脉末端和颈内动脉起始处的膨大部分，称颈动脉窦，有压力感受器。
9. 在大脑基底面，由大脑前动脉、颈内动脉、大脑后动脉借前、后交通支共同围成的动脉环。

10. 由穿过第 5 或第 6～9 胸交感干神经节的节前纤维组成，向前下方走行中合成一干，并沿椎体前面倾斜下降，穿过膈脚，主要终于腹腔节。

二、填空题

1. 骨　骨连结　骨骼肌
2. 额骨　颞骨　蝶骨　脑膜中动脉
3. 胸骨柄　胸骨体　剑突
4. 直肠子宫陷凹　膀胱子宫陷凹　直肠膀胱陷凹
5. 脏胸膜　壁胸膜
6. 肾　输尿管　膀胱　尿道
7. 胃左动脉　肝总动脉　脾动脉
8. 外耳道　鼓室
9. 薄束　楔束
10. 下泌涎　疑　孤束　三叉神经脊束

三、选择题

A 型题

1. C　2. B　3. B　4. B　5. B　6. B　7. B　8. D　9. C　10. B　11. E　12. C　13. D　14. D　15. C　16. B　17. D　18. B　19. B　20. D　21. C　22. D　23. D　24. D　25. C　26. D　27. C　28. D　29. D　30. B

B 型题

1. C　2. A　3. B　4. A　5. B　6. B　7. A　8. D　9. E　10. C　11. A　12. D　13. C　14. B　15. B　16. E　17. B　18. A　19. D　20. E

X 型题

1. BCDE　2. AE　3. ABDE　4. ABCE　5. ACD　6. BCDE　7. ABC　8. ACD　9. ABD　10. BD　11. ADE　12. ACDE　13. ABCE　14. ACE　15. ABCDE　16. ABCD　17. ABCDE　18. ABC　19. ABCDE　20. ABD

四、问答题

1. 由肱骨下端与尺、桡骨上端构成，包括三个关节：肱尺关节：由肱骨滑车和尺骨滑车切迹构成。肱桡关节：肱骨小头和桡骨关节凹构成。桡尺近侧关节：由桡骨环状关节面和尺骨桡切迹构成。肘关节的运动以屈、伸运动为主。

2. 输尿管全程有 3 处狭窄：① 上狭窄位于肾盂与输尿管移行处；② 中狭窄位于骨盆上口，输尿管跨过髂血管处；③下狭窄在输尿管的壁内部。输尿管狭窄是结石易发生嵌顿的部位。

3. 药物→右手背静脉网→右头静脉→腋静脉→右锁骨下静脉→右头臂静脉→上腔静脉→右心房→右心室→肺动脉干→左右肺动脉→肺泡毛细血管→肺静脉→左心房→左心室→升主动脉→主动脉弓→头臂干→右颈总动脉→右颈外动脉→右甲状腺上动脉→右甲状腺。（左侧略）。

4. 内囊位于背侧丘脑、尾状核与豆状核之间，由上行的感觉纤维束和下行的运动纤维束构成。一侧内囊损伤，行于其中的上、下纤维束传导阻断，表现为对侧半身感觉障碍，对侧偏瘫、双眼对侧偏盲，俗称"三偏综合征"。

5. 右拇指指腹→右正中神经→相应脊神经节→相应脊髓后角固有核→交叉至左侧组成脊髓丘脑束上行→左侧丘脑腹后核→经左内囊后肢的中央辐射→左中央后回中1/3，躯体感觉中枢。

（闫军浩）